スマート医療テクノロジー

AI、ビッグデータの利活用による次世代手術システムと医療経営

監修 村垣善浩

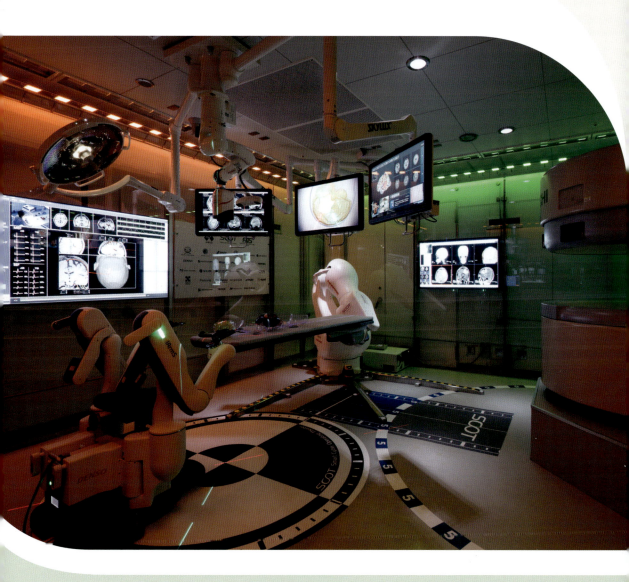

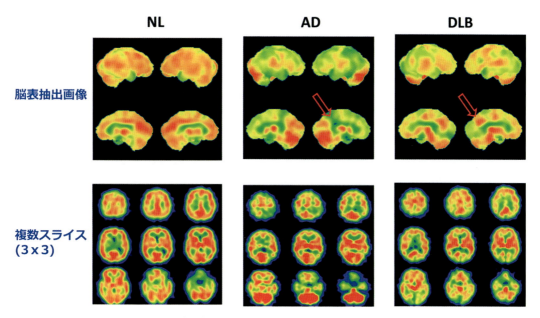

図5 正常（NL），AD，DLB における 2D 入力画像（P.32）

矢印は後部帯状回を示す。AD では早期から血流減少がみられ，対照的に DLB では保持され CIS という特徴的所見として認められる。

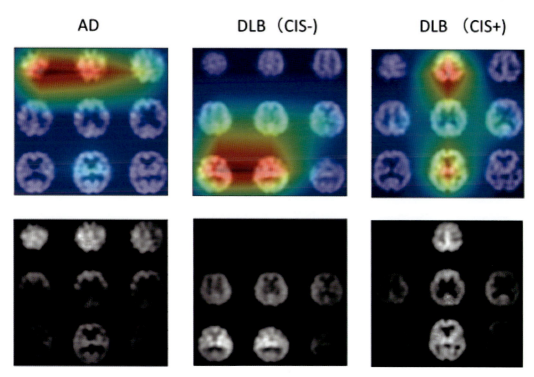

図6 複数スライス（3×3）に対する GradCAM イメージ（P.34）

上段はヒートマップ表示で，下段は Guided-GradCAM という手法で，CNN が注目する部位以外は不明瞭化あるいは消失する表示形式である。AD では頭頂葉を含むスライスに注目している。DLB では CIS の有無で異なり，CIS なしでは後頭葉を含むスライスに注目し，CIS が明瞭なケースでは，後頭葉以上に CIS に注目している。

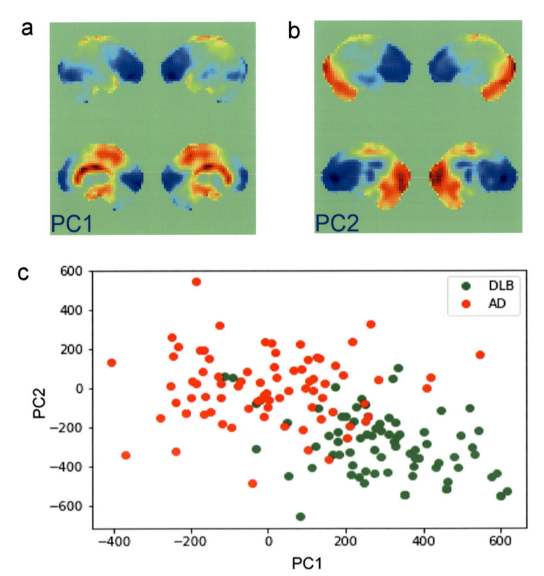

図7 主成分分析による脳血流SPECT画像の解析（P.35）

(a)第一主成分（PC1）のプロファイル；後頭葉の血流減少と誇張されたCISに加え，頭頂連合野の保持と前頭葉での低下を認める。(b)第二主成分（PC2）のプロファイル；後部帯状回，頭頂連合野および前頭葉の血流減少。後頭葉では保たれている。(c) PC1はDLBで多く発現しており，PC2はADで多く発現していた。PC1とPC2を，それぞれ横軸と縦軸にとってプロットすると，DLBとADは，より良好に分離できる。

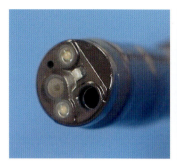 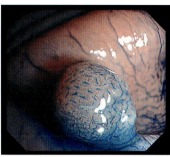 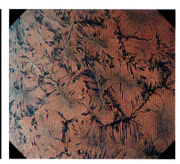

(a)超拡大内視鏡の先端　　(b)超拡大内視鏡による大腸診断の様子　　(c)超拡大内視鏡によって撮影された大腸ポリープ表面の様子

図1　超拡大内視鏡の様子（P.39）

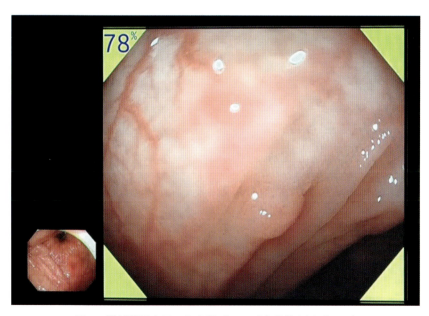

図2　機械学習を用いた大腸ポリープ自動検出例（P.40）

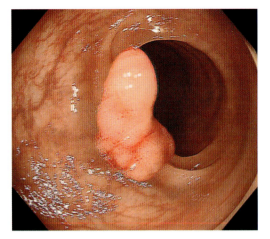 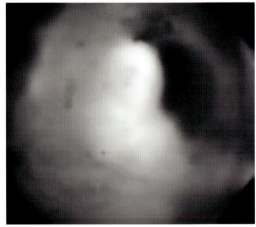

(a)入力画像　　　　　　　　　　　　(b)デプス画像推定結果

図5　大腸内視鏡画像からのデプス画像推定結果（P.42）

ポリープサイズ分類に成功した例
（数字は実際の大きさ）

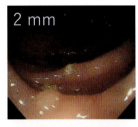 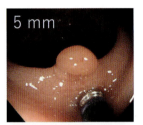

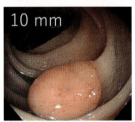 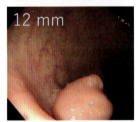

ポリープサイズ分類に失敗した例
（数字は実際の大きさ）

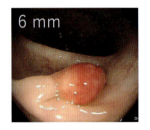 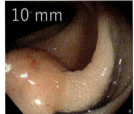

図7　大腸ポリープサイズ分類結果の例（P.43）

10 mm 未満，以上として，それぞれ正しく判断された例を上段に，分類に失敗した例を下段にそれぞれ示している．内視鏡画像上の数字は実際に測定された大腸ポリープの大きさである．

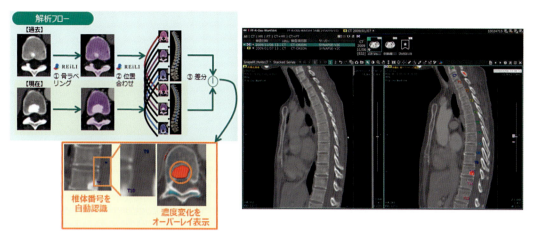

図5 骨経時サブトラクションの解析フロー（左）と解析結果の例（右）（P.48）

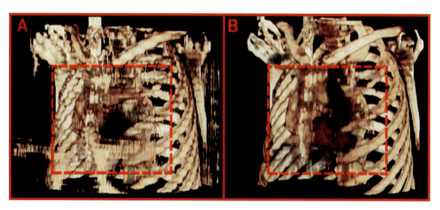

図6 Virtual Thin Slice 機能（P.48）

スライス厚5 mmのCT画像から3D画像を再構成すると不鮮明になることがあるが（画像(A)の破線部），本機能によりスライス厚1 mmの画像を仮想的に生成し，骨の視認性を高めることができる（画像(B)の破線部）。

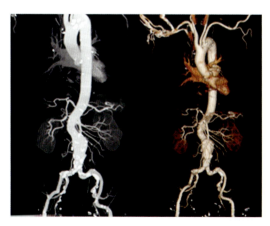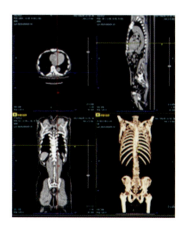

図9 3D画像表示機能（P.50）

骨抜き処理の例（左）および三断面とVR画像の連動表示（右）。

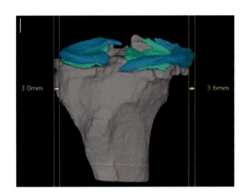 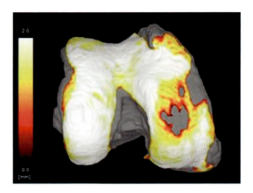

図10 「膝関節解析」機能（P.51）
半月板の逸脱計測結果の例（左）および大腿骨軟骨の厚み表示の例（右）。軟骨が最も厚い箇所は白～黄色，最も薄い箇所は赤～黒色に表示される。

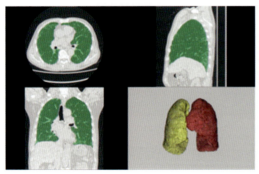 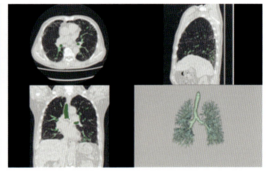

図11 間質性肺炎解析技術（P.52）
（左）緑色の部分が肺野。（右）気管支・血管を高精度に自動抽出。

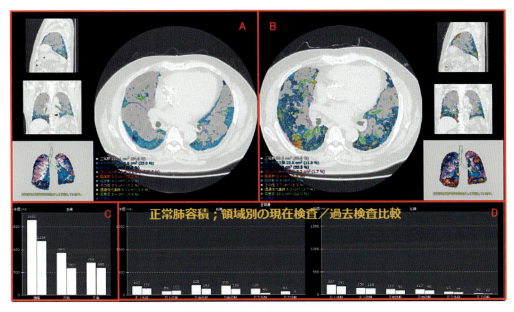

図12　間質性肺炎の解析結果の表示例（P.52）

(A)過去の検査画像，(B)現在の検査画像，(C)過去と現在の検査画像における正常肺（全肺，右肺，左肺）の容積の比較グラフ，(D)過去と現在の検査画像における領域別の容積の比較グラフ。

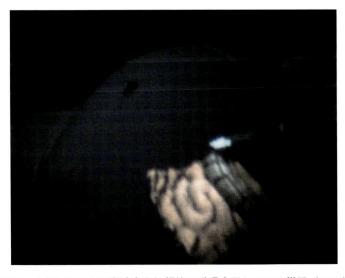

図3　統合システムで腹腔内を仮想的に透過表示している様子（P.68）

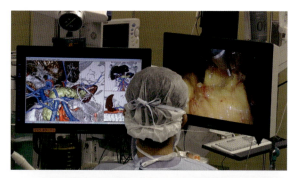
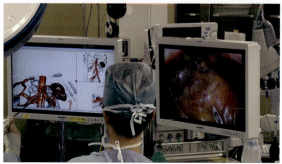

図4 腹腔鏡下胃切除術の手術ナビゲーションの様子（P.82）

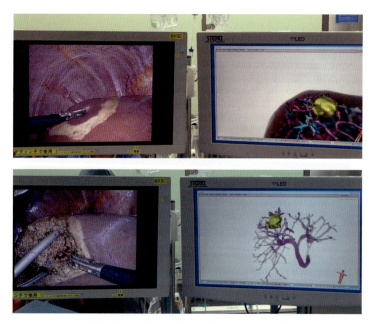

図5 腹腔鏡下肝切除術の手術ナビゲーションの様子（P.83）

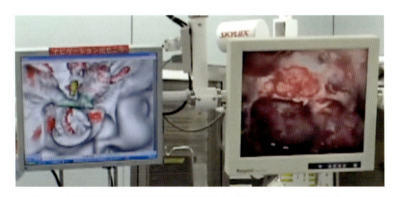

図6 内視鏡下経鼻下垂体手術の手術ナビゲーションの様子（P.84）

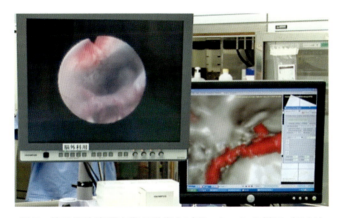

図7 第3脳室底開窓術の手術ナビゲーションの様子（P.84）

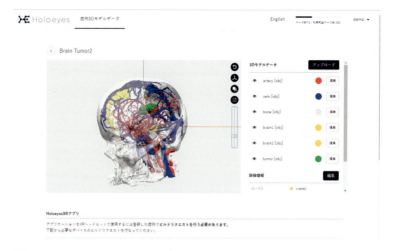

図1　Holoeyes XR Web サービス画面　https://xr.holoeyes.jp/　（P.104）

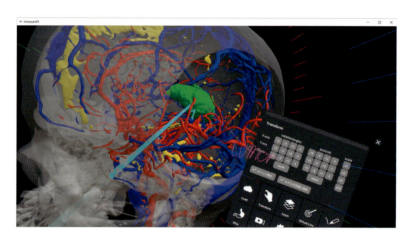

図2　VR空間内に3次元のラインを描画（P.104）

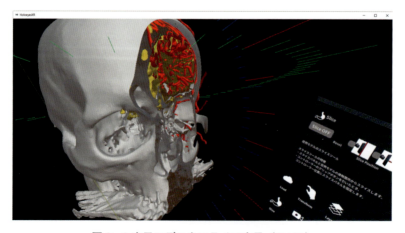

図3　3次元モデルをスライス表示（P.105）

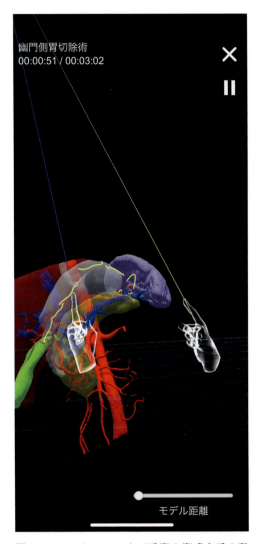

図7 スマートフォン上で手術の術式を手の動きとともに3D表示（P.107）

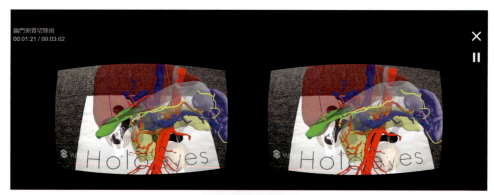

図8 スマートフォン上の術式の3D AR表示（P.108）
モデルをマーカーに追随させ現実空間上にモデルを置いて見ることが可能である。

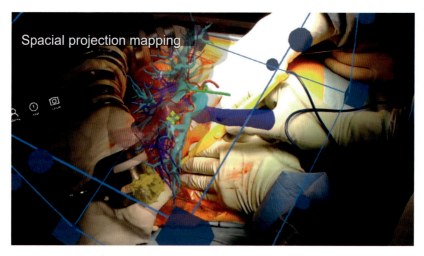

図9 MRアプリを用いての肝臓の血管，腫瘍を術野に重畳表示（P.109）

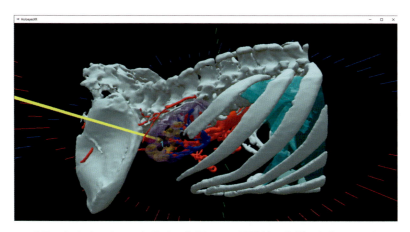

図10　VRアプリによるバーチャルなラインを用いての腎臓結石穿刺のシミュレーション（P.110）
協力：名古屋市立大学 医学研究科 腎・泌尿器科学分野　岡田淳志先生

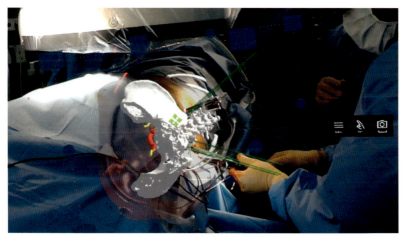

図12　MRアプリを用いての脊椎へのスクリューインプラントをバーチャルガイドで表示（P.111）
協力：亀岡市立病院 整形外科　成田渉先生

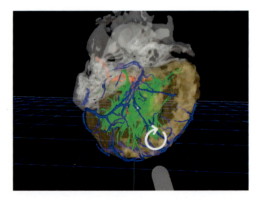

図17 VRアプリを用いてトラクトグラフィーを立体的に見る（P.114）

協力：昭和大学 医学部 脳神経外科　飯塚一樹先生

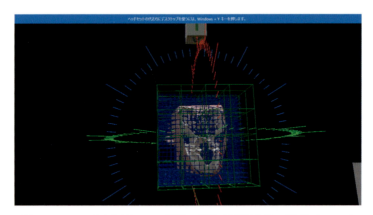

図18 VRアプリを用いての術前，術後の形状変化の検討（P.115）

協力：ユニ矯正歯科　古谷忠典先生

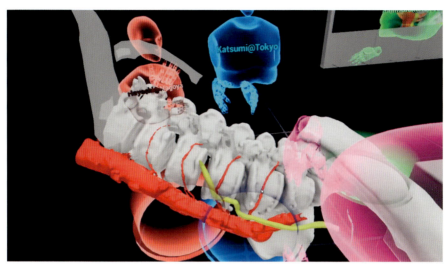

図25 VR遠隔カンファレンスの実験,画面のキャプチャー(P.120)
遠隔地にいる医師の姿が3Dのアバターとなり VR空間に参加できる。

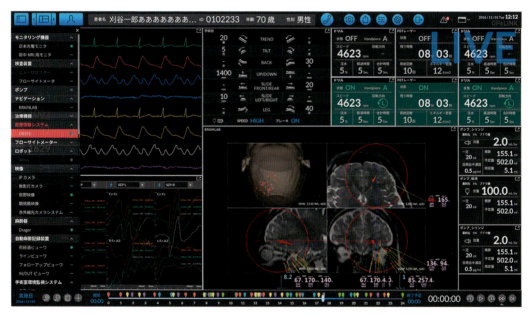

図4 機器情報統合アプリケーション OPeLiNK Eye 表示例(P.141)

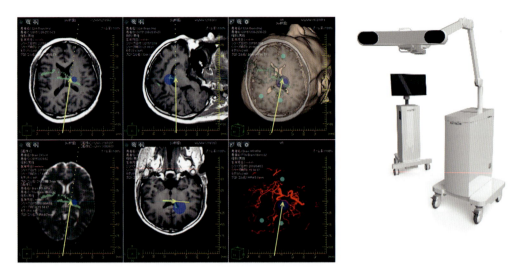

図 4　OPERADA Arrow（左：画面表示例，右：システム外観）（P.163）

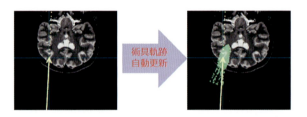

図 5　術具軌跡記録機能（図中，黄色が術具，緑色が術具軌跡）（P.164）

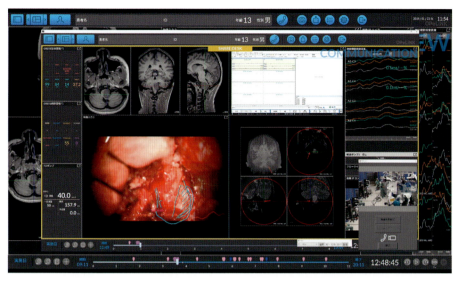

図1　手術戦略デスクアプリケーションによる医局−手術室の画面共有例（P.169）

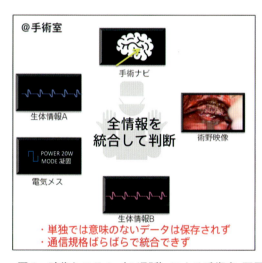
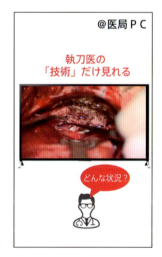

図3　映像システム（＋通話）による手術室−医局コミュニケーション（P.170）

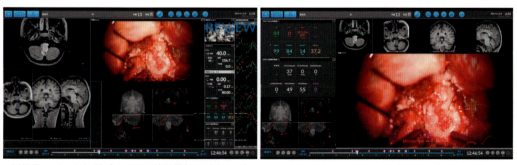

(a)医局レイアウト例（すべての接続機器情報を表示）　　(b)手術室レイアウト例（術野カメラを中心）

図7　戦略デスクアプリによる統合表示画面（P.172）

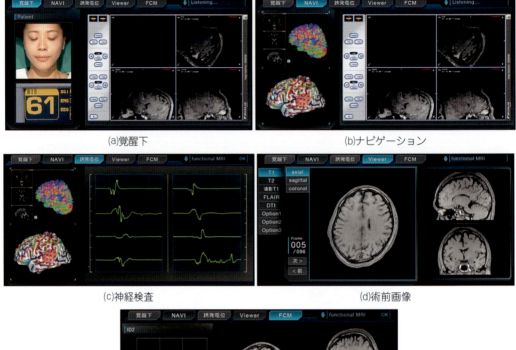

(a)覚醒下
(b)ナビゲーション
(c)神経検査
(d)術前画像
(e)フローサイトメトリ

図3 各種モード（P.185）

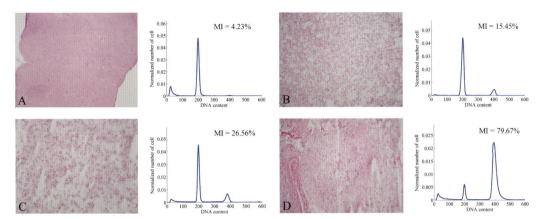

図3 各悪性度の凍結切片病理組織像（左列）と測定されたDNAヒストグラム・Malignancy Index（右列）の例[17]（P.196）
(A)明らかな腫瘍塊なしと判定された周囲浮腫脳組織，(B) WHO Grade II oligoastrocytoma，(C) WHO Grade III anaplastic astrocytoma，(D) WHO Grade IV glioblastoma H&E染色は拡大率200倍。

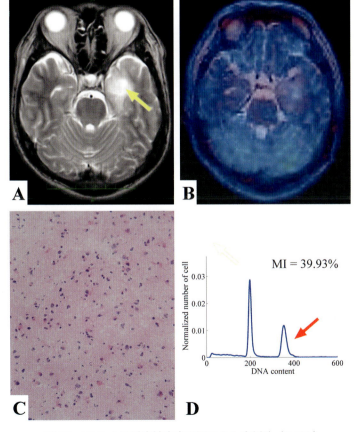

図10 MIにより腫瘍性病変が疑われた症例[17]（P.201）
(A) MRI画像（矢印が摘出部位），(B) PET画像，(C)術中迅速病理診断（凍結切片HE染色像），(D)フローサイト解析結果（矢印で示す明確なDNA aneuploidyが検出されている）。

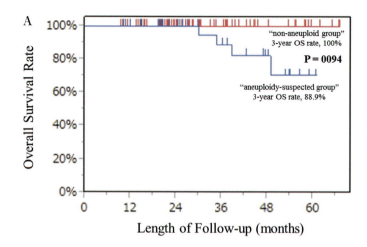

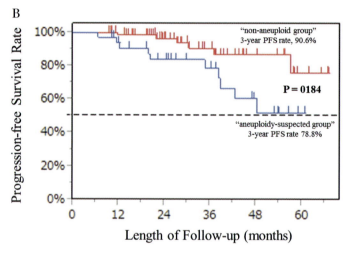

図11 低悪性度神経膠種における，DNA aneuploidy 有無と予後との関係[20]（P.202）
(A)全生存期間．(B)無増悪生存期間（いずれも赤線が aneuploidy が検出されなかった群で，青線が DNA aneuploidy が検出された群）。

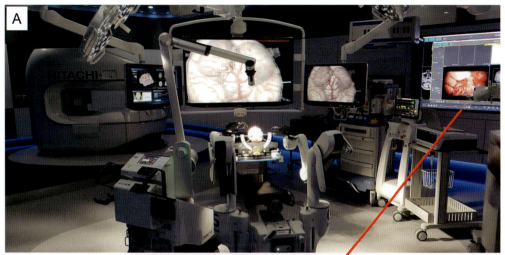
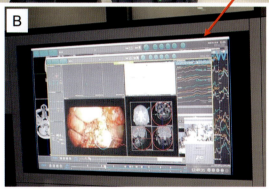

図3 東京女子医科大学病院に導入された Hyper SCOT（P.216）
外視鏡などの最先端の医療機器を導入された（(A)）。各医療機器間のネットワーク化に加え，今後医療機器のロボット化も目指している。OPeLiNK によりネットワーク化された各医療機器情報の統合表示（(B)）。

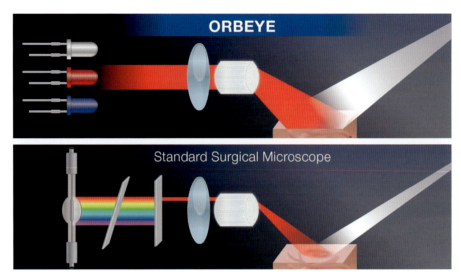

図8 各観察モードに適したLED素子を搭載したORBEYEのLED光源装置(上)と,従来の光学式手術用顕微鏡の光源装置(下)(P.230)

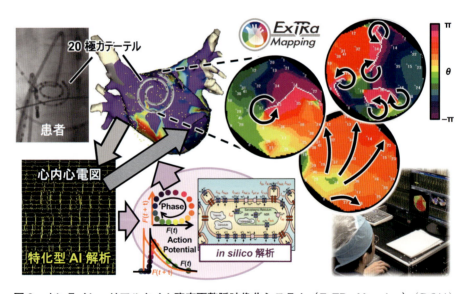

図3 オンライン・リアルタイム臨床不整脈映像化システム(ExTRa Mapping)(P.244)

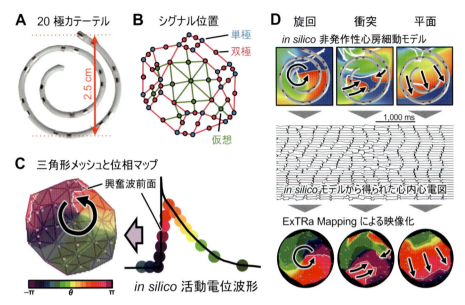

図4 ExTRa Mapping で用いる20極カテーテル(A),シグナル位置(B),三角形メッシュと位相の概念(C),ならびに *in silico* 非発作性心房細動モデルを用いた ExTRa Mapping の精度検証(D)(P.245)

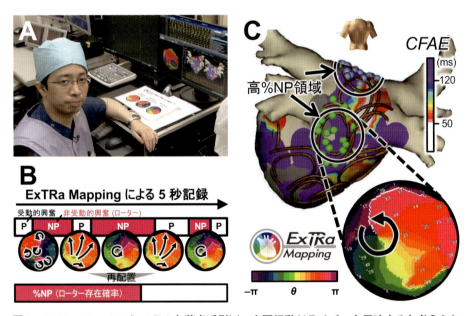

図5 ExTRa Mapping システムと著者近影(A),心房細動ドライバーを反映すると考えられる %NP の概念(B),ミニマル焼灼による長期持続性心房細動アブレーションの一例(C)(P.246)

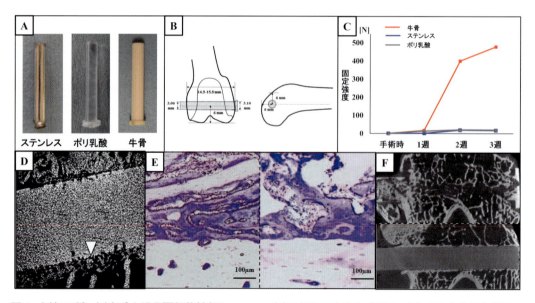

図1 (A)釘三種 (B)家兎大腿骨顆部移植部シェーマ (C)固定力経時変化グラフ (D)μCT 中央が牛骨釘 矢頭は新生骨梁を示す。 (E)新生骨梁部の組織像 破断試験前(左)後(右) (F)移植後6ヵ月時 μCT 牛骨釘(上),ポリ乳酸釘(下) (P.250)

(a)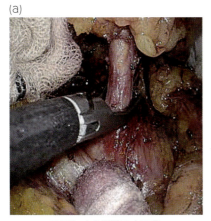
ステレオ内視鏡の左画像
(出力映像の1コマ)

(b)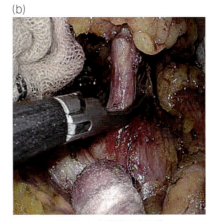
ステレオ内視鏡の右画像
(出力映像の1コマ)

(c)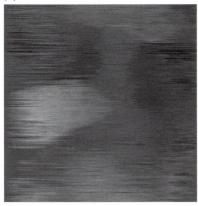
DP照合により生成した深度画像
(左画像上の各点深度を濃淡表示)

(d)
補正後深度画像
(左画像上の各点深度を濃淡表示)

(e)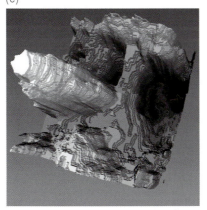
AR/VRへ取り込まれる3次元形状
(段々状等高線は投影図上の目安)

(f)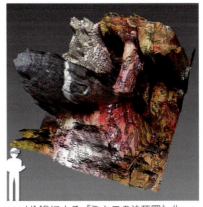
IIMDによる『ミクロの決死圏』化
(実際の映像は等高線なく高精細)

図1 3次元内視鏡映像(動画)の1コマ (P.260)

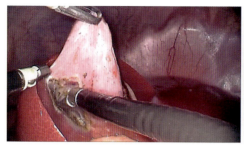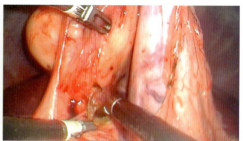

図8 軟性内視鏡手術システム（FESS）の動物実験（P.296）

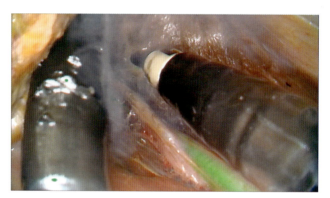

図9 軟性内視鏡手術システム（FESS）によるTaTME（P.296）

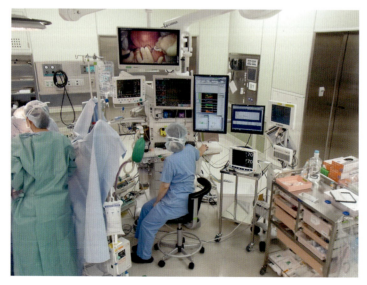

図1 現在の福井大学附属病院手術室で稼働中の全身麻酔システム（P.301）

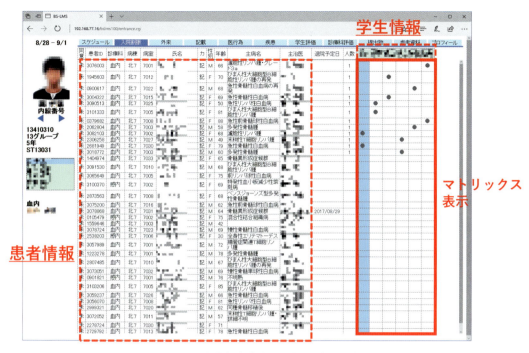

図2　学生担当患者割り振り（P.335）

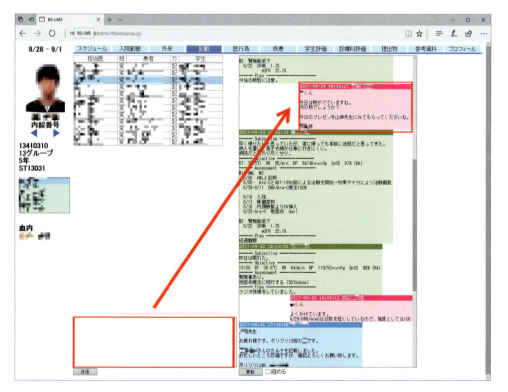

図3　カルテ・コミュニケーション（教員用）（P.336）

監修者・執筆者一覧

【監修者】

村垣　善浩	東京女子医科大学先端生命医科学研究所　教授	

【執筆者】(執筆順)

村垣　善浩	東京女子医科大学先端生命医科学研究所　教授
正宗　　賢	東京女子医科大学先端生命医科学研究所　教授
岡本　　淳	東京女子医科大学先端生命医科学研究所　特任准教授
黒田　知宏	京都大学医学部附属病院医療情報企画部　病院長補佐・医療情報企画部長／大学院医学研究科／大学院情報学研究科　教授
飯塚　友道	公益財団法人結核予防会複十字病院認知症疾患医療センター　センター長
森　　健策	名古屋大学大学院情報学研究科　教授／情報基盤センター長
森　　悠一	昭和大学横浜市北部病院消化器センター　講師
三澤　将史	昭和大学横浜市北部病院消化器センター　講師
工藤　進英	昭和大学横浜市北部病院消化器センター　教授
成行　書史	富士フイルム株式会社メディカルシステム事業部　マネージャー
桝本　　潤	富士フイルム株式会社R&D統括本部メディカルシステム開発センター　部長
鍋田　敏之	富士フイルム株式会社R&D統括本部メディカルシステム開発センター　センター長
山本めぐみ	広島国際大学保健医療学部　助教
中口　俊哉	千葉大学フロンティア医工学センター　教授
林　雄一郎	名古屋大学大学院情報学研究科　研究員
小林　　洋	大阪大学大学院基礎工学研究科　准教授
木村　裕明	一般社団法人日本整形内科学研究会　会長
小林　　只	一般社団法人日本整形内科学研究会　学術局長
青山　勝治	株式会社VR Japan営業部　部長／株式会社クリーク・アンド・リバー社VRソリューションチーム　リーダー
谷口　直嗣	Holoeyes株式会社　代表取締役
杉本　真樹	Holoeyes株式会社　取締役／帝京大学冲永総合研究所　特任教授
奥村　幸彦	株式会社NTTドコモ5Gイノベーション推進室　担当部長
鈴木　薫之	株式会社スリーディー技術部医療セクション　マネージャー
奥田　英樹	株式会社デンソー社会ソリューション事業推進部メディカル事業室　室長

高橋　稔	株式会社デンソー社会ソリューション事業推進部メディカル事業室　担当課長
高見　牧人	独立行政法人製品評価技術基盤機構　理事/ 前国立研究開発法人日本医療研究開発機構　産学連携部長
阿部　信隆	株式会社日立製作所ヘルスケアビジネスユニット外科治療ソリューション本部 グループリーダ/主任技師
山北　博士	株式会社デンソー社会ソリューション事業推進部　担当係長
黒澤　慎也	株式会社デンソー社会ソリューション事業推進部　担当係長
池田　大作	ミズホ株式会社開発本部　執行役員副本部長
加園　修	パイオニア株式会社研究開発部第5研究部
松井　裕	パイオニア株式会社研究開発部第3研究部
塩山　高広	日本光電工業株式会社荻野記念研究所　リーダ
吉澤　晋	東北大学大学院工学研究科　准教授
齋藤　太一	東京女子医科大学脳神経外科　助教
星野　義亜	オリンパス株式会社サージカルエンドスコピー新規事業マーケティング　マネージャー
前田　卓治	ボストン・サイエンティフィック ジャパン株式会社エンドスコピー事業部 マーケティング部　シニアプロダクトマネジャー
芦原　貴司	滋賀医科大学情報総合センター・医療情報部　教授
今出　真司	島根大学医学部整形外科　助教
内尾　祐司	島根大学医学部整形外科　教授
真子　卓也	島根大学医学部整形外科　医科医員
若槻　拓也	島根大学医学部整形外科　医科医員
古屋　諭	島根県産業技術センター切削・生産加工技術強化プロジェクトチーム プロジェクトマネージャ
中澤耕一郎	島根県産業技術センター切削・生産加工技術強化プロジェクトチーム　専門研究員
谷口　正郎	株式会社日進製作所新規事業本部　執行役員本部長
錦織　晃	株式会社日進製作所新規事業本部MD開発部　部長
大江　裕之	株式会社日進製作所新規事業本部MD開発部　課長
田中　浩次	株式会社日進製作所新規事業本部MD開発部　課長
田中　和宏	株式会社日進製作所新規事業本部MD開発部　係長
新藤　久夫	ヒカワ精工株式会社　代表取締役社長
三原　泰正	ヒカワ精工株式会社　技術部技術課　課長
鈴木　寿	中央大学理工学部　教授
片井　均	国立研究開発法人国立がん研究センター中央病院　副院長

田中　智彦	株式会社日立製作所研究開発グループヘルスケアイノベーションセンタ　主任研究員
今井　　亮	株式会社日立製作所研究開発グループヘルスケアイノベーションセンタ　研究員
池野　文昭	スタンフォード大学 Biodesign program　Program Director（U.S.）Japan Biodesign
増田　佳純	大阪大学大学院医学系研究科　助教
中谷　　敏	大阪大学大学院医学系研究科　教授
小林英津子	東京女子医科大学先端生命医科学研究所　准教授
光石　　衛	東京大学大学院工学系研究科　教授
原田香奈子	東京大学大学院工学系研究科　准教授
和田　則仁	慶應義塾大学医学部外科学（一般・消化器）　専任講師
北川　雄光	慶應義塾大学医学部外科学（一般・消化器）　教授
重見　研司	福井大学学術研究院医学系部門医学領域　教授
長田　　理	国立研究開発法人国立国際医療研究センター病院麻酔科　科長
松木　悠佳	福井大学学術研究院医学系部門医学領域　助教
荻野　芳弘	日本光電工業株式会社呼吸器・麻酔器事業本部　専門部長
西村　周三	一般財団法人医療経済研究・社会保険福祉協会医療経済研究機構　所長
酒匂　真理	株式会社 miup　代表取締役
坂井　豊彦	福井大学医学部教育支援センター　准教授
田中　雅人	株式会社日本医学教育技術研究所　代表取締役

目　次

序論　最新テクノロジーがもたらす新しい医療の将来展望
（村垣　善浩，正宗　賢，岡本　淳）

1. 医療の質と科学技術 …………………………………………………………………… 3
2. 医療における情報 ……………………………………………………………………… 3
3. 外科医の新しい「手」と「目」と「脳」と本書の関連 …………………………… 4
4. ニーズドリブン・シーズドリブン・コンセプトドリブン医療機器開発 ………… 5
5. おわりに—本書のねらい ……………………………………………………………… 6

第1編　最新医療イノベーション

第1章　医療ビッグデータ制度と利活用促進の最新動向　　（黒田　知宏）

1. 「使えるデータ」とはいかなるものか ……………………………………………… 9
2. NDB—日本の保険医療制度が生み出す使えるデータ …………………………… 10
3. がん登録法—レポジトリを取り巻くあれこれ …………………………………… 13
4. AMED-JEDI プロジェクト—画像データの行方 ………………………………… 15
5. 遠隔モニタリング—IoT が生み出す新しい医療の形 …………………………… 17
6. なぜ「次世代医療基盤法」なのか ………………………………………………… 18
7. IHAN—GDPR の真の姿 …………………………………………………………… 20
8. 医療情報活用法待望論—ミライへの扉を開くために …………………………… 21
9. ミライのカルテ—我々はどこへ向かうのか ……………………………………… 25

第2章　AIの利活用

第1節　機械学習による認知症画像診断技術の開発　　（飯塚　友道）

1. はじめに ……………………………………………………………………………… 27
2. AI と機械学習 ……………………………………………………………………… 27
3. 類似データのグルーピング（クラスタリング）………………………………… 28
4. 本質的なデータを抽出する（次元削減）………………………………………… 28
5. 深層学習とは何か …………………………………………………………………… 29
6. 機械学習による認知症画像診断の変遷 …………………………………………… 30

  7. 深層学習による脳血流 SPECT 画像の分類 ……………………………………… 31
  8. 深層学習の判断根拠を可視化する ……………………………………………… 33
  9. 主成分分析による画像解析 ……………………………………………………… 34
 10. 主成分分析による脳血流 SPECT 画像の解析 ………………………………… 36
 11. おわりに ……………………………………………………………………………… 36

第 2 節　機械学習技術を用いた大腸内視鏡診断支援
（森　健策, 森　悠一, 三澤　将史, 工藤　進英）

 1. はじめに ……………………………………………………………………………… 37
 2. 機械学習による画像認識 ………………………………………………………… 38
 3. 機械学習による大腸内視鏡画像解析 …………………………………………… 38
 4. おわりに ……………………………………………………………………………… 43

第 3 節　AI 技術を搭載した画像診断システムの開発
（成行　書史, 桝本　潤, 鍋田　敏之）

 1. 富士フイルムの画像処理・AI 技術への取り組み ……………………………… 45
 2. 富士フイルムの AI 技術を用いた機能開発の方向性 …………………………… 45
 3. 開発の最前線 ………………………………………………………………………… 47
 4. 画像診断システムの今後の方向性 ……………………………………………… 51
 5. おわりに ……………………………………………………………………………… 53

第 4 節　AI 活用 DSA（Digital Subtraction Angiography）法の開発　（山本　めぐみ）

 1. はじめに ……………………………………………………………………………… 55
 2. AI 技術を使った DSA ……………………………………………………………… 58
 3. おわりに ……………………………………………………………………………… 62

第 3 章　AR・VR 技術の利活用

第 1 節　拡張現実感（AR）技術の医療応用　　　　　　　　　　　（中口　俊哉）

 1. はじめに ……………………………………………………………………………… 65
 2. 投影型 AR による内視鏡外科ナビゲーション ………………………………… 66
 3. 拡張現実感技術を用いた対人型聴診訓練シミュレータ ……………………… 71
 4. おわりに ……………………………………………………………………………… 73

第 2 節　AR 手術ナビゲーションシステムの開発　　　　　（林　雄一郎, 森　健策）

 1. はじめに ……………………………………………………………………………… 75

2. 手術ナビゲーションシステム ……………………………………………………… 75
3. 仮想内視鏡システムを用いた手術ナビゲーションシステム …………………… 80
4. おわりに …………………………………………………………………………… 85

第3節　仮想環境手術支援ロボットシミュレーションシステムの開発　　（小林　洋）

1. はじめに …………………………………………………………………………… 87
2. 設計開発 …………………………………………………………………………… 88
3. トレーニング ……………………………………………………………………… 88
4. 術前計画 …………………………………………………………………………… 88
5. 術中の利用 ………………………………………………………………………… 90

第4節　遠隔通信システムを活用したVR遠隔医療教育の試み
（木村　裕明，小林　只，青山　勝治）

1. はじめに …………………………………………………………………………… 93
2. VR技術による遠隔集合教育の革新性―人間の五感を拡張する仮想現実の世界― ……… 94
3. VRを視聴デバイスとした遠隔医療教育通信システム ………………………… 95
4. ペインクリニック（痛みの疾患）の潜在患者数の増大 ………………………… 96
5. 痛みの疾患に対する治療法―エコーガイド下 fascia リリース ………………… 96
6. 最新の治療技術の普及への課題 ………………………………………………… 98
7. VR遠隔医療教育通信システムの導入による普及活動 ………………………… 98
8. VR実況映像の遠隔医療教育システム …………………………………………… 99
9. VRビデオ・オン・デマンド映像の遠隔医療教育システム …………………… 99
10. 遠隔医療教育のプラットフォームを活用した遠隔集合教育 ………………… 100
11. おわりに ………………………………………………………………………… 102

第5節　医用画像を用いた仮想現実VR/拡張現実AR/複合現実MRによる手術支援，医学教育，遠隔カンファレンス，クラウド連携
（谷口　直嗣，杉本　真樹）

1. はじめに ………………………………………………………………………… 103
2. 医療機器規制について ………………………………………………………… 106
3. 医療画像XRアプリの活用事例 ………………………………………………… 108
4. 医療のデジタル化 ……………………………………………………………… 120

第4章　最新モバイル通信技術と機器連携ソフト開発

第1節　5Gのコア技術と遠隔医療への応用　〈奥村　幸彦〉

1. はじめに ……………………………………………………………………… 123
2. モバイル通信システム ……………………………………………………… 123
3. 5G無線アクセス ……………………………………………………………… 125
4. 5Gの遠隔医療への応用 ……………………………………………………… 129
5. おわりに ……………………………………………………………………… 135

第2節　機器連携プラットフォーム「OPeLiNK」　〈鈴木　薫之, 奥田　英樹, 高橋　稔〉

1. はじめに ……………………………………………………………………… 137
2. 機器情報を一元管理して機器の連携を可能にしたプラットフォーム …… 137
3. プラットフォームとしての姿 ……………………………………………… 142
4. おわりに ……………………………………………………………………… 142

第2編　スマート手術室と手術デバイス開発

第1章　スマート治療室SCOTの構築

第1節　AMEDにおける医療機器開発と未来医療事業　〈高見　牧人〉

1. 政府の医療研究開発の動き ………………………………………………… 147
2. AMEDの医療機器研究開発支援事業 ……………………………………… 148
3. 未来医療事業 ………………………………………………………………… 150
4. 先進医療機器事業 …………………………………………………………… 152
5. おわりに ……………………………………………………………………… 154

第2節　スマート治療室開発概要と今後の展望　〈岡本　淳, 正宗　賢, 村垣　善浩〉

1. はじめに ……………………………………………………………………… 155
2. スマート治療室「SCOT」 …………………………………………………… 155
3. 海外の状況 …………………………………………………………………… 158
4. SCOTプロジェクトの今後の展開 …………………………………………… 158

第3節　術中MRIとナビゲーション開発　〈阿部　信隆〉

1. はじめに ……………………………………………………………………… 161
2. 術中MRイメージング装置OPERADA Open ………………………………… 161

3. 手術ナビゲーションシステム OPERADA Arrow ················· 163
　4. SCOT での機能開発 ··· 164
　5. おわりに ·· 166

第4節　IoT によって実現する手術戦略デスクの開発　　（山北　博士, 黒澤　慎也）
　1. はじめに ·· 169
　2. OPeLiNK による機器の情報伝達 ································· 170
　3. 手術戦略デスク OPeLiNK Eye ···································· 172
　4. おわりに ·· 174

第5節　インテリジェント手術台とロボティック手術台の開発　　（池田　大作）
　1. はじめに ·· 175
　2. インテリジェント手術台の開発 ···································· 176
　3. ロボティック手術台の開発 ··· 178
　4. おわりに ·· 180

第6節　術者用統合情報表示装置の開発　　（加園　修, 松井　裕）
　1. はじめに ·· 183
　2. 術者用統合表示装置（UI 部）の開発 ···························· 183
　3. 術者用統合表示装置（表示部）の開発 ··························· 186

第7節　がん迅速診断支援装置の開発―術中フローサイトメトリー―　　（塩山　高広）
　1. はじめに ·· 191
　2. フローサイトメトリー ·· 192
　3. 術中フローサイトメトリーのコンセプトの確立 ················ 193
　4. 術中フローサイトメトリーシステムの開発 ······················ 196
　5. 術中フローサイトメトリーの可能性 ······························ 199
　6. まとめと今後の発展性 ··· 204

第8節　集束超音波治療装置の開発　　（吉澤　晋）
　1. 強力集束超音波治療 ··· 207
　2. 気泡援用 HIFU 治療 ··· 208
　3. 開発した HIFU 治療装置 ··· 209
　4. おわりに ·· 212

第9節　3タイプSCOTの開発　　　　　　　　　　　　　　　　　（齋藤　太一，村垣　善浩）

1. はじめに ……………………………………………………………………………… 213
2. 3タイプのSCOT …………………………………………………………………… 213
3. おわりに ……………………………………………………………………………… 217

第10節　SCOTのモバイル化　　　　　　　　　　　　　　　　　　　　　（奥村　幸彦）

1. はじめに ……………………………………………………………………………… 219
2. 5Gで実現する高度医療システム「モバイルSCOT」 …………………………… 219
3. モバイルSCOTの模擬試験 ………………………………………………………… 220
4. モバイルSCOTの実現に向けて …………………………………………………… 221
5. おわりに ……………………………………………………………………………… 221

第2章　手術デバイス開発

第1節　手術用顕微鏡システム「ORBEYE（オーブアイ）」の開発　（星野　義亜）

1. はじめに ……………………………………………………………………………… 223
2. 従来の手術用顕微鏡における課題 ………………………………………………… 224
3. 新しい手術用顕微鏡の開発コンセプト …………………………………………… 224
4. コンセプトを具現化する7つのポイント ………………………………………… 225
5. 4K 3D映像の仕組み ………………………………………………………………… 227
6. 執刀医の接眼レンズを通した映像に匹敵する3D映像をモニタで実現 ……… 227
7. 4Kの超高解像画像と豊かな色再現性の実現 …………………………………… 228
8. 新たな観察モードである赤外光，青色光およびNBI観察を実現 ……………… 228
9. 4K 3Dの高画質を維持したままで低遅延を実現 ………………………………… 231

第2節　急性膵炎に伴う膵局所合併症の内視鏡的治療を目的とした専用デバイス「Hot AXIOS System」の導入について　　　　　　　　　　（前田　卓治）

1. はじめに ……………………………………………………………………………… 233
2. 適応疾患について …………………………………………………………………… 233
3. Hot AXIOS Systemの開発 ………………………………………………………… 234
4. 従来の超音波内視鏡下での治療方法 ……………………………………………… 235
5. Hot AXIOS Systemの特徴および臨床上のベネフィット ……………………… 235
6. 国内導入の経緯および一般名称，販売名について ……………………………… 237
7. 承認条件などについて ……………………………………………………………… 237

第3節　臨床不整脈のリアルタイム映像化システムの開発　　　（芦原　貴司）

1. はじめに ……………………………………………………………………… 241
2. 心房細動とその治療の限界 ………………………………………………… 241
3. 心房細動ドライバーのメカニズム ………………………………………… 242
4. 国外におけるローター・アブレーションの試みと限界 ………………… 243
5. リアルタイム臨床不整脈映像化システム ExTRa Mapping の開発 …… 243
6. ExTRa Mapping におけるシグナル処理とその精度検証 ……………… 244
7. ExTRa Mapping ガイド下アブレーション ……………………………… 245
8. 本システム開発の経験からいえること …………………………………… 247

第4節　工作機械を応用した精密な骨移植
―ネジからブロックまでオンデマンドに対応する骨折治療支援システム―
　　　（今出　真司, 内尾　祐司, 真子　卓也, 若槻　拓也, 古屋　諭, 中澤　耕一郎, 谷口　正郎,
　　　錦織　晃, 大江　裕之, 田中　浩次, 田中　和宏, 新藤　久夫, 三原　泰正）

1. 材料としての「骨」………………………………………………………… 249
2. 骨折治療支援システム ……………………………………………………… 251
3. 展望 …………………………………………………………………………… 255
4. おわりに ……………………………………………………………………… 256

第5節　3次元内視鏡映像化システムの開発　　　（鈴木　寿, 片井　均）

1. 3次元内視鏡映像化システムの意義 ……………………………………… 259
2. 深度画像の生成と補正の実装仕様 ………………………………………… 262
3. 量子コンピュータへ ………………………………………………………… 268

第6節　超音波ガイド下低侵襲治療に向けた光音響ビーコンシステムの基礎技術開発
　　　（田中　智彦, 今井　亮, 池野　文昭, 増田　佳純, 中谷　敏）

1. 背景 …………………………………………………………………………… 269
2. デバイスガイド用光音響ビーコンシステム ……………………………… 271
3. 実験 …………………………………………………………………………… 274
4. おわりに ……………………………………………………………………… 275

第7節　術中操作力計測システムの開発　　　（小林　英津子）

1. はじめに ……………………………………………………………………… 277
2. 熟練した医師の操作情報記録 ……………………………………………… 278
3. 術後の負荷状態の再現 ……………………………………………………… 279
4. おわりに ……………………………………………………………………… 280

第3章 手術支援ロボット開発

第1節 微細手術支援ロボット「スマートアーム」の開発　　（光石 衛，原田 香奈子）

1. 微細手術 …………………………………………………………………………… 281
2. 微細手術支援における制約 ……………………………………………………… 282
3. 微細手術支援ロボット「スマートアーム」のコンセプト …………………… 283
4. バイオニックヒューマノイドの活用 …………………………………………… 285
5. スマートアームの知能化 ………………………………………………………… 286
6. スマートアームの展望 …………………………………………………………… 287

第2節 軟性内視鏡手術システムの開発　　（和田 則仁，北川 雄光）

1. はじめに …………………………………………………………………………… 289
2. 開発の背景 ………………………………………………………………………… 289
3. 軟性内視鏡手術システム（FESS） …………………………………………… 292
4. おわりに …………………………………………………………………………… 296

第3節 ロボット麻酔システムの開発　　（重見 研司，長田 理，松木 悠佳，荻野 芳弘）

1. はじめに …………………………………………………………………………… 299
2. 全身麻酔の用手部分の器械化 …………………………………………………… 299
3. 揮発性麻酔薬と静脈麻酔薬 ……………………………………………………… 300
4. 全身麻酔3薬剤自動投与前夜 …………………………………………………… 301
5. 開発中の装置の特徴 ……………………………………………………………… 303
6. 開発中の装置の利点 ……………………………………………………………… 306
7. フィードバック制御の欠点 ……………………………………………………… 308
8. 国内外の実績 ……………………………………………………………………… 309
9. おわりに …………………………………………………………………………… 310

第4章 医療経営と新人育成

第1節 新しい医療経営と変革への課題　　（西村 周三）

1. はじめに …………………………………………………………………………… 313
2. ビッグデータ活用と医療経営（1）―医療データの特性と「経営」についての予備知識
　………………………………………………………………………………………… 314
3. ビッグデータ活用と医療経営（2）―質の向上 ……………………………… 315
4. ビッグデータ活用と医療経営（3）―収益の向上，費用節減など …………… 319

第2節　医療経営と医療形態―新興国から取り組む新しい医療システムづくり―

（酒匂　真理）

1. はじめに ……………………………………………………………………………… 321
2. バングラデシュについて …………………………………………………………… 321
3. miupが取り組む事業 ………………………………………………………………… 325
4. 医療データプラットフォームづくり ……………………………………………… 329
5. おわりに ……………………………………………………………………………… 331

第3節　医師における新人育成支援システム，医学生用臨床教育支援システム
　　　　（Clinical Education Supporting System；CESS）の開発

（坂井　豊彦，田中　雅人）

1. はじめに ……………………………………………………………………………… 333
2. 開発のコンセプトおよび機能 ……………………………………………………… 334
3. 情報基盤・セキュリティ …………………………………………………………… 339
4. 福井大学医学部での実働経験 ……………………………………………………… 341
5. 課題および将来像 …………………………………………………………………… 342

※本書に記載されている会社名，製品名，サービス名は各社の登録商標または商標です。なお，本書に記載されている製品名，サービス名等には，必ずしも商標表示（Ⓡ，TM）を付記していません。

序 論

最新テクノロジーがもたらす新しい医療の将来展望

村垣 善浩　正宗 賢　岡本 淳

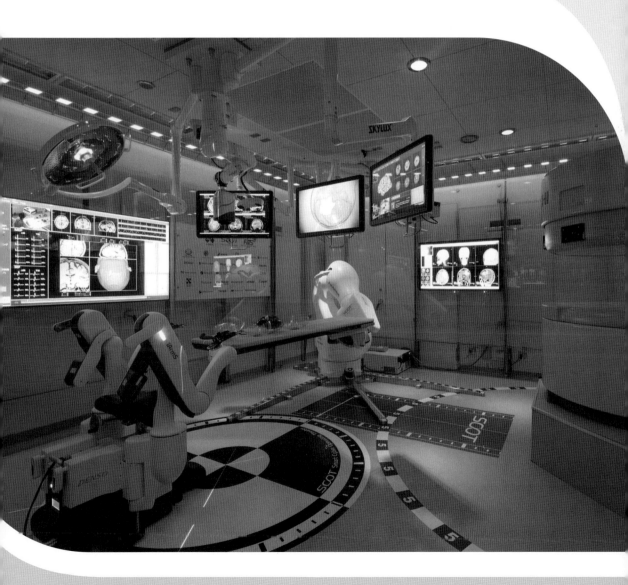

1. 医療の質と科学技術

　医療の質は科学技術の発展とともに向上している。特に19世紀後半に発明されたX線画像による体内の可視化から始まり，血圧，心電図などの生体情報計測や，CT・MRI画像による診断精度の向上などが実現してきた。また，20世紀後半には情報のデジタル化が進み，IT技術，IoT技術，ロボット技術が医療分野に応用されはじめてきている。さらに，かつてはCRTといった重厚な表示ディスプレイが薄型の液晶ディスプレイになり，複合現実感などの実体と情報の重畳表示技術の発展，そして人工知能（AI）などが医療分野に波及してきている。

　例えば，これまでレントゲンフィルムに現像されていたX線画像はデジタル化され，デジタルデータとして情報が蓄積されてきている。従来，紙に記載されていた患者情報を記したカルテはパソコンの普及とともに電子化され，またネットワークにつながることでレセプトのオンライン化などが普及してきた。また，情報のデジタル化が進む中でインターネットが普及し，携帯・スマホなど情報提示端末の小型化が医療にも取り入れられ，医療情報がネットワークを介して容易に遠方の医療機関にも送信可能となる。さらに，デジタル化された医療ビッグデータを蓄積することで，AIによる自動読影診断や自動病理診断などが実現可能となりつつある。また，手術支援ロボットやIoTによる医療情報の収集・活用，次世代通信規格5Gの使用開始などで遠隔医療や画期的な手術支援システムが開発され，医療の質向上に貢献しつつある。

2. 医療における情報

　最新医療に入り込む前に，ここでは医療における情報とは何かを概括する。一般的に「医療情報」とは，「医療に関する情報」を指す。すなわち患者の氏名，生年月日，住所，連絡先などの個人的な基本情報から，診察における医師とのやり取りの記録，検査結果などの診療から得られる情報，手術中に得られる麻酔記録や処置の情報，術後のリハビリ記録や経過記録などを指している。診断や治療の場においては，患者から直接得られる情報のみならず術前や過去蓄積された医療情報など，さまざまな情報を用いた決断が医師により行われる。

　これらの情報は，次の新たな患者に対して科学的根拠として用いられる。その際，さらに医師自らの知識・経験・技術と，患者の治療に対する価値観，家庭状況や生活の質が考慮される。このような科学的根拠に基づく医療を，EBM（Evidence Based Medicine）というが，それを支えるのが医療における情報である。

　医療情報は，診断支援，治療支援，リハビリ支援といった患者に直接関わる診療情報だけでなく，調剤支援，看護入院管理，医用機材在庫管理・物流管理といった看護，薬剤情報や，病院が有する患者サービス・管理経営のための電子カルテ，医事会計システム，予約システムなど，極めて広い範囲の情報を意味している。本書ではその中でも特に先端的な取り組みが行われているパートを取り上げる。

　手術室内における医療情報について，まず図1に，患者から得られた生体信号から最終的に診断・治療を決断するために必要な情報までの流れを概括する。

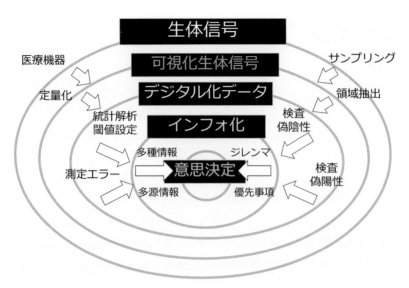

図1 生体信号取得から情報化そして意思決定までのプロセス

　患者からは生体のさまざまな生体信号が発生する。生体信号は，医療機器によりサンプリングされて定量化される。定量化された計測信号はデジタル化されるが，それ自体では単なるデータであり意味を十分には持たない。データが蓄積され，統計解析・閾値設定がされてはじめて意味のある情報が得られる。これを「インフォ化」という。インフォ化された多種・多源の情報と，さらなる医師の有する情報・経験などにより最終的な意思決定，判断ができる。

　「医療に関する情報」で将来的に医療テクノロジーをさらに進化させるために重要なことは，データの接続性，データの標準化である。前段部で医療情報の幅広さについて述べたが，それらのデータは各々の支援システム内部に閉じ込められていることが多く，また目的別にデータが加工されているため，データの相互活用をすることが困難な現状がある。本書で特にフォーカスをあてる「スマート治療室」は，治療現場の各機器の医療情報をネットワークにつなぎ，共通フォーマットでデータが蓄積される。また，データにはタイムスタンプが付与され，場合によっては位置座標情報も統一される。データが標準化されれば，特定の病院だけでなく，病院間でのデータの共有ができ，より多くの情報による統計や学習・予測が実現でき，より精緻な治療が実現できる。将来的には医療情報すべての範囲に標準化が広まることが，次世代医療を支える基盤となる。もちろん，情報管理，セキュリティについては十分な配慮が必要である。Society5.0をはじめとした取り組みが医療に大きく貢献することも本書で読み取っていただきたい。

3. 外科医の新しい「手」と「目」と「脳」と本書の関連

　情報技術に限らず，さまざまな先端的な技術による診断・治療支援技術が研究開発されている。ここで外科医を支援するためのテクノロジーについて機能的な分類をすると，大きくは新しい「手」，新しい「目」，新しい「脳」に分けることができる。すなわち，術者の新しい手となる機械・ロボット・制御技術，術者の新しい目となる情報の取得・利用・提示技術，そして術者の

序論

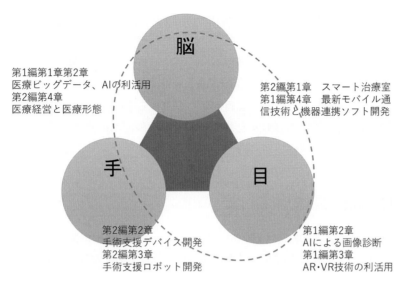

図2　医者・術者にとって新しい「手」「目」「脳」として支援するコンピュータ医療分野と本書の位置付け

新しい脳となる意思決定の判断材料となる高速情報処理・学習予測技術，の3つの分類項目となる。これらはあくまで医師の手技や判断をアシストすることがテクノロジーが実現する最優先事項であるが，今後のAIを含めた高度情報の活用によって一部自動化などが考えられる。また内科医の場合には，新しい手が薬剤や手術以外の治療法となる。

図2に，新しい「手」「目」「脳」と関連する本書での章立てを示した。AIによる画像診断や手術ロボット，手術工程解析など，それぞれで研究開発されている。また，第2編第1章で紹介するスマート治療室は，「手」「目」「脳」それぞれの分野を連動させた取り組みとして位置付けられている。

4．ニーズドリブン・シーズドリブン・コンセプトドリブン医療機器開発

　医療機器の研究開発は非常に注目されており，本書で示したように，優れた最新テクノロジーおよびその技術開発力を持って数多くの研究が行われている。一方，研究開発のアウトプットとして医療機器製品としての上市がある。すなわち，多くの研究が製品化までたどり着かない現状がある。医療機器開発の特異性があるためで，それを俯瞰的に理解したうえで上市を推進できる人材育成が今後の本分野の発展のカギを握る。

　医療ニーズを探索し，それをもとに製品化まで見据えた医療機器開発を「ニーズドリブン」という。ニーズドリブンによる医療機器開発手法を体系化したスタンフォード大学「バイオデザイン」プログラムが有名であり，カテーテルや医療材料を中心に世界的に広まってきている。その一方で，ロボットやAIなど新しい技術や発想が新しい医療を導く「シーズドリブン」の開発も重要であり，本書の扱う最新テクノロジーによる医療は今後も続くであろう。

　またその一方で，大きな医療コンセプトを打ち出し，目標に向かってさまざまな研究開発を行

う「コンセプトドリブン医療機器開発」も今後の医療革命を導き出すものと考えられる。目指すべきコンセプト，患者に"優しい"医療や手術である低侵襲医療や低侵襲外科があり，それを実現する薬剤，医療機器そして治療法を開発するのである。例えばがん治療において，腫瘍集積性が高い薬剤と腫瘍のみに集積する物理力を組み合わせたダブルターゲッティング治療がある。腫瘍集積により全身への副作用を下げ，抗腫瘍効果を高めるものであり，DDS（Drug Delivery System）薬剤と集束超音波（HIFU）を組み合わせた体内深部のがんや腫瘍を制御するSDT（Sono Dynamic Therapy）研究などが挙げられる。

5. おわりに—本書のねらい

　本書は，上述のような最新テクノロジーによる医療の進歩で特に重要となる医療ビッグデータ，AI技術，AR・VR技術，高速モバイル通信技術に焦点をあてた最新医療イノベーションの動向について第1編にまとめた。また，医療の中でもリスクが高い治療・手術に資する最新テクノロジーの現状と動向としてスマート手術室を取り上げ，スマート治療室SCOT，手術用デバイス開発，手術支援ロボット開発についてまとめた。またテクノロジーの導入により変革する医療経営や，遠隔医療などの医療サービスの動向・展開についても第2編にまとめた。

　本書で想定している読者層は，
- AI，画像処理技術，AR・VR技術の医療分野への応用を検討している技術者，研究者
- 医療ビッグデータを扱う技術者，研究者もしくは医療従事者
- 企業経営企画室などの管理者

である。イノベーションとは，技術革新とも言われているが，正しくは「新結合」を意味している。既存の技術でもよいので，新しい他の技術やサービスと組み合わさることで新たな価値が創造されることをいう。

　これら分野の読者に限定せず，より幅広い技術と医療が結びつくことで医療の変革が起きるものと考えている。興味を持った技術や医療分野を本書で見つけたら，是非とも執筆者や周囲の研究者に詳しく聞いてみることを薦める。

第 1 編

最新医療イノベーション

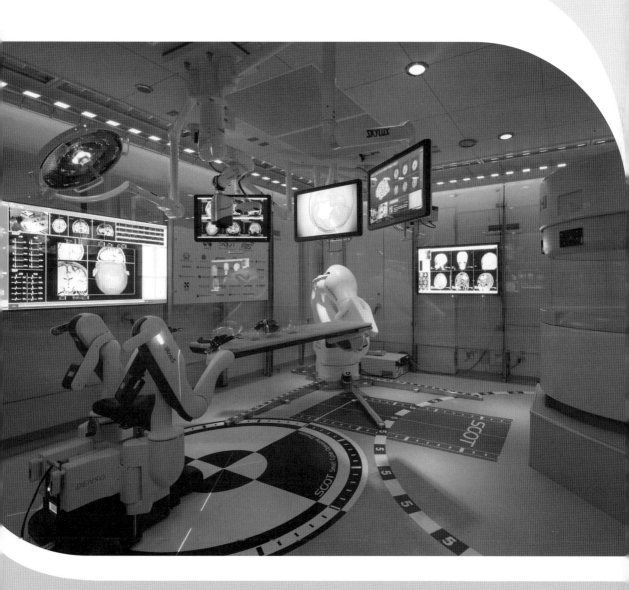

第1編　最新医療イノベーション

第1章　医療ビッグデータ制度と利活用促進の最新動向

京都大学　黒田　知宏

1.「使えるデータ」とはいかなるものか

　近年の情報技術の急速な発達は，社会全体のありようを大きく変えつつある。この「情報革命」とでも呼ぶべき変化は，「情報化の遅れた分野」と呼ばれ続けた医療・介護分野にも及び，今や情報機器の提供する情報サービスを全く利用せずに行われる臨床活動や医学研究は，ほぼ見られなくなりつつある。

　情報機器から何がしかの情報サービスを受けるためには，サービス提供に必要なデータを情報機器に与える必要がある。与えるデータは，少なくとも情報機器にとって「使えるデータ」でなければならない。

　では，「使えるデータ」とはどのようなデータなのであろうか。まず，提供されるデータは，少なくとも「機械可読」，すなわち情報機器が処理可能でなければならない。近年の自然言語処理技術の発達に伴って，我々が書く文書や話し言葉などの「人間可読」なデータを取り扱える情報機器も出現しているが，人間可読なデータを解釈すること自体が高度な情報処理である。情報の解釈のために演算能力を消費しないようにするためには，データが適切に「分かち書き」され，どこに何が書いてあるかをあらかじめ情報機器に伝えておける「構造化された」データである必要がある。「構造化」と表現すると難解なように思われるが，要は「表形式に成型された」データでありさえすればよい。もちろん，表の各セルに入るデータが「文章」であれば，結局情報処理が必要になるので，各項目は単純な「単語」や「数値」である必要がある。

　次に，ある情報システムがどの医療機関においても全く同じ情報サービスを提供するためには，どの医療機関においても同じ現象が同じ単語や数値で表される必要がある。例えば，血液検査のある項目の値に基づいて薬剤の量を算出するプログラムを同じように動かすには，検査項目名が同じで，同じ血液から得られる検査値が一致しなければならない。「HbA1C」は「ヘモグロビン」と書かれてはならず，どの施設で検査しても，「6.9」という値は変わってはならないのである。このように，同じ現象を同じ単語で表すようにすることを「用語の標準化」と呼び，機械や施設によらず同じ数値を出力できるようにすることを「検査値の標準化」と呼ぶ。情報処理の世界にはさまざまな「標準化」の議論があるが，この2つの標準化は，安定した情報サービスを受けるためには必須の事項である。

　閑話休題，「医療ビッグデータ」といわれて最初に頭に浮かぶのは「電子カルテ」であろう。電子カルテを収納している情報システム，病院情報システム（Hospital Information System；HIS）

表1 電子カルテ開発の歴史とデータの性質

世代	時期	機能	目的	データの性質
1	70年代	医事会計	会計計算の効率化	ルールベース
2	80年代	部門システム	部門業務の効率化	機械由来
3	90年代	オーダエントリシステム	伝言業務の効率化	定型電文
4	00年代	電子カルテ	記録作成の効率化	自由記述
5	10年代	二次利用とCDSS	医療安全・情報活用	

は，1970年代に医事会計システムとして構築され，1999年の「三局長通知」[1]に基づいて電子カルテを収め，現在までに臨床意思決定システム（Clinical Decision Support System；CDSS）機能を有する巨大な情報システムへと成長した。

表1は，HIS開発の歴史とその機能が開発された目的，およびその機能が産み出すデータの性質をまとめたものである。医事会計システムによって作られたデータは，保険者に電子的に提出する定められた形式に沿って作られた「ルールベース」のデータであり，検体検査システムや画像検査システムなどの部門システムによって作られたデータは，検査機器が生成する「機械由来」のデータである。いずれも定まった形式で構造化され，標準化された「使えるデータ」である。

一方，オーダエントリシステムは，各種部門システムを結ぶための「伝言装置」なので，基本的に新しいデータは生成せず，電子カルテは診療録を記録するための「ワープロ」なので，生成されるデータは基本的に自由記述文である。したがって，90年代以降のシステムが産み出すのは「使えないデータ」であるということになる。なお，2010年代以降に開発が進められているCDSSや二次利用系システムは，基本的にデータを消費するシステムであって，新しいデータを生成するものではない。

2．NDB—日本の保険医療制度が生み出す使えるデータ

本邦が誇る国民皆保険制度が整ったのは，1958年に制定された国民健康保険法に基づいて国民健康保険事業が始まった1961年のことである。国民皆保険制度の根幹は，悉皆性と均てん性，すなわち，すべての国民が日本のどこにいても同じ品質の医療を同じ金額で受けられることにある。これを担保するためには，医療サービスを細分化して値付けを行い，行われた医療サービスの妥当性について審査することが必要になる。結果として，本法の制度は，個別の医療行為に診療報酬が付与される「出来高払い」方式が基礎となり，審査の際に各医療行為の根拠として送られる病名と医療行為や薬剤名が標準的に定められた。2006年からは診療報酬請求が電子化・オンライン化され，2019年4月現在の電子化率は，請求件数ベースで98.2％になっている。

国民に給付されている全医療行為が電子的に送付されるのであれば，これを蓄積すれば悉皆性を持ったデータベースができ上がる。厚生労働省は，2008年4月に施行された「高齢者の医療の確保に関する法律」に基づいて請求情報（レセプト）のデータベース，レセプト情報・特定検診

等情報データベース（NDB）[2]を整備し，政策立案目的で活用している。蓄積データは多目的に活用されてこそ意味がある。2010年6月22日，政府はIT戦略本部（高度情報通信ネットワーク社会推進戦略本部）においてNDBの活用などを謳った「新たな情報通信技術戦略工程表」を閣議決定し，2011年より試験的に，2013年より本格的に学術機関などへのNDBのデータの提供を開始した。2015年には，利用者自身がデータ管理のための設備投資を行わずともNDBへのアクセスができるようにする，オンサイトリサーチセンター（図1）が東京大学および京都大学に設置され，2019年9月には第三者利用が開始される。また，2021年10月からは民間へのデータ提供が開始される予定である。

一方，多くの利用者にとって有用なデータは，集計後のデータである。厚生労働省は，集計データを「NDBオープンデータ」として2016年から公開している。

上記のように，NDBはすでに広く利用できる医療データベースとなっている。一方，NDBには，利用を阻む制度的・技術的課題がいくつか残されている[3]。

制度的課題の1つは，匿名化IDにまつわる課題である。NDBのデータは，保険者から厚生労働省に送られる時点で匿名化して提供される。匿名化IDには，患者の被保険者番号から生成されるID1と，患者の名前から生成されるID2が存在する。ID1については，転職などによって保険者が変われば変更になり，ID2については改姓などが行われれば変更になる。また，ID2については「渡邉」「渡邊」「渡辺」のように，異体字が多い漢字を含む名前の場合は，医療機関ごとに異なる文字が選択されることによって，IDが一致しなくなってしまうリスクもある。したがっ

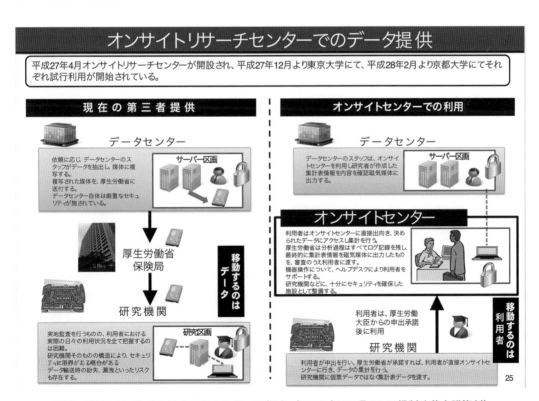

図1 NDBオンサイトリサーチセンターの概念（2018年10月21日規制改革会議資料）

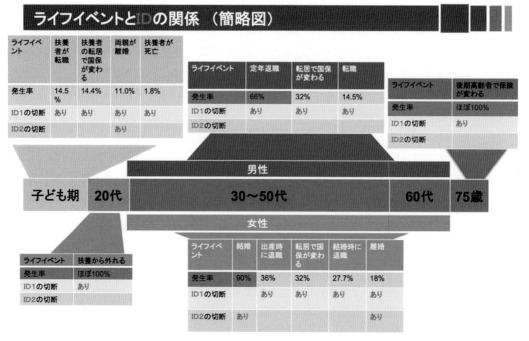

図2　ライフイベントに伴うNDBの匿名化IDの変化（奈良医大 今村教授 提供）

て，図2に示すように，「退職時の熟年離婚」のような改姓と保険者変更が同時に発生するライフイベントが発生すると，同一患者の情報が論理的につながらなくなる。この問題を解決するには，「医療等ID」のような，一生涯変わらないIDを付与する制度の導入が必要である。

　一方，技術的課題は，NDBを収める情報システムの構成と，NDB自身のテーブル構造にある。
　現行のNDBシステムは1台のデータベースサーバに集約され，基本的にこのサーバ上で抽出処理が行われた上でダウンロードされ，詳細分析される前提で設計されている。しかし，多くの場合，利用者はNDBのデータ構造やシステム構造を正しく理解していないことから，必要な情報データを作れるようになるまでには時間がかかる。オンサイトリサーチセンターなどから1台のデータベースサーバにアクセスしてデータを扱わせる形式では，多くの利用者に活用してもらうことはできない。一般的に，大規模データを対象にした情報処理を行う場合には，まず抽出された少量のデータを用いてソフトウェア開発を行い，技術的・論理的に誤りがないことを確認するのが通常である。このためには，中央データベースサーバと同一の処理系と抽出されたデータを持った試験用のシステムが広く公開されていなければならない。
　一方，NDBのテーブル構造は，紙面のレセプトと同じ構造を持っているため，合算や記述の省略が行われている。演算に適用するためには，合算された情報を適切に分割し，省略された情報を追記する，正規化作業が欠かせない。加えて，断片的な請求の情報から，例えば1入院単位の情報を得るためには，情報の統合が必要になる。複数の利用者が同じ作業をしなければならないのであれば，データ提供者側で一定の正規化処理を施すほうが望ましい。オリジナルのデータから構築された，使えるデータセット（データマート）を共有する仕組みの導入が望まれる。
　2019年には，上記のような知識を持ち寄り，NDBの活用を促進するための集まりとして，

NDBユーザー会[4]が組織された。今後，このユーザー会を核に多くの研究者が持ち寄った知識や経験が，厚生労働省などが提供するNDBシステム自身の上で共有できるようになることによって，より利用しやすいNDBが実現されることが期待される。

3. がん登録法―レポジトリを取り巻くあれこれ

　NDBは，本邦の医療行為のすべてを含む悉皆性を持つ医療データベースであるが，情報ソースが請求情報であるため，「アウトカム」と呼ばれる治療の結果の情報を含み得ない。そこで，多くの研究者は，さまざまな検査値を含むデータを収集してデータベースを作る作業を進めてきた。これら疾患別に集められたデータベースを，一般的に「疾患別レポジトリ」と呼ぶ。

　疾患別レポジトリに収めるデータを簡単に収集できるようにするためには，複数の医療機関のHISからレセプト情報や検体検査結果などの情報を「使えるデータ」として構造化し，標準化して出力できるようにすることが望ましい。構造そのものが同一の形になっていれば，さらに収集が容易になる。現在医療情報分野では，HL7 CDA[5]やOpenEHR[6]などのさまざまな「構造の標準」[※1]が提案され，利用されている。本邦においても，MML[7]やSS-MIX[8]などの規格が策定され，これを用いたさまざまなレポジトリ構築が進められている。

　一方，もともと構造化されていない電子カルテに自由記述文として記録されるデータを収集するためには，入力者に構造化を求めなければならない。複数の記入欄を持った「調査票」に入力者がデータを記入することとなる。電子的に調査票を与えて，入力データをデータベース化する情報システムを，EDC（Electric Data Capture）システムと呼ぶ。外科専門医取得のための手術症例登録システムNCD（National Clinical Database）[9]は，EDCの典型である。一般的に，機械可読な構造化された入力インターフェースを用いた入力は，入力者の負荷を上げることが知られていることから，多くの医療機関ではNCD入力のための人員を雇用しているようである。

　調査票を電子カルテ上で実現するのが，「テンプレート」である。京都大学医学部附属病院（京大病院）では2005年に電子カルテの導入を行う際に，図3に示すテンプレート入力を用いた簡易EDCシステムを構築した。この仕組みでは，テンプレートごとにあらかじめ定めた項目だけをカルテに残し，カルテに記載する必要のない研究目的で収集している情報は，直接研究用データベースに蓄えるようにしている。京大病院ではこの仕組みを用いて，さまざまな研究用レポジトリの構築が行われている。

　多くの疾患別レポジトリでは，データは患者の同意を得て収集されている。しかし，研究班による同意ベースの情報収集では，どうしても収集できる症例に限りがあり，ある特定の症例のデータを網羅的に収集することは事実上できない。網羅的に収集するためにはなんらかの制度をたてつける必要がある。日本政府は，がんに関する情報を収集し，学術研究などに資するデータベースを構築することを目指した「がん登録法」を2013年12月に公布し，2016年1月より施行

※1　HL7は医療情報機器間の情報交換規約として策定されたが，そのサブセットCDA（Clinical Document Architecture）は医療データの「構造の標準」として用いられている。

第1編　最新医療イノベーション

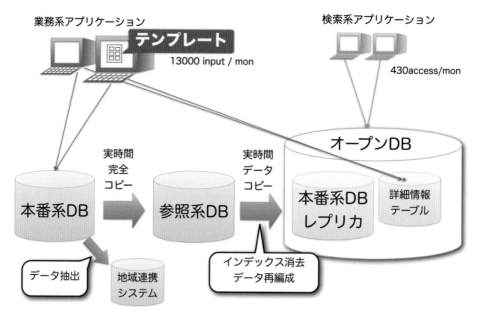

図3　京大病院のテンプレートを用いた簡易 EDC システム

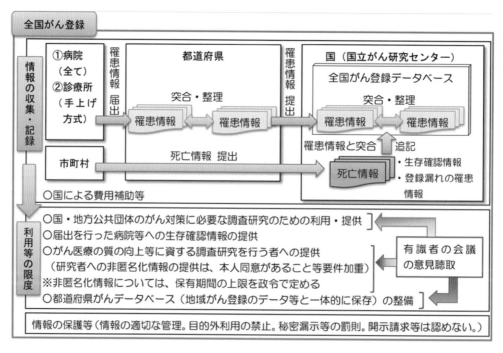

図4　全国がん登録の全体像（厚生労働省　がん登録の推進に関する法律（概要版））

した[10]。同法では，図4に示す全国がん登録と，各医療機関内が自院で治療した症例を収集する院内がん登録を推進し，日本全国のがん治療の全体像を明らかにすることを目指している。図に示すとおり，診療機関で発生した情報だけではなく，市町村が保有する死亡情報も収集し，生存確認や登録漏れの罹患情報の確認を行うことで，網羅性を担保することを目指している。

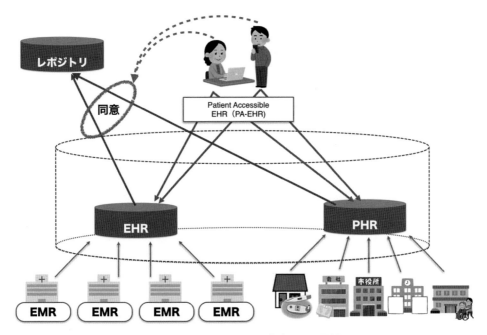

図5　EHR・PHRとレポジトリの関係

　北欧諸国では，図5に示す医療機関が保有する電子カルテ（Electronic Medical Record；EMR）上のデータを集約するEHR（Electronic Health Record）や，医療機関以外で生成される健康情報を集約するPHR（Personal Health Record）を構築し，国家機関に登録されたレポジトリに，患者向けポータル画面（Patient Accessible EHR；PA-EHR）を通じて得られた同意に基づいて直接データを送ることも行われている。同意形態が，その事業に参加したくないときにのみデータ送信を拒む「オプトアウト同意」の形式をとっていれば，かなり悉皆性のあるデータ収集が可能になる。実際，エストニアでは，EHRデータの2次利用についてオプトアウトされた例は1％にも届いていない。

　悉皆性のあるデータの収集を可能にし，真に使えるデータを社会全体で蓄積するためには，研究者の個別の努力に頼るのではなく，なんらかの制度を整える必要があるだろう。

4. AMED-JEDIプロジェクト―画像データの行方

　第3次AI（Artificial Intelligence；人工知能）ブームと呼ばれる昨今のAIブームは，画像認識から始まった。2006年にジェフリー・ヒントンが発明したオートエンコーダを活用したディープラーニングは，2010年に始まった大規模画像認識の競技会ILSVRC（IMAGENET Large Scale Visual Recognition Challenge），2013年のGoogleによる「猫の認識」を経て一般的な技術として定着しつつある。無論，医療画像に対してAI技術を適用することも広く行われている。

　医療画像のAIを作るためには，医療画像のレポジトリが必要となる。国立研究開発法人日本医療研究開発機構（AMED）では，JEDI（Japan Excellence of Diagnostics Imaging）と称する医療画像収集・医療画像AI研究事業を推進している[11]。本プロジェクトでは，画像系6学会（日

本医学放射線学会，日本消化器内視鏡学会，日本病理学会，日本皮膚科学会，日本超音波医学会，日本眼科学会）が医療画像レポジトリを構築し，これを用いたさまざまなAI開発を進めている。

　レポジトリに蓄積されたデータをAIに適用できるようにするためには，通常診療の中では記録されない「正解データ」を与える必要がある。例えば，CT画像から肺結節を抽出し，その良性・悪性を判定するコンピュータ支援画像診断（Computer Aided Diagnosis；CAD）システム[※2]を構築するためには，CT画像中の結節を枠で囲み，その良性・悪性に関する情報を追記する必要がある。「アノテーション（annotation）」と呼ばれるこの作業は，医療者に追加の入力負担を与えることになる。したがって，画像情報収集システムでは，図6に示すように「キュレーション（curation）」機能を導入することになる。しかし，その結果得られたアノテーションデータは，特定のAI開発にしか適用できない。あるソフトウェアを開発する初期の段階では避けがたい現象ではあるが，将来この「アノテーション」作業が不要になる，あるいは通常の診療業務の中で行えるようなエコシステム構築が必要であろう。

　日本政府は，AMED-JEDIプロジェクトの先に，構築されたデータベースとAIを通じて何かしらの収入を学会が得られるような枠組みが作り出され，画像情報収集基盤が自律的に維持されることを期待している。しかし，医療画像は極めてサイズの大きなデータであるが，そこから得られる情報量は限られる。データ保管のためのストレージ装置（ディスク）はデータベース事業に必要な「コスト」であり，得られた知見や知識，すなわち情報は「プロフィット」である。したがって，残念ながら画像データベースは「高コスト・低プロフィット」であり，自律的に維持することは困難だと思われる。画像自身の保管を避けながら情報を検索可能な形で蓄積する仕組みを作り上げることが，医用画像データベース成功のカギであろう。

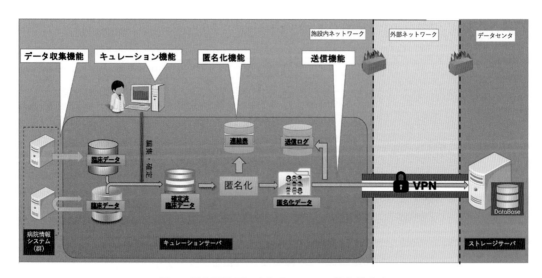

図6　医療画像データ収集ステムの基本構造[12]

※2　画像中から目的の箇所を検出する機能をCADe（Computer Aided Detection），検出した対象を判別する機能をCADx（Computer Aided Diagnosis）と区別することもある。

5. 遠隔モニタリング—IoTが生み出す新しい医療の形

　2018年の診療報酬改定で，遠隔医療に診療報酬が設定された。このとき厚生労働省は，**図7**に示すように，遠隔医療を3つの類型に分類している。このうち遠隔画像診断とオンライン診療は，マルチメディア通信技術を用いる，古くから論じられ，検討されてきた「古い遠隔医療」である。

　一方，遠隔モニタリングはIoT（Internet of Things：モノのインターネット）技術が生み出した「新しい遠隔医療」である。**図8**に，遠隔モニタリングシステムの基本構造を示す。遠隔モニタリングは，ネットワークへの接続が可能になった医療機器から，直接データをクラウドサーバなどに送付し，医師がサーバ上のデータを確認することで患者の管理を行い，必要に応じて指導を行う医療である。この図から明らかなように，遠隔モニタリングはIoT化された医療機器がなければ成り立たない。

　遠隔モニタリングの発達は，医療データのありように大きな変化を及ぼす。これまで医師が医療機関などにおいて計測してきた医療データは，遠隔モニタリングの出現によって家庭に置かれた医療機器から一方的に送られてくるものになる。すなわち，情報が「集める」ものから「集まる」ものへと変化するのである。しかも，遠隔モニタリングは，機械由来のデータを機械可読な形のまま収集することによって成り立つ。したがって，これまでの診療スタイルでは得られなかった，「時間分解能の高い」「機械可読」な患者のアドヒアランス[※3]を示すデータが獲得される

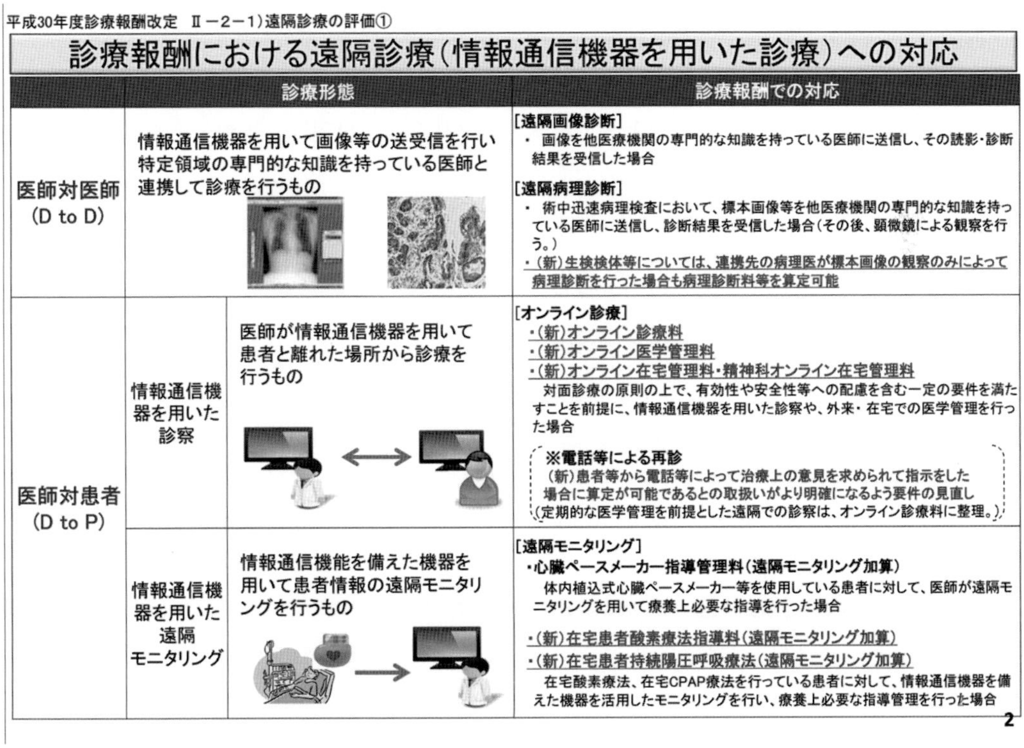

図7　遠隔医療の分類（2019年5月22日厚生労働省資料）

※3　Adherence：患者が納得して医師の指示に従うこと。

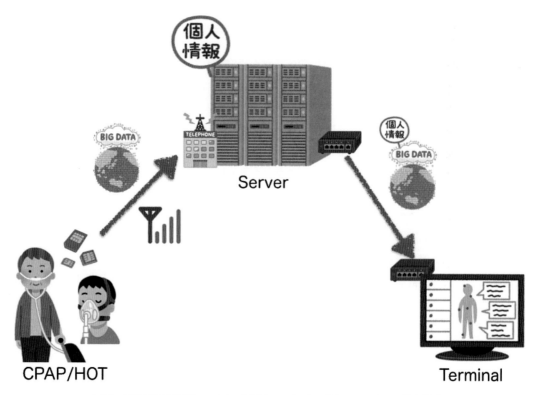

図8　遠隔呼吸管理システム（遠隔モニタリングシステム）の基本構造

ことになる。

　データサイエンスの視点から見たとき，遠隔モニタリングの出現は，医療データのあり方そのものを大きく変える，革命的出来事なのである。

6. なぜ「次世代医療基盤法」なのか

　これまで述べてきたように，医療現場の電子化が進むことで，診療業務を通じて多くのデータが収集されるようになり，AIなどの研究は大幅に進むようになった。しかし，研究成果として得られたAIを実用化しようとした瞬間に，大きな壁が出現する。憲法第23条（学問の自由）を侵さないように，個人情報保護法第76条1項3号では，学術研究に対しては個人情報保護法の主要部分である第4章の適用を除外するとしているが，企業などが製品開発のために行う開発研究は，適用除外の対象になりえない。

　一方，個人情報保護法は，他の法令に定めがあれば，制限を加えている条文のほとんどが適用されなくなる「弱い法律」でもある。そこで政府は，認定を与えた特定の事業者（認定匿名加工医療情報作成事業者：認定事業者）のみが，オプトアウト同意の下で医療情報を顕名で収集し，匿名加工して有償で提供し，情報収集に要する経費に充てることができることを定めた「医療分野の研究開発に資するための匿名加工医療情報に関する法律」，いわゆる「次世代医療基盤法」を2018年5月に施行した。

同法に定められていることは匿名加工医療情報に関することだけであり，上記の文脈では医療ビッグデータを使えるようにすることだけが目的であるようにみえる。なぜこの法律は「匿名加工医療情報法」や「医療ビッグデータ法」と呼ばれず，「次世代医療基盤法」と呼ばれるのであろうか。

　図9は，同法の立法が提案されたころに各種会議で示された図である。この図を見ると，当時「代理機関」と呼ばれた認定事業者から情報の提供を受ける主体が上段に2つあることがわかる。左上が「匿名加工」された後のビッグデータの提供を受ける事業者で，右上が本人の同意の下で特定の患者のデータを顕名で受領して，それを用いた付加価値サービスを本人に提供する事業者である。

　図10は，同法の最終的な姿を筆者なりに整理して作成した図である。最終的に法の中で記載されたのは左半分の機能，すなわち匿名加工されたビッグデータを提供する機能だけであるが，右半分の機能が失われたわけではない。個人情報保護法の下で，本人は自らの情報の開示を求める権利を有することから，個人の健康に関するあらゆる情報を保有する事業者（医療情報取扱事業者），すなわち医療機関・介護機関・自治体・学校・企業から，オプトアウト同意の下で収集・紐付けされ認定事業者に蓄積された情報の開示を受けることもまたできる。開示を受けた情報を自分が指定する事業者に渡し，その事業者から付加価値サービスの提供を受ければよい。認定事業者を銀行に見立てれば，自らの収入（医療データ）を自分の口座に自動振り込みさせておいて，自ら利用するサービスの代金（医療データ）を自分の口座から自動引落ししてもらうようなものである。口座の維持管理に必要な費用は，預金の運用（匿名加工医療情報の提供）で賄って

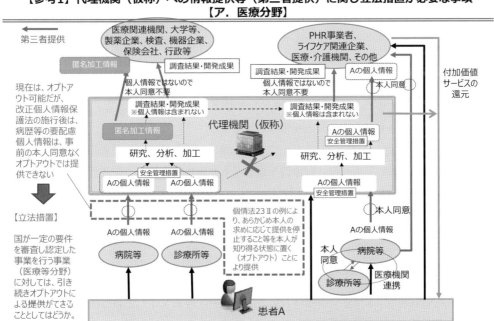

図9　次世代医療基盤法の概要（提案時政府資料）

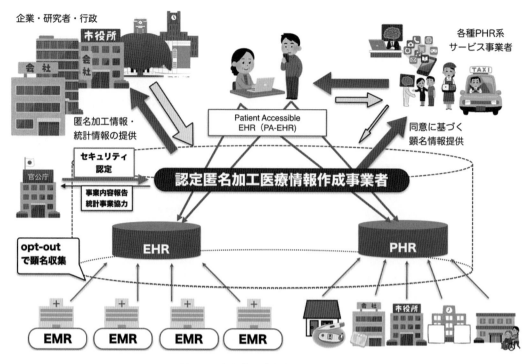

図10　次世代医療基盤法の全体像

もらうことができる。

　1つの事業者が認定事業者の下側（医療情報取扱事業者）と，左上側（匿名加工医療情報を受領する事業者）と，右上側（本人同意の下で顕名の医療情報を受領するサービス事業者）に同時になることも，無論可能である。匿名加工医療情報を活用して作成したAIなどの情報処理エンジンに，本人の同意を得て認定事業者から得た診療データと，事業者自らが本人から集めたデータを与えて，なにがしかの情報サービスを提供することもできる。自ら集めたデータを認定事業者に提供すれば，認定事業者の中で他の情報と紐付け・匿名加工してもらって，匿名加工医療情報として受け取り，改めてAIに学習データとして与えることも可能になる。

　このように，認定事業者を中心に医療情報が流通するようになることで，ヘルスデータ産業にかかるコストが社会全体で分担されるようになる。銀行が貨幣経済の基盤として貨幣を社会に循環させる役割を担っているように，医療情報銀行たる認定事業者は，ヘルスデータを社会に循環させる，ヘルスデータを取り巻く医療・科学・産業の基盤として機能することになる。「次世代医療基盤法」は，まさに情報化された社会（次世代）の医療基盤を創り出すための法なのである。

7．IHAN―GDPRの真の姿

　次世代基盤が想定したような「医療情報銀行」を構築する動きは，世界各国で行われている。ただし，日本がとった「銀行免許制度」のような仕組みをとっている国はなく，米国やスイスのように完全に民間がその役割を担う国と，北欧諸国のように完全に国家や公的機関がその役割を

担う国に分かれている．なお，日本の「次世代医療基盤法」では，認定事業者間の顕名データの取引を認めており，個人には特定の認定事業者からではなく，次世代医療基盤全体に対するデータ送信の拒否（オプトアウト）を認めた形式となっていることから，個々の患者からの目線で見れば，実質的には国全体が1つの医療情報銀行として機能しているように考えるほうが理解しやすい．

日本の個人情報保護法改正に大きな影響を与えた欧州一般データ保護規則（General Data Protection Regulation；GDPR）は，その名前から「個人情報を守る」ための法であると考えられがちであるが，決してそうではない．同法20条では，個人は自身の個人データをデータ管理者から，一般に用いられるオープンスタンダードな電子形式で提供を受け，他の事業者に移す権利を保障している．GDPRが求めているのは「個人情報そのものを守る」ことではなく，「本人が自分の個人情報を自分でコントロールする権利を守る」ことなのである．

医療情報銀行が世界中に作られ，そこにデータが置かれたとき，GDPRのもとでは医療情報銀行間のデータ流通は，本人が希望するとおりに行われなければならないことになる．2018年，フィンランドイノベーション基金（SITRA）は，欧州銀行協会とISOが定めた国際銀行間オンラインネットワーク規格である国際銀行勘定番号IBAN（International Bank Account Number）に倣って，国際医療情報銀行ネットワーク規格IHAN（International Human Account Number）[13)14)] を提唱し，各国に参加を呼びかけている．

IHANが実現され，安全で自由なヘルスデータの流通が実現されれば，ヘルスデータ経済はさらに活況を呈していくことになるだろう．

8. 医療情報活用法待望論—ミライへの扉を開くために

2018年6月，厚生労働省はがんゲノムパネル検査[15)]を保険収載した．この検査は，生検や手術などで採取されたがんの組織を次世代シークエンサーと呼ばれる遺伝子解析装置にかけて数百の遺伝子の変異の有無を調べる検査である．検査の流れを**図11**に示す．図で示すように，一旦検体がシーケンシングされてしまえば得られた変異情報というデータだけが流通し，検出された変異に適合する治療法検索結果などの注釈（アノテーション），それに基づくレポート，複数の専門家による議論（エキスパートパネル）を通じて得られた専門家の意見などの新たなデータ（情報）が加えられるという，まったく新しい「検査」が構成されている．流通し付加されるものがデータだけである以上，その流通経路や管理に関するまったく新しい形の品質管理が必要なはずだが，本稿執筆中の2019年7月現在，いまだデータのみを扱う検査の精度管理の要件は確立されておらず，制度の中核である国立がん研究センターがん情報管理センター（C-CAT）によるアノテーションは「保険診療の一部をなす検査ではない」とされ，そこで発生した間違いによって患者に被害が及んだ場合の責任の所在は明確ではない．

個人情報保護法では，自然人か法人を情報の管理単位としていることから，個人情報が複数の組織の間を流通するがんゲノムパネル検査では，それに関わる同意のあり方も極めて複雑になる．

表2は臨床における個人情報の利用形態に合わせて，個人情報保護法が求める同意のあり方を

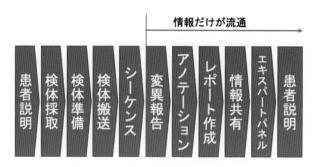

図11 がんゲノムパネル検査の流れ

表2 臨床での個人情報の利用形態と必要な同意

形態	目的	内部利用	第三者提供
1次利用	本人診療	黙示の同意	黙示の同意
1.5次利用	他人診療	黙示の同意	個別同意
2時利用	教育	黙示の同意	個別同意
	資格審査		倫理指針
	学術研究	倫理指針	倫理指針
	開発研究		次世代医療基盤法
	病院経営	黙示の同意	
	法定事項	法に従う	法に従う
	その他	個別同意	個別同意

整理した表である。臨床現場の感覚では，ある患者の情報は患者自身の診療（1次利用）のほか，他の類似した症例の患者の診療の参考とする利用（1.5次利用），その他のさまざまな目的での利用（2次利用）に大きく分けられる。2次利用は大きく「教育」「学術研究」「その他」を分けて考えれば理解しやすい。図中で白抜き文字になっている部分は，診療現場の肌感覚と法にずれが生じている部分である。そもそも医療者は，一般的に「医局」と呼ばれる医療機関を跨がって存在する仮想的な組織に属していると考えることが多い。加えて，医療者にとって，患者の診療に資する能力を取得するための教育（自己研鑽）と資格審査（専門医資格認定の取得）は診療業務の一部であると考えている。実際，そのいずれもが，自法人で利用する限りは「黙示の同意」でよいと整理されている。また，大学の学生は，法的にみると，法人の構成員ではないため，学生教育に症例を提供するのは第三者提供になる。異なる学校法人の学生の研修を受け入れている場合についてはいうまでもない。

図12は，表2をがんゲノムパネル検査に当てはめた結果である。がんゲノムパネル検査では，「連携病院」と呼ばれる患者への説明・検体採取を司る医療機関と，「拠点病院」，あるいは「中核拠点病院」と呼ばれるエキスパートパネルを実施する医療機関，それに検査会社やC-CATという複数の機関が関係する。C-CATでは送付されたデータを，患者本人の医療だけではなく，1.5次利用（アノテーションのための資源）や，教育・研究に適用することを想定している。一方，

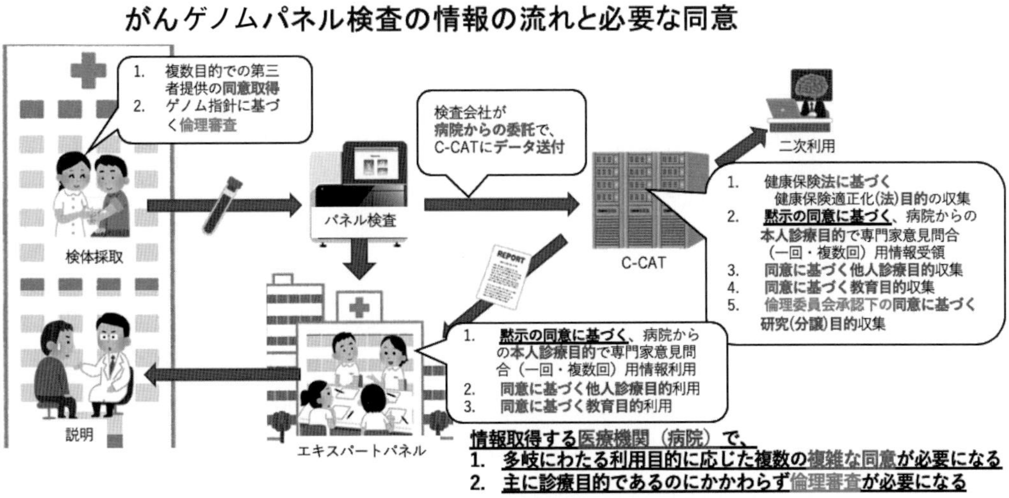

がんゲノムパネル検査の情報の流れと必要な同意

図 12　個人情報保護法で求められる同意の種類とがんゲノムパネル検査の関係

　拠点病院で行われるエキスパートパネルは複数の連携病院が集まって行われるため，そのとき閲覧される患者の診療に直接関わらない病院の医師も見ることになる。無論それらの医師も診療に貢献することもあるだろうが，教育目的での閲覧も発生しうる。加えて，1回のエキスパートパネルで複数の症例が検討されるため，「そういえばこのA病院の症例，さっきのB病院の症例と似てるね，どこが違うんだっけ」などと，他の医療機関の症例判断の参考として（1.5次利用目的で）利用される可能性も否定できない。これらはすべて他の医療機構に対する「第三者提供」であるので，その個別の利用に対して同意を取る必要が生じる。加えて，検査で得られた変異の中には遺伝性を有するものも含まれる。であるならば，得られた情報は患者本人の医療情報であると同時に，患者の血族の医療情報にもなる。その情報を知る権利や同意をする権利が血族に発生する可能性も，にわかには否定できない。

　一方，研究目的でデータを利用する際には，倫理指針を参照する必要がある。ゲノムに関する研究については「ヒトゲノム・遺伝子解析研究に関する倫理指針」（ゲノム指針）で規定されているが，本稿を執筆している2019年7月現在，ゲノム指針は保険診療のもとでゲノム情報が収集されることを想定していないため，ゲノム採取側の機関でも倫理審査を受けることを求めている。本来であれば，「人を対象とする医学系研究に関する倫理指針」（ヒト指針）で求めているのと同様に，将来行われる研究に提供する（分譲する）ことを前提に情報収集を行うのであれば，情報が集積される側で倫理審査を通しておくことが望ましい。いまだ制度は現実に追いついていない。

　結果として，がんゲノムパネル検査を実施するためには，多くの複雑な同意取得と倫理審査が連携病院に求められることになる。

　これらの複雑な状況は，臨床現場の想定と法やガイドラインの想定との間に大きな乖離があるからにはかならない。この状況は個人情報保護法が制定された2003年から予測されており，衆議院では「医療，金融・信用，情報通信など，国民から高いレベルでの個人情報の保護が求められている分野について，特に適正な取り扱いの厳格な実施を確保する必要がある個人情報を保護す

るための個別法を早急に検討すること」という附帯決議がついていた。残念ながら現在に至るまで医療分野の個別法は制定されていない。

次世代医療基盤法においては，「個人情報」の別類型として「医療情報」という用語を定義した。個人情報保護法が定める個人情報が「生存する個人」の情報に限られているところを，ある個人の遺伝子や遺伝的素因を含む病気の情報は血族の個人情報でもあることを考慮して，死者の情報を含む健康にかかる情報も含めることとし，血族にオプトアウトの権限を与えている。一方で，医療情報の認定事業者送付については，患者に直接通知を手渡す「丁寧なオプトアウト」を求めているため，（よいかどうかは別にして）個人情報保護法の下では比較的自由に活用できる死者の健康情報を，認定事業者は匿名加工の対象とすることができない。このあり方を堅持することを主張した人々からは，「死者ニ口無シとは言わせない」という発言があったとの噂があるが，本来社会全体の公共財の一部として医学・医療の発展に寄与できた情報を活用できなくするのは，死者が自分の生きた記録を使って後世の人々の健康を支えるように発言する機会を奪うことに等しい。これはまさに「死者の口を封じる」行為である。

これらの不整合は，医療分野におけるデータの取り扱いに特化した法が少なく，他の分野を対象として作られた法制の中で無理をしながら運用していることに起因する。医療の領域においては，「法人」の概念は大きな意味を持たず，ある個人の健康情報は社会全体に広く分散して記録され，死後も血族の個人情報として保護されなければならない。また，極めて機微な個人情報であると同時に，人類共有のかけがえのない資産でもあり，すべての個人のライフジャーニーを一連のまとまった記録として紡いで活用しないことは人類全体に対する罪にすらなる。闇雲に守るのではなく，情報を社会に流通させ，それによって社会の構成員があまねくその利益を享受することができるような仕組みを整える必要がある。一方で医療データを社会全体の財産として活用できるようにし，他方で個人が自分のデータがどのように使われているかを知りうるようにするためには，北欧がそうしているように，レポジトリなどを公的データベースにして承認・登録し，そこにオプトアウト同意ですべての情報を流し込むことを認める制度を整える必要があるだろう。容易にオプトアウトする術を個人に与えることもまた必要になることはいうまでもない。

一方で，情報技術によって変わりうるはずの医療は，情報技術が存在することを前提としない医療を取り巻く法制との不整合に喘いでいる。今目の前にある不都合な真実を変えていくためには，現在のすべての前提条件を一旦取り去り，情報技術が存在する今の「あたりまえ」を速やかに取り入れて，新しい情報の流れを創り出し，その情報の流れの中でデータが安全に流通・活用される仕組みを整えなければならない。必要なのは「個人情報を闇雲に守る」ことではなく「個人が自らのデータを自らの望む形で活用できる・活用してもらえる権利を守る」ことであるはずだ。

現時点で「あるべき姿」を完全に推測することは不可能で，かつ，そこに行くための道筋は連続的なものでなくてはならないなかで，今硬直的な法例を作っても，それを長く使うことは適わないだろう。情報技術と得られたデータを活用して医療をスムーズに変えられるように，関係機関が全力を尽くすことを宣言し，しなやかに姿を変えていける環境を整える，「医療情報活用基本法」こそが必要なのではないかと，筆者は考える。

9. ミライのカルテ―我々はどこへ向かうのか

上述してきたように，医療データを取り巻く状況は大きく変わりつつある。

近い将来，遠隔モニタリングの導入によってIoT技術を使って家庭から収集されたデータが医療の仕組みの中に組み入れられ，次世代医療基盤の確立によって社会全体から収集されたデータが社会全体を巡るようになるだろう。一方で，社会全体を巡るデータによってAIが育てられた暁には，やがてAIは人に頼ることなく自分達が必要とする情報を自分達で集め始めるのだろうと想像される。気がつけば情報入力装置としての人は必要なくなり，AIはIoT環境を使って自ら情報を集め，健康を管理する対象である患者だけではなく，パートナーである医療者をも見守るようになるのかも知れない。AIに見守られた医療者は，もはや自分でカルテを書く必要はなくなり，ちょうどパートナーシップナーシングのように，見守っているAIがさりげなく記録を取り，医療過誤が起こらないように，その瞬間に必要な情報を与えてくれるようになるだろう。そうなれば，AIに理解できない行動を医療者が執ったとき，AIははじめて医療者に理由を尋ねることになる。それが理に適っていない行動であれば医療者はそれを改め，それが理に適った行動であれば医療者はその理をAIに説き，AIがそれを記録して次の行動を変えていくことになるはずだ。

かくしてAIは人のパートナーとなり，人を見守り，人とともに働き，人とともに記録を積み上げていくだろう。そのときAIが何者かを我々が理解していなければ，互いによいパートナーにはなりえない。ミライのカルテはもはや記録のための仕組みではなく，人と機械がともに働く社会全体を支える巨大な情報システムとしてそこに存在することになる。

そんなサイバーフィジカルシステムと呼ばれる環境ができ上がったとき，個人情報を含むデータの取り扱い方はどうあるべきなのか，そろそろ真剣に考えてもよいのかも知れない。

文　献

1) 厚生省健康政策局長，厚生省医薬安全局長，厚生省保険局長：診療録等の電子媒体による保存について（1999）．
2) 厚生労働省：レセプト情報・特定健診等情報の提供に関するホームページ
https://www.mhlw.go.jp/stf/seisakunitsuite/bunya/kenkou_iryou/iryouhoken/reseputo/index.html.
3) IT Leaders：「みんなが使える医療ビッグデータ」を目指した注目プロジェクト
https://it.impressbm.co.jp/articles/-/15669.
4) NDBユーザー会：http://square.umin.ac.jp/ndb/index.html.
5) HL7 International: https://www.hl7.org/.
6) OpenEHR: https://www.openehr.org/.
7) NPO法人MedXMLコンソーシアム：http://www.medxml.net/.
8) SS-MIX普及促進コンソーシアム：http://www.ss-mix.org/cons/.
9) NCD：http://www.ncd.or.jp/.
10) 厚生労働省：全国がん登録，https://www.mhlw.go.jp/stf/seisakunitsuite/bunya/kenkou_iryou/kenkou/gan/gan_toroku.html.
11) AMED：学会が主導し診療画像データベースを構築 https://www.amed.go.jp/pr/2017_seikasyu_03-02.html.
12) 日本医療情報学会：医療画像データ収集事業に用いる情報システム構築ガイドライン（2019）．
13) SITRA: IHAN-proof of concept pilots, https://www.sitra.fi/en/projects/ihan-proof-concept-pilots/.
14) SITRA：Fair Data Economy. https://www.sitra.

fi/en/topics/fair-data-economy/.
15）国立がん研究センターがん広報サービス：がんゲノム医療　もっと詳しく知りたい方へ　https://ganjoho.jp/public/dia_tre/treatment/genomic_medicine/genmed02.html.

第1編　最新医療イノベーション

第2章　AIの利活用

第1節　機械学習による認知症画像診断技術の開発

複十字病院　飯塚　友道

1. はじめに

　わが国では2026年には高齢者の5人に1人が認知症となり，認知症患者は約730万人になるとの予測があり，大きな社会問題となっている。また，福岡県久山町における疫学調査（久山町研究）によると，高齢者の55％が生涯に認知症を発症すると予測，発症や進行を予防するための対策が求められている。このような状況を打開するためにも早期診断の重要性は日々増加していると言える。

　現状では，早期の認知症鑑別診断は一部の専門医に委ねられている状況で，地域によっては専門医の数が十分に足りていないという問題もある。そこで，人工知能（AI）を用いて診断精度の向上や見落としの防止に役立てることができるかどうかは，今後一層重要な問題になっていくと推察される。

2. AIと機械学習

　近年，AIは目覚ましく進歩し，すでに医療分野にも進出している。AIとは人間と同じような知能を機械（コンピュータ）で実現させようという考えで，機械学習を内包する概念である。その機械学習とは，機械がデータを学習することにより，その結果から特定の目的に関する分類・判断や予測を行うための規則性や関係性を見つけだすことである。

　機械学習は，入力するデータのラベルの有無で「教師あり学習」（Supervised Learning）と「教師なし学習」（Unsupervised Learning）に分けられる（**表1**）。

　教師あり学習は，この画像は犬であるとか，この場合の1時間後の株価はいくらである，とい

表1　教師あり学習と教師なし学習の特徴

	訓練データ	方法	長所/短所
教師あり学習	ラベルあり	正解付きデータを機械に自動的に解析させ，算出した特徴量と正解との関係性を学習する	分類問題では効率的に学習できる。膨大なラベル付きデータを用意するのに手間がかかる
教師なし学習	ラベルなし	膨大な正解なしデータを自動的に解析させ，算出した特徴量から傾向，法則，定義などを導き出す	機械自身が特徴や定義を発見するため，データが膨大にあれば，ラベル付きデータを用意する必要がない

うように入力データと正解が1対1で紐づいている訓練データを使って学習することで，サポートベクターマシンや近年のこの分野の発展の中心である深層学習（deep learning）は，この教師あり学習に含まれる。

教師なし学習は，入力画像はあるものの，正解データは与えられないものである。このように推論や分析など，正解がないあるいは正解がわからない問題で学習することを教師なし学習と呼ぶ。教師なし学習はコンピュータに画像や音声，数値など，膨大なデータを読み込ませて，類似データのグルーピングやデータを特徴づける情報を抽出する。クラスター分析，主成分分析，ベクトル量子化などがこれに含まれる。

3．類似データのグルーピング（クラスタリング）

教師なし学習で行う代表的な例に，グルーピングがある。例えば，**図1**(a)のように，○と△と□が5個ずつ無造作に配置されていたとする。人は即座に少しずつ形の異なる○と△と□の3種類を簡単に拾い上げて，図1(b)のように同じ種類ごとにまとめることができるが，種類が何万でそれぞれの数が何万という単位になると，人間にはほとんど不可能な作業になる。AIであれば数がいくら増えようと，コンピュータの容量が許す範囲であれば，疲れずに昼夜この作業を行うことができる。正解（どのように分けるか）を提示せずとも，グループごとにAIが自動的に分類することができる。この教師なし学習の手法は，一般的に，クラスタリング（クラスタ分析）と呼ばれている。

4．本質的なデータを抽出する（次元削減）

教師なし学習の他の代表的な例として，データを特徴づける情報を抽出することが挙げられる。例えば，ある居酒屋のイメージに関するアンケートを実施したとして，そのアンケートから，「安い」「うまい」「店員の対応がよい」「店内がきれい」「駅から近い」というような店に関する

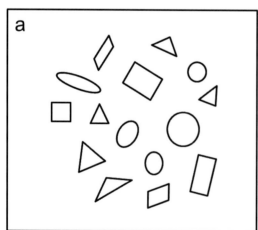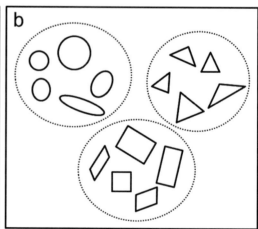

図1　クラスタリング

情報が得られたとする。これらの情報をまとめて,「人気店」というような評価を表す新たな1つの情報を作り出すと,これがデータを特徴づける情報を抽出する（次元削減）ということになる。この次元削減を用いてデータを圧縮したり可視化したりすることができるが,その手法として主成分分析があり,画像にも応用が可能である。

5. 深層学習とは何か

　深層学習は機械学習の1つの様式であり,近年のAIの発展の中心的存在となっている。深層学習の深層とは,ネットワークが層を重ねていることに由来するが,人間の大脳皮質の層構造との類似性が指摘されている。また,神経細胞のネットワークを意味するニューラルネットワークとも呼ばれる。この複雑な層構造を信号が行き来することで,データの特徴量を自動的に抽出することができる。深層,すなわち層をいくつも重ね持つネットワークの計算量は膨大になるが,高性能のGPUを内蔵したコンピュータがこの計算を可能にした。また,畳み込み層を持つ畳み込みニューラルネットワーク（convolutional neural network；CNN）の構築は,TensorFlowなどのフレームワークが登場してから比較的簡便に組み立てられるようになった。また,AlexNetやVGG16などの既成の学習済み巨大ネットワークに接続することにより,高性能の画像判別が可能となる。

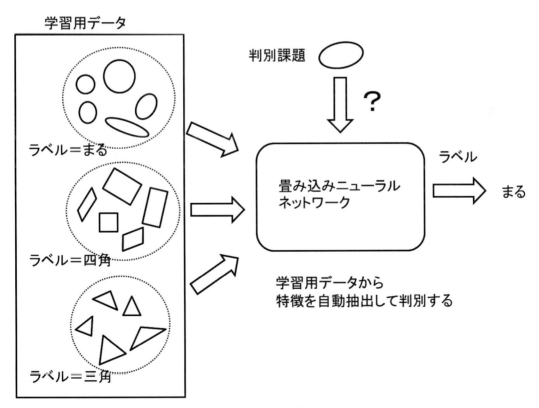

図2　深層学習

この深層学習の最大の利点は，教師あり学習として，データとそのラベルだけを学習させれば，人間が教えなくても自ずからデータの特徴を抽出して，ラベルをつけることができることである（**図2**）。例えば○と△と□を画像として学習させる場合に，人間がこの画像はまる，この画像は三角とラベルしておけば，まると三角の外見上の特徴を，「角がないのがまる」などと教える必要はなく，自動的に特徴を抽出し定義していくことが可能である。

　こういった，自動的な特徴抽出という利点を生かして，医用画像に応用され始めている[1)2)]。これはAIの有効利用として自然な成り行きである。ただ，診断精度を上げるために必要な条件として，データ自体の精度となるべく豊富なデータ量が要求される。データが膨大であっても，人間と異なりコンピュータの容量が許す限り疲れずに昼夜学習することができるが，弱点はデータが少ない希少例の診断は人間に劣ることで，その点は今後の重要な課題である。

6. 機械学習による認知症画像診断の変遷

　認知症の早期診断は，早期治療・進行予防への対策につながるため重要である。根治的治療法が見出せてアルツハイマー型認知症（AD）やレビー小体型認知症（DLB），前頭側頭型認知症（FTD）においても，早期に生活改善を図り，閉じこもりを防止して，適切な薬物療法を施すことにより，進行を遅らせることは可能となる。特に，神経細胞が脱落し脳萎縮が進行する前に診断することが望ましい。

　これまでの機械学習を用いた認知症画像診断に関する報告の多くは，Alzheimer's Disease Neuroimaging Initiative（ADNI）のデータベースに含まれる，ADと軽度認知障害（MCI）のMRI，あるいはFDG-PETデータを利用したものである。したがって，必然的にADおよびMCIの診断精度に関する報告となる。MCIにはADにconvertするprodromal ADとそうでないものがあり，前者のほうが臨床診断としてより重要であるため，その鑑別が問題となる。Pellegrini[3)]らによるシステミックレビューによると，ADNIデータのMRIのT1イメージのみを用いたサポートベクターマシンでの分類では，正常とADの分類は90％を超えるものが多かったものの，正常とMCIの鑑別やMCIのADへのconverterとnon-converterの分類は，それぞれ80％程度と70％前後で，やや精度は低くなっており，実用化レベルには届いていないとの結論であった。しかし，その後もサポートベクターマシンの代わりに深層学習を用いてさらに工夫を加えることにより改善されたデータが報告され，実用化は遠くないと考えられる[4)5)]。ただ，ADの中にもsubgroupがあり，脳萎縮のパターンからtypical AD，limbic-predominant AD，hippocampal-sparing ADの3種類に分類され，例えば海馬萎縮の少ないhippocampal-sparing ADでは萎縮所見が少なく，MRI所見だけでは診断に苦慮する可能性がある[6)]。

　一方で，PET単独の報告もADと正常との鑑別ではMRIと同程度のレベルの精度が報告されている[7)]。また，MRI，FDG-PET，あるいはアミロイド-PET，さらには脳脊髄液中のβアミロイドやタウとの組み合わせにより，さらに診断精度は向上することが報告されている[8)9)]。ただ，さまざまな検査の組み合わせは，鑑別精度を向上させることは理解できるものの，実臨床で利用できるかどうかとなると，侵襲性や費用が嵩むという点では難しい問題がある。認知症患者や

MCIの数は非常に多いことから，簡便性・経済性も重要である．やはり，1つか2つの検査で診断精度を高めていく必要があり，機械学習を利用することで必要な検査を減らすことができるようにするのが，機械学習が診断に貢献する本来の姿であろう．

また，今までのところAIによる認知症画像診断の報告は，ADNIデータを利用したADとMCIの診断に関するものがほとんどであるが，AD以外の認知症，DLBやFTDの神経変性疾患や，脳血管性認知症，脳血管性とADを併発した混合型認知症の診断も必要になってくる．

7. 深層学習による脳血流SPECT画像の分類

わが国においては，FDG-PETが認知症画像診断としていまだ保健適応になっていないため，機能画像による診断としては脳血流SPECTが主体となっている．しかし，核医学の専門医，特に脳核医学を専門とする医師が少ないことから，AD診断に役立つROIをベースにしたeZISや3D-SSPといった診断をサポートする優れたソフトはこれまでも開発されてきた．ただ，異常値の出たROIの組み合わせから診断に至る過程では，やはり専門的知識が要求される場合も少なくない．

AIを利用した画像診断は，特にダブルチェックやスクリーニングの手段として用いることで，医師の負担を大きく軽減し，診断精度の向上に寄与できるものと期待される．そこで，筆者らの研究チームはAD，DLB，正常（NL），それぞれ80例の匿名化した脳血流SPECT画像を，左右

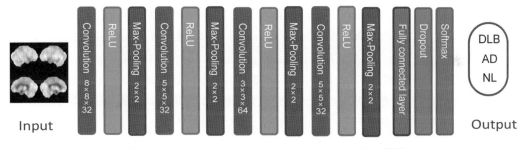

図3　畳み込みニューラルネットワーク（CNN）の構造

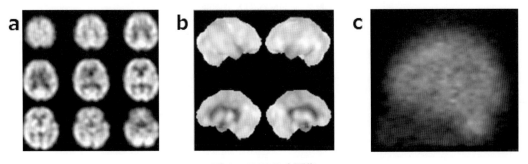

図4　CNN入力画像
(a) 2D複数スライス（axialの3×3），(b) 2D脳表抽出画像，(c) 3D脳全体．

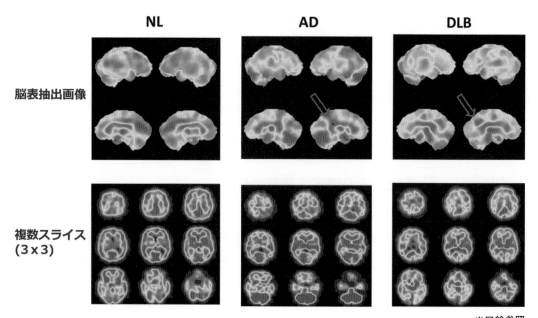

図5 正常(NL), AD, DLBにおける2D入力画像
矢印は後部帯状回を示す。ADでは早期から血流減少がみられ,対照的にDLBでは保持されCISという特徴的所見として認められる。

　反転により160ずつのイメージに倍増させたうえで,CNNに学習させた(**図3～図5**)。
　2Dでは脳表抽出画像と複数スライス(axialの3×3),それに脳全体を3Dデータとしたものを利用して比較検討した。Keras～TensorFlowというフレームワークを用いてCNNを構築し,認知症患者の匿名化した脳血流SPECT画像を識別する。精度は5-fold cross validationとReceiver operating curve(ROC)のarea under the curve(AUC)によって評価した。
　表2に示したように,3クラス分類の精度は脳表抽出画像が最も高かった。脳表抽出画像は,もともと認知症診断に必要な脳表の血流や糖代謝を抽出する目的で作られたものであるため,計算量全体の中の診断に必要なデータ量の割合は高くなり,計算効率はよくなる。今回,図3のような比較的シンプルなCNNを構築したが,形状を固定した2D画像ではこれで十分な精度が得ら

表2 CNNへの入力画像

	2D		3D
形式	複数スライス(3×3)	脳表抽出	脳全体
分類内容	AD DLB NLの3-class	AD DLB NLの3-class	AD DLB NLの3-class
5-fold cross validation AUC	77.4% 83.6%	86.2% 91.5%	76.8% 81.9%
特徴	スライスの選択が課題	スライス選択は不要	精度は必ずしも2Dより高くはない

れたため，巨大ネットワークを利用した転移学習は行わなかった。このサイズのCNNを学習済みにしておけば，判定だけならGPUのない通常のパソコンでも利用可能で，その簡便さはメリットである。一方で，3D画像については，計算量が2Dよりも多く，あまり必要とされない脳深部の情報量も多い。つまり，非効率なため精度は2Dほど高くなかったとも考えられる。ただ，本来は脳全体のデータから診断することが望ましく，データ量が十分豊富であれば，さらに深いCNN上でよりよい精度を達成できると期待される。

8. 深層学習の判断根拠を可視化する

　深層学習が進むと「AIが出した結果を人間が説明できない」という点もネックになる。つまり深層学習の欠点として，AIの性能が向上すると解釈性が低下し，判断根拠がわからなくなる。いわば「ブラックボックス」化してしまう。特に医用画像では医療行為につなげるためには説明と同意が必要で，ある程度納得性のある診断根拠の説明とそれに対する同意が必要となる。そこでAIの判断根拠を可視化する手法がいくつか考案された。その1つに深層学習が画像のどこに注目しているかをヒートマップなどで表示するgradient weighted class activation mapping（GradCAM）というプログラムがある[10)11)]。このGradCAMを利用して判断根拠を可視化してみた。GradCAMには，ヒートマップ表示とGuided-GradCAMという表示形式があり，ヒートマップはCNNが注目した部位をhighlightし，Guided-GradCAMではCNNが注目した部位だけを残し，注目しない部位は薄く不明瞭になるか消失する。

　図5に示すように，ADの脳血流減少所見の特徴は，頭頂連合野と後部帯状回の血流減少である。さらに進行するにつれ，中心溝周囲の血流保持と前頭葉の血流減少が目立ってくる。

　DLBについては，後頭葉の血流減少と後部帯状回の相対的保持が特徴で，後者はcingulate island sign（CIS）といわれ（図5），DLBのほかにはPosterior cortical atrophyでも認められる。また，ADと共通する所見として，頭頂連合野の血流減少と中心溝周囲の血流保持がある。DLBの約80%は，多かれ少なかれAD病理を合併するcommon formであり，AD病理が並存しないケースはpure formといわれている。Common formで並存するAD病理の多いケースでは，記憶障害が目立つようになり臨床像がADに近づく。このCISはAD病理（神経原線維変化）を反映し，AD病理が多く海馬の萎縮が目立つケースでは出現しにくい傾向にあり，pure formの指標といえる[12)13)]。

　図6に示すように，複数スライス（3×3）画像にGradCAMを適応させると，ADではヒートマップは主として頭頂連合野の血流減少にhighlightしていた。またGuided-GradCAMでは頭頂葉を含まない画像は不明瞭になっており，頭頂葉以外は注目されていないことが明らかであった。一方，DLBではCIS陽性と陰性の画像は，CNNが注目した部位が異なっていた。まず，CISが見られないケースでは，後頭葉の血流減少所見を含むスライスがhighlightされていたが，他のスライスはほとんど注目されていなかった。さらに，CISが認められるケースでは後頭葉を含むスライスとCISがhighlightされていた。Guided-GradCAMでも，後頭葉とCISを含むスライス以外は不明瞭化していた。つまり，CNNは後頭葉の血流減少とCIS所見の2つをDLBの判断基

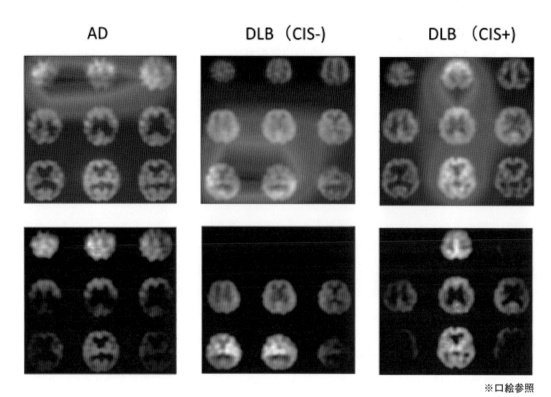

図6 複数スライス（3×3）に対する GradCAM イメージ
上段はヒートマップ表示で，下段は Guided-GradCAM という手法で，CNN が注目する部位以外は不明瞭化あるいは消失する表示形式である。AD では頭頂葉を含むスライスに注目している。DLB では CIS の有無で異なり，CIS なしでは後頭葉を含むスライスに注目し，CIS が明瞭なケースでは，後頭葉以上に CIS に注目している。

準にしていることがわかる。

　筆者らはDLBとADの脳表抽出画像上の鑑別においてもCNNがCISを認識することを報告した[14]。また，CNNの学習プロセスもGradCAMを用いて可視化することができた。この可視化によって，CNNの判断根拠のすべてが理解できるわけではないが，「ブラックボックス」問題は打開され始めているといえる。

9．主成分分析による画像解析

　近年，多変量解析の1つである主成分分析を機械学習を利用して脳画像に応用することにより，疾患特異的な神経ネットワークの描出が可能となった。この主成分分析では分散の差異を利用して，ある集団における疾患・症候などの差異を脳機能画像上のボクセル間の差異として捉えることから，因子特異的なネットワークパターンを描出している。これは，画像の主成分が糖代謝や血流などの脳活動が複数の直行するネットワークから成り立っていると仮定して，最大の共分散を示す成分（神経ネットワーク）を導き出して視覚化する方法である。1990 年代より Moeller らにより開発された Scaled Subprofile Model/Principal component analysis 理論を用いた多変量ボクセル解析は[15]，複雑で巨大なデータである脳機能画像からいくつかの独立した神経

ネットワークを抽出し，さらに導き出されたネットワークパターンの各個人における表現度をスコア化することを可能とした[16)17)]。スコア化することによって，画像パターンと臨床スケールとの相関性を検証することが可能となり，疾患特異性を証明でき，鑑別診断にも有用な情報となる。このネットワーク解析は，特にパーキンソン病で詳細に検討され報告されているほかに，認知症画像診断への応用も報告されている[18)]。

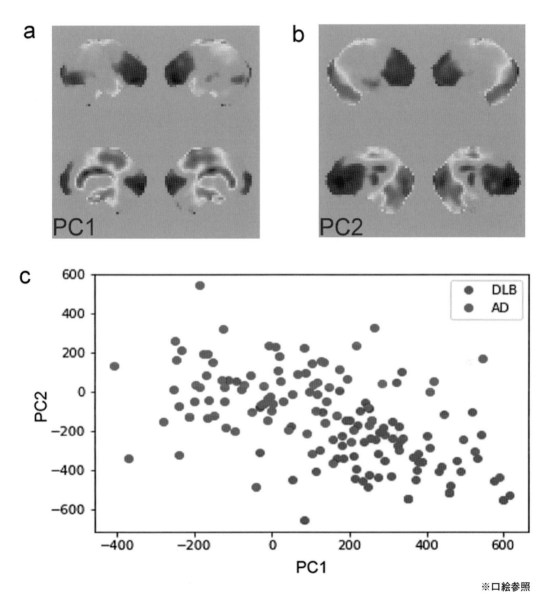

※口絵参照

図7　主成分分析による脳血流SPECT画像の解析

(a)第一主成分（PC1）のプロファイル：後頭葉の血流減少と誇張されたCISに加え，頭頂連合野の保持と前頭葉での低下を認める。(b)第二主成分（PC2）のプロファイル：後部帯状回，頭頂連合野および前頭葉の血流減少。後頭葉では保たれている。(c) PC1はDLBで多く発現しており，PC2はADで多く発現していた。PC1とPC2を，それぞれ横軸と縦軸にとってプロットすると，DLBとADは，より良好に分離できる。

10. 主成分分析による脳血流SPECT画像の解析

　筆者らはAD，DLBそれぞれ80例で脳血流SPECTを撮影し，3D-SSPを用いて脳表抽出画像を作成して，機械学習による画像の主成分分析を行った。その分析結果である，1番目の主成分（PC1）と2番目の主成分（PC2），それぞれを図7(a)と図7(b)に示す。PC1はDLBに特徴的な後頭葉の血流減少を示し，さらに後部帯状回の血流増加を示した。この後部帯状回の血流増加所見は，誇張されたCISとも受け取れる。PC1スコアはDLB群で正の値が多くpositiveに発現していると考えられ，AD群では負の値が多く，両群で明確な有意差がみられた（$p=6.58e-9$）。またAUCは85.9%であった。一方，PC2は後部帯状回の血流減少と後頭葉の血流保持がみられ，AD群で陽性に発現し，両群で有意差がみられた（$p=1.62e-5$）。AUCは80.2%であった。PC1とPC2のスコアで両群を2次元にプロットしてみると，一部重なりはあるものの良好に分離できており，この組み合わせのAUCは92.3%であった。このように，主成分のスコアからあるケースの画像がどのようなADとDLBで，どちらの要素が強いのかを客観的に分析することができ，診断に有用な情報を得ることができる。

11. おわりに

　機械学習による認知症診断はまだ黎明期にあるが，今後急速に発展する可能性がある。しかし，さらに発展したとしても，人間にとって代わるものではなく，あくまでもスクリーニングや見落とし防止が目的である。しかし，そういった限界を知ったうえでAIの機能を使いこなせば，診断をよりスムーズに行うことができるなど，多くのメリットがあるのも事実であり，日常臨床で有効活用できる日も近いと考えている。

文　献

1) Y. Le Cun et al.: *Nature*, **521**, 436-444（2015）.
2) A. Krizhevsky et al.: *Adv Neural Inf Process Syst*, 1097-1105（2012）.
3) E. Pellegrini et al.: *A systematic review*, **10**, 519-535（2018）.
4) S. Basaia et al.: *Neuroimage Clin.*, **21**, 101645,（2019）/**10**. 1016（2018）.
5) W. Lin et al.: *Front Neurosci.*: **5**, 12, 777（2018）.
6) M. Liu et al.: *Front Neuroinform*, **12**, 35（2018）.
7) J. L. Whitwell et al.: *Lancet Neurol.*, **11**, 868-77（2012）.
8) M. Liu et al.: *Hum.Brain Mapp*, **35**, 1305-1319（2014）.
9) H. I. Suk et al.: *NeuroImage*, **101**, **569**-582（2014）.
10) R. R. Selvaraju et al.: *ICCV*, 618-626（2017）.
11) R. R. Selvaraju et al.: *arXiv preprint arXiv*, 1610, 02391（2016）.
12) J. Graff-Radford et al.: *Neurology*, **83**, 801-809（2014）.
13) T. Iizuka and M.Kameyama: *Ann Nucl Med.*, **30**, 421-429（2016）.
14) T. Iizuka et al.: *Scientific Reports*, **9**, 8944（2019）.
15) J. R. Moeller and S. C. Strother et al.: *J Cereb Blood Flow Metab*, **11**, 121-135（1991）.
16) D. Eidelberg: *Trends Neurosci.*, **32**, 548-557（2009）.
17) P. G. Spetsieris and D.Eidelberg: *Neuroimage*, **54**, 2899-2914（2011）.
18) G. Blazhenets et al.: *J Nucl Med.*, **60**, 837-843（2019）.

第1編　最新医療イノベーション

第2章　AIの利活用

第2節　機械学習技術を用いた大腸内視鏡診断支援

名古屋大学　森　　健策
昭和大学　　森　　悠一
昭和大学　　三澤　将史
昭和大学　　工藤　進英

1. はじめに

　1956年のダートマス会議において人工知能技術に関する議論が行われて以降，さまざまな人工知能技術の開発が進められてきた。パーセプトロン[1]に代表されるニューラルネットワーク，Neocognitron[2]に代表される畳み込み演算レイヤを持つ畳み込みニューラルネットワークなどのニューラルネットワーク技術，知識表現としてのフレーム表現，述語論理などの知識処理技術[3]，そしてGPUに代表される近年の計算性能向上にも支えられたディープラーニングなど，人工知能に関する技術開発が数多くなされてきた。

　Deep neural network，畳み込みニューラルネットワークに代表される機械学習技術は，近年さまざまな分野において利用されるようになった。大規模画像データベースを利用し，画像認識理解を行うニューラルネットワークをトレーニングすることで，種々の問題の解決を図ることが行われるようになった。医療分野も例外ではなく，種々の機械学習手法が用いられ，診断補助に役立てられようとしている。2018年12月には，機械学習を用いて超拡大大腸内視鏡画像を解析し診断支援情報を提示するシステムが，臨床性能試験を経たのち「医薬品，医療機器等の品質，有効性及び安全性の確保等に関する法律」に基づく承認を受け（承認番号23000BZX00372000），2019年3月から販売が開始されている。

　内視鏡診断や内視鏡手術などにおいても，機械学習技術による自動解析手法は有効である。大腸内視鏡検査における機械学習を用いた診断支援を考えると，存在診断支援，質的診断支援，測定支援などが挙げられる。存在診断支援においては，大腸内視鏡検査中にコンピュータが大腸内視鏡ビデオ画像をリアルタイムで解析し，ビデオ画像中に大腸ポリープが発見されたら何らかの警告を発する。質的存在は，発見された大腸ポリープの病理類型診断を行うものである。これにより，病理学的な診断が可能となる。そして，測定支援では，発見された大腸ポリープの大きさ，場所などをコンピュータが自動判断し，その結果を示すものである。

　大腸内視鏡検査のこれらの3つの主要な支援において，機械学習による画像認識は重要な役割を果たす。本稿では，機械学習による大腸内視鏡診断を取り上げ，大腸内視鏡検査における3つの主要な支援手法について解説する。

2. 機械学習による画像認識

機械学習を用いて画像認識を行う場合,

①画像から何らかの処理（例えば，フィルタリング処理）によって特徴量を抽出し，その特徴量をもとに統計的パターン認識，ニューラルネットワーク，サポートベクタマシン[4]などのパターン認識手法によって分類する方法

②畳み込みニューラルネットワーク（Convolutional Neural Network；CNN）に直接的に画像を入力することで分類する方法

などがある。

①の手法は，特徴量抽出部分は画像処理研究者によって開発される必要があるが，学習データセットによらず比較的ロバストな分類ができる手法の構築が可能である。また，特徴抽出部分を明示的にプログラムコーディングする必要があるため，ある特定の病変の認識が難しい場合でも，特徴量算出手段を工夫することで認識性の向上を図ることができる。

②の方法は，LeNet[5]，AlexNet[6]，ResNet[7]，DenseNet[8]などに代表されるCNNに画像を入力し，適切な認識結果を得ることができるようにニューラルネットワークを訓練する方法である。学習用画像データベースとそれに付された教師ラベル情報を用いてネットワークを訓練する。

①では画像処理研究者によってフィルタ処理として実現されていた特徴抽出処理が，多段の畳み込み演算として実現され，かつ，畳み込み演算における重み係数はネットワークの訓練（学習）処理において自動的に求められる。一方，ある病変を選択的に抽出するための明示的な対応をとることは難しく，学習データの工夫，ネットワークの構造の工夫など，間接的な方法によって対応することになる。学習用画像データベースの構築，異常・正常サンプルの数量的なバランスなどを考慮しながら学習処理を行うことになる。

3. 機械学習による大腸内視鏡画像解析

3.1 大腸内視鏡画像診断支援における機械学習の役割

［1］にも示したように，大腸内視鏡挿入による大腸内視鏡検査における機械学習を用いた診断支援としては，①存在診断支援，②質的診断支援，③測定支援の3つがあると考える。

①では，大腸内視鏡検査においてリアルタイムで大腸ポリープの存在をコンピュータが検出し，その結果を医師に提示する。これによって大腸内視鏡検査における大腸ポリープの見落としを防ぐことが可能になる。例えば，大腸ひだの裏に隠れ，内視鏡引き抜き時には一瞬しか観察されないような大腸ポリープをコンピュータが発見し，その存在を医師に警告することで大腸ポリープの見落とし防止が可能となる。

②では，大腸内視鏡画像から得られる情報をもとに，大腸ポリープの類型別診断を行う。比較的単純な例としては，大腸内視鏡検査において発見されたポリープが，腫瘍性のポリープであるか，あるいは非腫瘍性のポリープであるかを判断することである。より複雑な分類をすることも当然のことながら考えられる。2018年2月に販売が開始された超拡大内視鏡「エンドサイト」（オ

第 2 章 AI の利活用

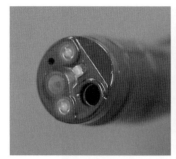 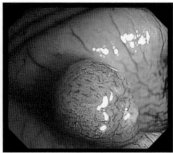 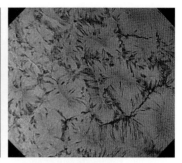

(a)超拡大内視鏡の先端　(b)超拡大内視鏡による大腸診断の様子　(c)超拡大内視鏡によって撮影された大腸ポリープ表面の様子

※口絵参照

図 1　超拡大内視鏡の様子

リンパス）を用いれば，顕微鏡レベルの拡大率で大腸ポリープ表面の画像を得ることができる（**図 1**）。この内視鏡を使用すれば，病理診断レベルの画像診断を行うことができる。

③では，大腸ポリープの大きさの自動測定，大腸内視鏡画像が撮影された位置情報の自動記録などが考えられる。

3.2　大腸内視鏡ビデオからの大腸ポリープ検出

大腸ポリープビデオからの大腸ポリープ検出は，機械学習に基づく大腸内視鏡検査支援における 1 つの重要なトピックスである。従来は，ビデオ画像から大腸ポリープを検出するために，大腸ポリープ領域をよく表す特徴量を設計し，その特徴量に基づいて大腸ポリープを検出することが行われてきた。最近では，畳み込みニューラルネットワークを用いて，大腸内視鏡ビデオ画像から大腸ポリープを検出することが行われている。

大腸検出の方法においても，①大腸ポリープ自体の存在位置を同定し，その結果に基づいて大腸ポリープの存在情報を提示する方法，②ある特定のフレーム画像に大腸ポリープが写されているか否かを判断する方法の 2 つがある。

畳み込みニューラルネットワークを用いて大腸内視鏡画像から大腸ポリープの存在位置を検出する方法としては，R–CNN や Yolo などのオブジェクト認識手法を用いる方法が考えられる。一方，ビデオフレーム単位で大腸ポリープの存在を判断する場合には，AlexNet などの CNN の利用が考えられる。

文献 9) 10) に示す方法では，C3D と呼ばれるネットワークを用いて，大腸ビデオが画像から大腸ポリープを検出する方法を示している（**図 2**）。単一のフレームをニューラルネットワークに入力するのではなく，連続する複数のフレーム画像をネットワークに入力することで大腸ポリープが写っているフレームを検出する。複数枚のビデオフレーム画像をネットワークに入力することで，検出安定性の向上を図る。もしもポリープが検出されたならば，画面の四隅に警告マークを表示することに加え，警告音を発することで，ポリープの存在を医師に伝える。

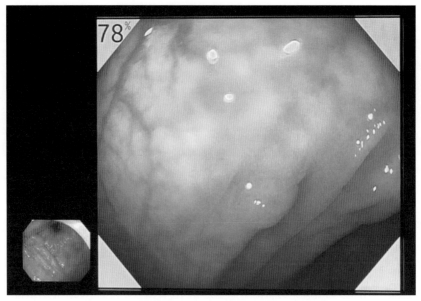

※口絵参照

図2　機械学習を用いた大腸ポリープ自動検出例

3.3　大腸内視鏡検査におけるリアルタイム質的診断支援

　超拡大内視鏡と呼ばれる内視鏡は，通常の大腸内視鏡検査と細胞レベルでの拡大観察を1つの内視鏡で可能とする革新的な内視鏡である。この内視鏡では，大腸ポリープ表面の様子を500倍以上の顕微鏡レベルでの拡大画像で診断することが可能となる。もちろんNBI（Narrow Band Imaging）での観察にも対応できる。

　大腸ポリープ表面の微細なパターンを観察することで，そのポリープの病理型を診断できることが昭和大学の工藤らによって示されてきた。すなわち，大腸ポリープ表面の超拡大画像を解析することで，大腸ポリープの質的診断が可能となる[11]。

　大腸ポリープ表面の超拡大画像を自動診断する手法としては，①何らかの特徴量を取り出し，その特徴量をニューラルネットワークやサポートベクタマシンなどのパターン識別機を用いて分類する方法，②畳み込みニューラルネットワークに直接画像を入力することで分類する手法などが考えられる。

　文献12）に示す方法では，Local Binary Pattern（LBP）と呼ばれる特徴量を用いて，超拡大内視鏡画像をNon Hyperplastic，Neoplastic，Adenoma，SSA/Pの4つに分類する手法を示している。LBP特徴計算後は，サポートベクタマシンによるパターン分類を行っている。LBPは比較的単純な画像テクスチャ情報であるものの，90％に近い識別性能が達成できることを示している。文献13）では，Haralick特徴を用いて超拡大内視鏡画像を分類する手法を示している。ここでも，得られたHaralick特徴をサポートベクタマシンによって分類している。Haralick特徴，LBPなど濃度値パターンから計算されるテクスチャ特徴を用いることで，超拡大内視鏡画像の分類が可能であることがわかる。

　CNNを用いた超拡大内視鏡画像の自動分類も可能である。文献13）14）では，超拡大内視鏡画

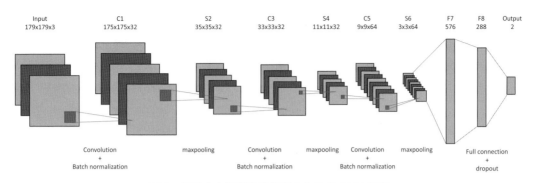

図3　超拡大内視鏡自動分類のためのCNN構造

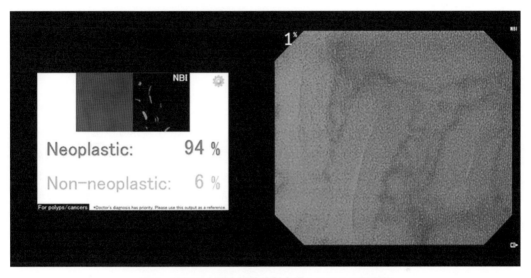

図4　超拡大大腸内視鏡診断支援システムの画面例

像を直接的にCNNに入力することで，入力された画像が腫瘍性の画像であるか，非腫瘍性の画像であるかを識別可能な手法を示している（**図3**）。超拡大内視鏡画像からの特徴算出計算方法（実際には畳み込み層における重み決定）は，学習プロセスによって自動的に行われる。Data augmentationと呼ばれるデータ増強処理も学習時に行われている。学習画像を左右反転，回転させることでデータ増強を行い，CNNの学習処理に利用している。最近の研究では，ResNetなどによる分類結果も示されている[14]。複雑なネットワークになるほど，学習に用いたデータベースが本質的に持っている特徴に過適合する傾向があり，注意が必要である。

これらの分類方法を実際の臨床の場で評価した結果は，文献15)～17)に記載されている（**図4**）。

3.4　測定支援

機械学習による大腸内視鏡画像診断支援では，大腸ポリープの発見とその質的診断支援のみならず，定量的な計測も必要である。大腸内視鏡検査における測定支援として，特に重要なのは，

大腸ポリープの大きさを内視鏡画像から推定することである。大腸ポリープ検査では鉗子口から目盛りのついたワイヤーを出し，そのワイヤーを大腸ポリープの横にあてることで大腸ポリープの大きさを測定することが行われる。この作業は煩雑な作業であり，大腸内視鏡画像から直接大腸ポリープの大きさを測定することができれば，大腸内視鏡検査を効果的に進めることができるようになる。

大腸内視鏡画像に写っている大腸ポリープの大きさを画像のみから推定することは極めて難しい問題である。大腸ポリープと大腸内視鏡先端位置（カメラ位置）との間の距離が変われば，当然画像上における大腸ポリープの見かけの大きさも変わるためである。単眼の大腸内視鏡画像から大腸ポリープの大きさを推定する問題は，悪設定問題（ill-posed problem）であり，本質的に難しい問題である。

一方，大腸ポリープの診断では，ポリープが10 mm未満かそれ以上であるかが重要な判断ポイントとなる。10 mm未満か以上かで，その後の処置内容が異なってくるためである。大腸ポリープの大きさが10 mm未満かそれ以上であるかの2値判断ができるだけでも，臨床的には大きな意義を持つ。

文献18）では，畳み込みニューラルネットワークを用いて入力された大腸内視鏡画像に写っている大腸ポリープサイズを推定する手法を示している。ここでは，大腸ポリープサイズ推定問題を，10 mm未満，10 mm以上に分類する2値分類問題と捉えて，ポリープサイズ推定手法を示している。目標物の大きさを推定するうえでは，単なるカメラ画像だけでなく，深度画像（デプス画像）もあると推定精度が向上する。そこで，DepthNetと呼ばれるニューラルネットワークに大腸内視鏡画像を入力して深度画像を推定する（**図5**）。大腸内視鏡画像のRGB3チャンネル画像に加え，深度画像を加えた合計4チャンネル画像をCNNに入力し，その画像に含まれる大腸ポリープが10 mm未満か以上かであるかを分類することを行っている（**図6**，**図7**）。

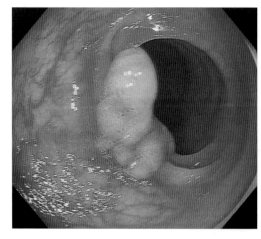 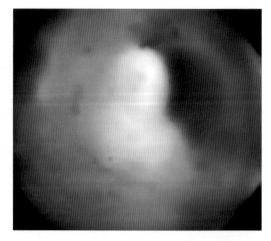

(a)入力画像　　　　　　　　　　　　　　(b)デプス画像推定結果

※口絵参照

図5　大腸内視鏡画像からのデプス画像推定結果

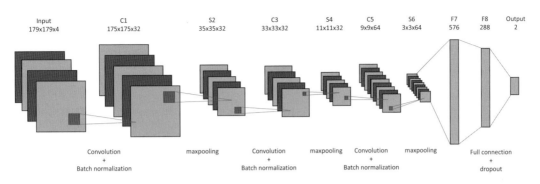

図6 大腸ポリープサイズ分類に用いたCNN構造

ポリープサイズ分類に成功した例
（数字は実際の大きさ）

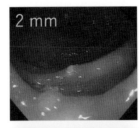
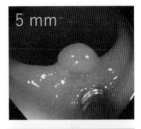
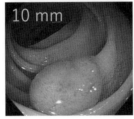
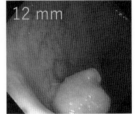

ポリープサイズ分類に失敗した例
（数字は実際の大きさ）

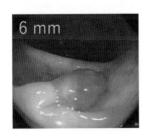
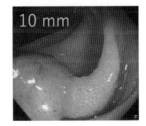

※口絵参照

図7 大腸ポリープサイズ分類結果の例

10 mm未満，以上として，それぞれ正しく判断された例を上段に，分類に失敗した例を下段にそれぞれ示している。内視鏡画像上の数字は実際に測定された大腸ポリープの大きさである。

4. おわりに

　本稿では，機械学習を用いた大腸内視鏡画像診断支援について示した。大腸内視鏡検査における機械学習による3つの主要な支援，①存在診断支援，②質的診断支援，③測定支援について，その具体例を示した。今後，大腸内視鏡検査における機械学習の適用はますます広がり，数多く

の場面で診断支援が実装されるようになると考える。

謝　辞

　本研究の一部は，JSPS 科研費 26108006（新学術領域研究），17H00867（基盤研究 A），17K20099（挑戦的萌芽研究），AMED NII 19lk1010036s0001（18 年は 18lk1010028s0401），AMED 8K 19hs0110006h0003（18 年は 18hs0110006h0002），JSPS 二国間交流事業によった。

文　献

1) F. Rosenblatt：*Psychol. Rev.*, **65**, 6, 386-408 (1958).
2) K. Fukushima：*Neural Networks*, **1**, 2, 119-130 (1988).
3) P. H. Winston：Artificial Intelligence, 3rd ed. Reading, MA, Addison-Wesley (1992).
4) B. E. Boser et al.：Proceedings of the fifth annual workshop on Computational learning theory, 144-152 (1992).
5) Y. Lecun et al.：*Proc. IEEE*, **86**, 11, 2278-2324 (1998).
6) A. Krizhevsky et al.：in Advances in Neural Information Processing Systems 25, 1106-1114 (2012).
7) K. He et al.：in *2016 IEEE Conference on Computer Vision and Pattern Recognition (CVPR)*, 770-778 (2016).
8) G. Huang et al.：in *2017 IEEE Conference on Computer Vision and Pattern Recognition (CVPR)*, 2017-Janua, 2261-2269 (2017).
9) M. Misawa et al.：*Gastroenterology*, **154**, 8, 2027-2029. e3 (2018).
10) H. Itoh et al.：*International Journal of Computer Assisted Radiology and Surgery*, **13**, 1, 97-98 (2018).
11) S.-E. Kudo et al.：*Endoscopy*, **43**, 10, 869-875 (2011).
12) 二村幸孝ほか：日本コンピュータ外科学会誌, **17**, 3, 264-265（2015）.
13) 伊東隼人ほか：第 38 回日本医用画像工学会大会予稿集, OP1-24, 第 38 回日本医用画像工学会大会 (JAMIT2019)（2019）.
14) 伊東隼人ほか：電子情報通信学会技術研究報告, **117**, 220, 17-21（2017）.
15) Y. Mori et al.：*Endoscopy*, **48**, 12, 1110-1118 (2016).
16) M. Misawa et al.：*Int. J. Comput. Assist. Radiol. Surg.*, **12**, 5, 757-766 (2017).
17) M. Misawa et al.：*Gastroenterology*, **154**, 8, 2027-2029. e3, (2018).
18) H. Itoh et al.：MICCAI 2018, LNCS 11071, 611-619 (2018).

第1編　最新医療イノベーション

第2章　AIの利活用

第3節　AI技術を搭載した画像診断システムの開発

富士フイルム株式会社　成行　書史
富士フイルム株式会社　桝本　潤
富士フイルム株式会社　鍋田　敏之

1. 富士フイルムの画像処理・AI技術への取り組み

　富士フイルムは，創業の翌年1935年よりレントゲンフィルムの提供を開始し，その後CR，DRそして内視鏡，超音波といった新しい画像診断機器を提供するとともに，一貫して画像処理技術の向上に取り組み続けている。また，CT/MRI画像などデジタル医用画像分野においても，1999年よりSYNAPSE PACS，2008年よりSYNAPSE VINCENTを提供し，3Dによる可視化および画像認識技術の開発を続けている。さらに当社は，日本で初めてコンピュータを開発した企業でもあり[※1]，最先端AI技術を用いた製品開発にも早くから取り組んでいる（図1）。本稿では，AI技術を搭載した画像診断システム開発の最前線から，今後の取り組み，展望に関して紹介する。

2. 富士フイルムのAI技術を用いた機能開発の方向性

　当社は「REiLI（レイリ）」という新しい技術ブランド（図2）のもと，さまざまな医療機器に向けたAI技術の開発を進めている。以下，特に当社が開発を推進しているCT/MRなどの3D医用画像の診断支援技術の3つのアプローチを説明する。

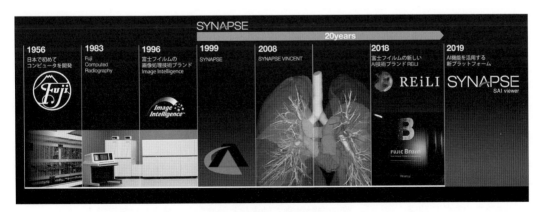

図1　富士フイルムの画像処理・画像認識・AI技術への取り組み

※1　https://www.kahaku.go.jp/research/department/sci_engineer/collection/computer.html

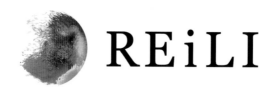

図2　富士フイルムの技術ブランド「REiLI」

2.1　臓器セグメンテーション・ラベリング

　高度な各種画像処理技術や病変検出技術の性能を最大限に活かすためには，まずは入力となる医用画像内に存在する各臓器およびその副構造を正確に把握する技術が必須である。特に病態，個人差に影響されない安定した認識・抽出技術の開発を推進している。正確なセグメンテーションおよびラベリングは，視認性の向上（特定臓器を除去した可視化），領域・亜領域の定量化，レポート記載時のラベルの参照，呼吸相や体位をキャンセルするスライス位置合わせなど，読影ワークフローにそのまま役立つ技術としても導出できる。

2.2　コンピュータ支援診断

　前記セグメンテーション技術により理解された各臓器ごとに，その臓器に発生する各病変を対象としたAI技術の開発を順次進めている。例えば，がん病変の検出（肺がん），脳卒中（脳内出血，クモ膜下出血，脳梗塞）などの検出・計測を行うAI技術が挙げられる。さらには検出された病変の定量化，および自動での病態経時比較などの技術開発も進行中である。

2.3　読影ワークフローの効率化

　個別のAIを組み合わせて読影ワークフローを効率化するAI技術の開発も進めている。わかりやすい例として，検出された病変候補の読影レポートを半自動で生成するAI技術，特定の疾患を鑑別する際に，過去の患者から類似した症例を検索するAI技術などがある（図3）。

1. 臓器セグメンテーション

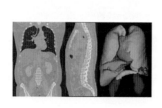

人ごとの形状の違い、疾患の有無、造影/非造影によらず、解剖学的構造を自動的に認識

2. コンピュータ支援診断

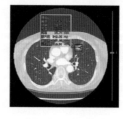

画像上の病変を自動的に検出し、見逃しリスクを低減、検出した病変の自動計測で効率化と計測精度の向上を目指す

3. 読影ワークフローの効率化

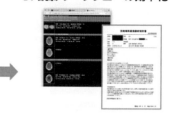

画像上で指定された病変に対して、所見文候補を自動的に生成することを目指す

図3　医用画像診断における3つの技術アプローチ

3. 開発の最前線

　上記技術アプローチのもと開発された AI 技術は，実臨床現場で快適に使われなければ意味がない。筆者らは，AI 技術を使って開発した製品を，利用する医師が使いやすい GUI とともに，医療機器として認可された製品として市場に展開している。以下に，実際にすでに臨床で利用されている製品や，今後製品化予定の臨床応用を考慮した AI 技術を紹介する。

3.1　新しい読影ビューワ「SYNAPSE SAI viewer」

　今後，放射線科向けに実用化していくさまざまな AI 技術を効果的に活用できるプラットフォームとして，新しい読影ビューワ「SYNAPSE SAI viewer（シナプス　サイ　ビューワ）（以下 SAI viewer）」[※2] を開発した。本ビューワは，検査リスト改良，レイアウト操作性向上，ユーザー設定の拡充といった基本的な読影操作機能を強化しているほか，腫瘍のフォローアップ時にサイズなどの計測結果を保存し，自動で過去の計測結果と対応づける機能（腫瘍トラッキング機能）を実装しており，比較読影を強力に支援する。さらに，GPU を搭載したサーバにより，ボリュームレンダリング表示の高速処理を実現し，AI 技術で解析した結果をより滑らかに観察できる環境を搭載している。

3.1.1　臓器抽出およびラベリング機能（図4）

　CT 画像から，肺をはじめ肝臓，腎臓，脾臓などの臓器病変を含む場合でも自動抽出。また頸椎，胸椎，腰椎，肋骨を抽出し骨番号を自動的に付与する。骨が見分けにくい画像での番号の振り間違いを抑制するとともに，医師の作業負荷を軽減する。

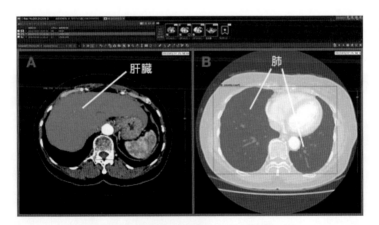

図4　臓器抽出およびラベリング機能の例
図(A)および(B)の緑色の領域は，CT 画像から肝臓（左）と肺（右）を抽出したもの。

※2　SYNAPSE SAI viewer 用画像処理プログラム/販売名：画像処理プログラム　FS-AI683 型/認証番号：231ABBZX00029000
　　SYNAPSE SAI viewer/販売名：画像診断ワークステーション用プログラム　FS-V686 型/認証番号：231ABBZX00028000

3.1.2 骨経時サブトラクション機能（図5）

過去画像と現在画像について，抽出した脊椎を一つ一つの椎骨に分けて位置合わせを行ったうえで過去画像と現在画像の差分処理を行い，CT 値の経時的変化を算出して骨濃度の差分画像を提供し，経時的な変化の観察を支援する。

3.1.3 Virtual Thin Slice 機能

一般的な読影に使われるスライス厚 5 mm 程度の CT 画像（Thick スライス）からスライス厚 1 mm 程度の Thin スライス画像を仮想的に生成する機能。この機能により，過去に撮影された画像が Thick スライスであっても，Thin スライスに近い条件で比較読影を行うことができ，サジタル像やコロナル像において，骨の構造や血管走行の視認性を向上させる（図6）。

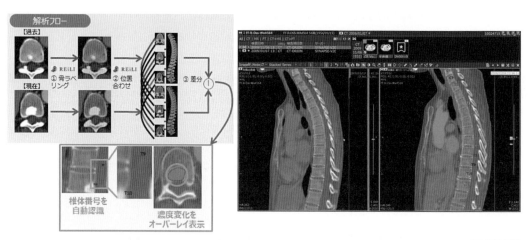

※口絵参照

図5 骨経時サブトラクションの解析フロー（左）と解析結果の例（右）

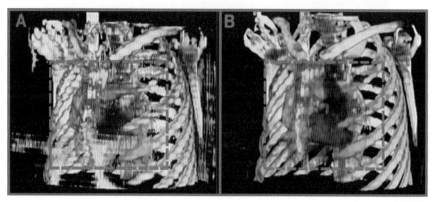

※口絵参照

図6 Virtual Thin Slice 機能

スライス厚 5 mm の CT 画像から 3D 画像を再構成すると不鮮明になることがあるが（画像(A)の破線部），本機能によりスライス厚 1 mm の画像を仮想的に生成し，骨の視認性を高めることができる（画像(B)の破線部）。

3.1.4 読影ワークフローを支援するビューワ機能

AI技術による解析結果をスムーズに活用・出力するための，ビューワ機能も大幅に強化している。

（1）腫瘍トラッキング機能

病変に対する定量的な数値を経時記録し，表やグラフ，3次元で比較する機能を搭載。経時的な比較観察を行う際の活用を想定している（図7）。

（2）クイックレイアウト機能

クイックレイアウト画面にて，マウスの動線を少なく画像をレイアウト可能。複数の画像を選択して同時に素早くレイアウトすることも可能（図8）。

（3）ユーザー操作性向上

ワンクリックで絞り込み条件が変更可能な検査リストや，テキストオーバーレイ表示，マウス操作など，ユーザーごとにカスタマイズできる項目を多数用意。

（4）3D画像表示機能

今後開発されるAI技術による解析結果を視覚的に表示できるよう，GPU搭載のレンダリング

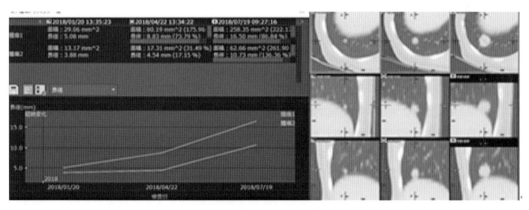

図7　腫瘍トラッキング機能

自動スライス位置合わせ機能により，過去～現在の検査間で対応する腫瘍を推定し，経時集計する（左）。また三断面での経時比較も容易に行えるような表示機能を提供する（右）。

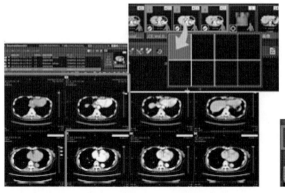
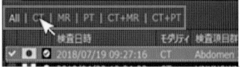

図8　クイックレイアウト機能（左），検査リストの絞り込み機能（右）

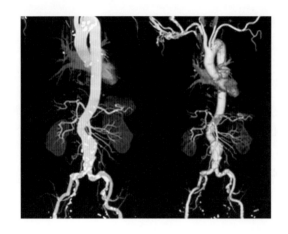
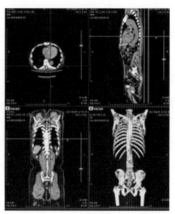

※口絵参照

図9 3D画像表示機能
骨抜き処理の例（左）および三断面とVR画像の連動表示（右）。

サーバを活用し3D画像表示を強化している。MIP（Maximum Intensity Projection：最大値投影処理），MPR（Multi Planar Reconstruction：多断面再構成法）画像だけでなく，VR（Volume Rendering）画像も滑らかな表示操作を実現している。臓器認識技術を応用した骨抜き機能では，血管走行の確認が可能となる。直交3断面と連動したビューイングも滑らかに行うことができる（図9）。

3.2　SYNAPSE VINCENT「膝関節解析」機能

　SYNAPSE VINCENT[※3]は，簡単な操作で画像から臓器や血管などを自動抽出する画像認識機能を提供し，放射線科，循環器科，消化器科などで有効性が評価されている3D画像解析システムである。2019年に商品化したVer5.4では，整形外科の診断ワークフローを支援する「膝関節解析」機能を搭載した。変形性膝関節症などの膝軟骨病変は，レントゲンによる骨同士の幅や骨の形態などから軟骨の損傷状態を類推する間接的な診断が一般的であったが，近年では，MRIにより膝軟骨や半月板の損傷の程度を直接的に確認できるようになった。しかし，MRIの連続的な2次元画像をもとに，医師が患部の状態を立体的に想像し診断することから，患者への膝の病態の説明が難しく，また，膝軟骨や半月板の病態を3次元的に可視化するためには，市販の画像処理ツールを利用して医師が手動で作成する必要があり，多くの時間と労力を要していた。

　「膝関節解析」機能は，Deep Learning技術を用いて設計した画像認識機能により，従来は困難であった膝軟骨・半月板の自動抽出を可能にしている（図10）。これにより，3次元画像の作成作業を簡略化できるため，変形性膝関節症や半月板損傷などの膝関節領域での診断ワークフローの改善が期待できる。また，膝軟骨の3D画像から軟骨の厚みや面積を計測したり，過去画像との比較ができるため，変形性膝関節症や半月板損傷部位の治療効果の定量的な判定への利用が期待できる。

※3　ボリュームアナライザー　SYNAPSE VINCENT/販売名：富士画像診断ワークステーション　FN-7941型/認証番号：22000BZX00238000

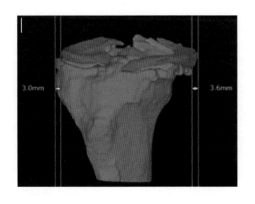 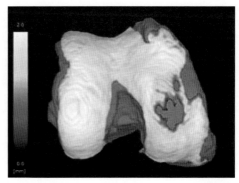

※口絵参照

図10 「膝関節解析」機能
半月板の逸脱計測結果の例（左）および大腿骨軟骨の厚み表示の例（右）。軟骨が最も厚い箇所は白〜黄色，最も薄い箇所は赤〜黒色に表示される。

3.3 間質性肺炎の病態解析・定量化技術（開発中）

実用化途中の技術の一例として，間質性肺炎の診断支援技術について紹介する。間質性肺炎は，肺胞に炎症や損傷が起こることで肺胞壁が厚く硬くなり，呼吸機能が低下する疾患であり，特発性肺線維症（IPF）など指定難病になっている病型も含まれる。

今回開発に成功した技術は，Deep Learning技術を活用したソフトウェアが，CT画像から肺野領域，気管支および血管を，正常な肺とは構造特徴が異なる間質性肺炎に罹患した肺でも高精度に自動抽出し，肺野内の気管支，血管，正常肺および，網状影やすりガラス影，蜂巣肺など，肺の7種類の病変性状を識別し，自動で分類・測定することで，間質性肺炎の病変を定量化するものである。さらに，病変の分布と進行状態が詳細に確認できるよう，肺野を12の領域に分割し，その領域ごとに，病変の容積および割合を表示する機能を有している（図11, 図12）。本技術は多くの臨床応用の可能性が期待されており，2020年度中の実用化を目指して開発を進めている。

3.4 その他の取り組み

上記以外にも，描出される病変に関するさまざまな診断支援技術の開発を進めている（図13）。また，胸部X線撮影画像に関するCAD機能，内視鏡画像からがんの疑いのある箇所をリアルタイムで検出するCAD機能など，当社が提供するデジタルX線撮影装置や内視鏡などのモダリティと連携するAI機能の開発についても鋭意進めているところである。

4. 画像診断システムの今後の方向性

4.1 オープンAIプラットフォーム

個別のAI技術単独ではなく，PACSおよび3Dワークステーションなどのシステム上で統合的に提供することが，診断支援に関するAI技術の価値の最大化につながると考えている。前述のSAI viewerも，自社開発のAI技術と他社のAIをシームレスに使えるようなプラットフォーム

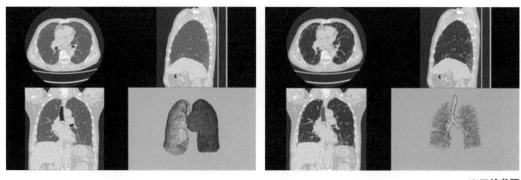

※口絵参照

図11　間質性肺炎解析技術
（左）緑色の部分が肺野。（右）気管支・血管を高精度に自動抽出。

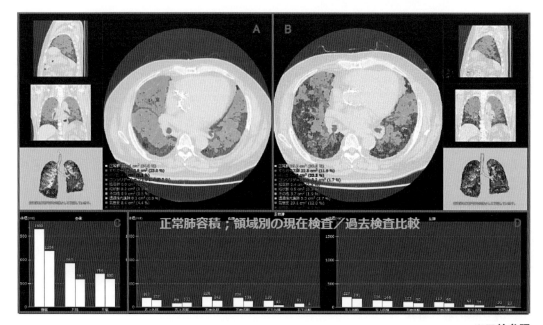

※口絵参照

図12　間質性肺炎の解析結果の表示例
(A)過去の検査画像，(B)現在の検査画像，(C)過去と現在の検査画像における正常肺（全肺，右肺，左肺）の容積の比較グラフ，(D)過去と現在の検査画像における領域別の容積の比較グラフ。

としてのインターフェース（API）を実装しており，国内外の優れたAIベンダーとも共同開発などの提携を進めている。

4.2　3Dワークステーションとの融合

　SYNAPSE VINCENT（以下VINCENT）は従来から高精度な抽出機能をベースに，各診療科に向けた術前シミュレーションなどの支援アプリケーションを提供してきた。今後，深層学習技術も用いることで，手修正なしでほぼ自動処理のみで使って頂けるような高い抽出精度を目指

第2章 AIの利活用

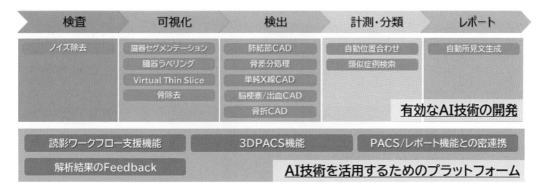

図13 読影ワークフロー全体を支援する AI 技術群とプラットフォーム
読影ワークフロー全体を通して，診断を支援する AI 技術およびそれを活用するためのプラットフォームの開発を進めている（開発中技術を含む）。

す。また高精度の抽出結果を用いて，術前シミュレーションだけでなく，デバイスとの連携を含めた術中ナビゲーション機能，また放射線治療計画などへの発展を目指していく。

SAI viewer は，VINCENT との融合性を考慮したアーキテクチャを採用している。今後 SAI Vviewer と INCENT 上で抽出された結果や，付与されたアノテーション情報など，画像に対する診療情報が放射線科～診療科間で相互に共有できるよう連携強化を進めていく。

4.3 統合診療支援に向けた連携

もう少し視点を広げると，院内には医用画像と並んで，電子カルテや各診療科が個別に導入，管理する部門システムに蓄えられた医療情報がある。当社は，統合診療支援プラットフォーム「CITA」を通して，画像データだけでなく電子カルテや各部門システムのデータを統合し，情報参照の効率化を提供するとともに，ケアプロセスの可視化や既読管理などワークフロー支援機能を提供している。

今後，パートナー企業とも協力し，さまざまな AI 技術を取り入れ，さまざまな診療シーンでインテリジェントなサジェスチョンやアラートを提供する機能の開発を進めるとともに，PACS/3D WS と連携し，画像に患者情報を加えてより統合的に解析・診断するソリューションに発展させていく。

より正確でより高度な診断支援を行うためには，電子カルテに記載されている情報や，確定診断である病理情報，昨今創薬支援でも注目されている遺伝子情報といった情報を活用することが求められる。画像情報を起点に，今後の診断技術の進展とともに，これら電子カルテ情報，病理情報，遺伝子情報も含めた多種多様な情報を取り入れた総合診断支援医療情報オープンプラットフォームに発展させていく（図14）。

5. おわりに

画像診断デバイスの高性能化に伴い，診断すべき医療用画像は年々増加している。画像診断シ

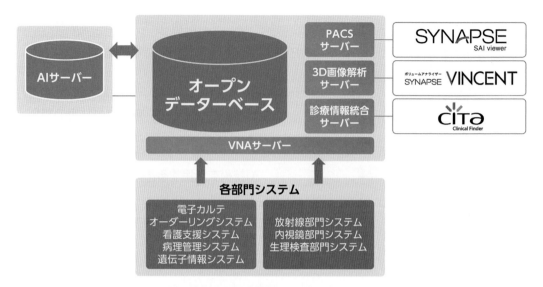

図 14　総合診断支援医療情報オープンプラットフォーム

今後，院内のさまざまな医療情報を連携する統合診断支援医療情報オープンプラットフォームに発展させていく。

ステムは，診断支援 AI 技術との親和性を深め，より質の高い読影を効率的に行うための画像診断のプラットフォームとしての進化の余地がまだまだある。一方で，多様な医療情報の活用，また画像診断情報を活用していくために，多様な医療情報システムと連携・統合可能なシステムが望まれている。当社もよりよい医療の実現を目指して社会に貢献していきたいと考えている。

第1編　最新医療イノベーション

第2章　AIの利活用

第4節　AI活用DSA（Digital Subtraction Angiography）法の開発

広島国際大学　山本　めぐみ

1. はじめに

　近年のAI関連技術の進歩はめざましく，これを医療に応用する試みなども盛んに行われている。胸部X線画像から腫瘤影（かたまり状の陰影）をAI技術で自動的に検出する技術，乳がんの存在を識別する技術など，応用の範囲は広がりつつある。

　本稿では，"血管造影"にAI関連技術を応用する試みを紹介する。AI技術を利用して，これまで不可能とされてきた，心臓などの動く臓器のDSA（Digital Subtraction Angiography）を可能にするものである。

1.1　医療における主な画像検査

　医療で行われている画像検査には，大きく分けて4つの分野がある。まず一般撮影（単純写真）と呼ばれるものがある。頭部・胸部・腹部・骨盤・手や足など，さまざまな部位にX線を照射し，透過したX線分布を画像として得るもので，X線画像診断の基本とされるものである（**図1**(a)(b)）。

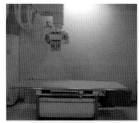
(a) 一般撮影装置
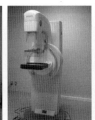
(b) 乳房撮影装置
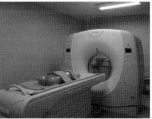
(c) CT装置
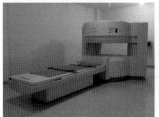
(d) MRI装置
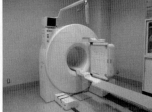
(e) ガンマカメラ装置

図1　医療で使用される画像撮影装置の例
(a)(b)(c)はX線を使用する装置であり，(d)(e)はX線を使用しない装置である。

次に，CT（Computer Tomography：コンピュータ断層撮影）が挙げられる（図1(c)）。これは，頭から足先までさまざまな体の部位に対して，X線を用いてさまざまな角度から透過データを得て，これらを用いて再構成処理をすることで，人体の任意の位置での断層像を得るものである。この断層像を3次元的に積み重ね，3次元的に血管や臓器，病変の構造を観察することができる手法は，現在の医療で重要な画像診断技術である。

3つ目としてMRI（Magnetic Resonance Imaging：磁気共鳴画像）がある。こちらもCTと同様に，現在の医療にとって必要不可欠な画像診断である。CTとの違いは，CTはX線を使用するのに対し，MRIは磁気と電磁波を使って人体の信号を得て画像化することである。したがってMRIはX線を使用しない。また，CTのような横断像のみならず，体のさまざまな方向から断層像を得ることができ，さらに3D処理することで詳細な診断を可能にする。血管走行や機能などの情報も得ることができる（図1(d)）。

4つ目は核医学検査である。放射線の1種類であるガンマ線を放出する薬（放射性医薬品と言われる）を体内に投与し，体外からガンマ線を検出する装置（ガンマカメラ）を用いて画像として検出し，臓器の血流，代謝や機能を画像化する検査である。臓器や病変の形状だけでなく，代謝や機能も把握できる。SPECT（Single Photon Emission Computed Tomography：単一光子放射断層撮影）検査（図1(e)）やPET（Positron Emission Tomography：陽電子放射断層撮影）検査がこれに含まれる。

1.2 X線造影剤

さて，X線画像はX線の透過像である。X線画像は被写体のX線の吸収度合いを画像に反映する。一般に画像の白い部分はX線がよく吸収された部分で，黒い部分はあまりX線が吸収されなかった部分である。これら白い部分と黒い部分の濃度の差をコントラストと呼ぶ。このコントラストは，部位によっては小さく，読影診断が困難となる場合がある。例えば，肝臓とその中にある血管では，両者とも同様のX線吸収なので，コントラストがつかず，一般のX線画像では血管は判別できない。

そこで用いられるのが，高いX線吸収率を持つX線造影剤である。X線造影剤は画像検査において，画像にコントラストをつけることや特定の臓器や組織を強調して撮影する，いわゆる画像診断を行いやすくするために使用される。一般にヨードを多く含む製剤が使用される。X線造影剤は，X線で人体を撮影または透視するときに，診断したい部位と周囲にX線透過率の差を作り，目的の部位のコントラストを高める医薬品である。

X線造影剤は陽性造影剤と陰性造影剤に大別される。陽性造影剤は原子番号および密度が高く，X線吸収率も大きい。バリウム製剤やヨード系造影剤があるが，血管の造影に使われるのはヨード系造影剤である。ヨード系造影剤には水溶性造影剤と油性造影剤がある。陰性造影剤はX線吸収率が人体よりも小さい炭酸ガスや空気[1]などが使われる。

1.3 血管造影検査

血管造影検査とは，血管の形状や血流の状態を調べるために，カテーテルと呼ばれる細い管と

第 2 章　AI の利活用

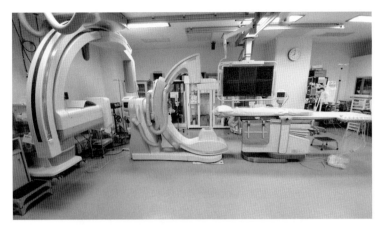

図 2　血管造影検査時に使用されるアンギオ装置

陽性造影剤であるヨード系造影剤を用いて X 線撮影をし，血管内の造影剤を描出する検査法である。血流の状態や血管の狭窄などが把握できる。

具体的には，まず患者の大腿や腕の動脈へカテーテルを入れて目的の血管まで導き，造影剤を入れて X 線連続撮影を行う。描出された血管の画像を見て医師は血管が狭くなっている部位や詰まっている部位を診断する。例として，血管狭窄部を拡張するための「ステント留置」や，腫瘍に酸素や栄養を供給している栄養血管を塞ぐことで選択的にがん細胞を阻血させる「血管塞栓術」が挙げられる。血管造影検査は，さまざまな部位に対して行われ，頭部血管造影，胸部血管造影，腹部血管造影などがある。図 2 に血管造影装置を示す。

1.4　DSA

DSA とは，デジタル差分造影法の略である。造影剤注入後の血管像が映し出された画像（ライブ画像）から，造影剤注入前の血管の映し出されていない画像（マスク像）を減算した画像を得る手法であり（図 3），撮影した時刻が異なる画像間の差分画像を得る経時差分法である。得られた DSA 像には，背景成分である骨や臓器の像は消え，血管だけが描出される。そのため，骨や臓器と重なった病変の検出や血管，腫瘍などの描出において，非常に優れた手法である。しか

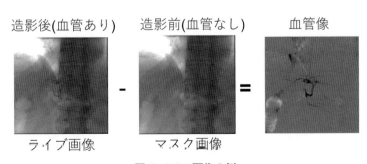

図 3　DSA 画像の例

造影後の血管のあるライブ画像から造影前の血管の画像であるマスク画像を差分し，血管のみ像を得る手法が DSA 法である。

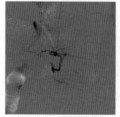 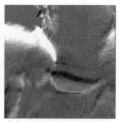

(a)アーチファクトの　　(b)アーチファクトの
　少ない画像　　　　　　多い画像

図4　腹部 DSA 画像の例
(a)は造影前後でほとんど動きが生じなかった場合の
DSA 画像で，(b)は造影前後で大きく臓器が動き，
アーチファクトを生じた DSA 像。呼吸により横隔
膜が大きく動いている。

し，患者の体動や，呼吸による横隔膜や肋骨，肝臓などの動き，心臓，腸管ガスなどの動きがあると，DSA 像にアーチファクト（障害陰影）となって大きく現れ，読影診断が困難となる（**図4**）弱点がある。呼吸による臓器の動きは息を止めることによって止められるが，DSA を用いた血管造影は，造影剤が動脈から静脈に至るまで撮影するため，20秒程度の時間を要する。高齢者には息止めが難しい場合もある検査[2]である。

2. AI 技術を使った DSA

　厚生労働省による平成28年度（2016年度）人口動態調査によると，日本人の死因の第1位は悪性新生物で，第2位は心疾患，第3位は脳血管疾患[3]となっている。虚血性心疾患や脳血管疾患は血管の疾患である。これら血管疾患の検査や治療には，血管造影検査や IVR（Interventional Radiology）が用いられる。血管造影は血管に造影剤を入れ，X 線を使って血管を映し出す方法である。また IVR は検査に加え，カテーテル技術を使った治療の総称でもある。
　血管に造影剤を注入して撮影する造影画像には，医師が観察したい血管以外に骨や臓器も同時に写ってしまう。血管がこれらの陰影と重なっている場合，血管の観察は困難となる。そこで，血管のみを抽出する手法である DSA が使用されている。前述したように，初めに血管造影前の血管が写っていない画像を取得し，そして血管造影後のライブ画像から血管造影前の画像を減算することで，血管のみの像を得られるようにしている（図3）。この手法の問題点は，造影前後に患者や臓器，撮像系による位置のズレによりモーションアーチファクトが発生し，血管の観察が困難になることである。その対策として，マスク画像全体をマニュアルで少しずつ移動して，アーチファクトが発生しない位置を探すピクセルシフト法や，マスク像をライブ像に合うように"曲げる"ワーピング技術が開発されている。また，先行研究には局所移動補正などさまざまなものがある[5)-7)]。しかし，これらの手法は，手動または大量の演算が必要なため，呼吸などにより臓器に大きな動きが生じた場合，医療現場でリアルタイムに処理を行うことは困難である。また，大きな動きに対して，診療放射線技師が検査後に半手動で修正などの処理を行った場合，頭

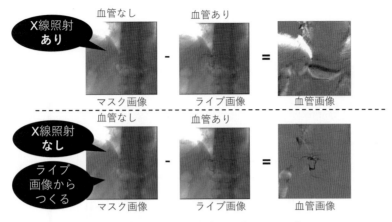

図5　従来のDSAとAIを用いたDSAの違い
上段は従来法を示し，下段は本手法を示す。本手法はライブ画像を直接ニューラルネットワークに入力してマスク像を作成する。そのため，従来必須であったマスク画像取得のためのX線撮影は不要となる。

部では1症例あたり数時間必要となる。このような理由で，最も動きの多い領域である冠動脈造影に対して，現在DSAはほとんど用いられていない。そこで，臓器などの大きな動きにも対応でき，また動きの激しい心臓領域でも使用可能なDSA法の開発[8]を行った。

　ここでは，まず従来のDSAとAIを用いたDSAの違いについて述べる（**図5**）。従来のDSAでは，造影前の患者の撮影が必須である。造影剤注入後の画像から減算するためのデータとして使用するためである。しかしAIを用いたDSAでは，過去に撮影された患者の画像を教師画像として，ニューラルネットワークに学習させ，造影剤注入後の画像から造影剤注入前のマスク像を生成する。このため患者ごとに新たな血管造影前の撮影を必要としない。

2.1　方法

2.1.1　学習データ

　対象データは，最も動きの多い心臓領域の冠動脈造影画像29シリーズ，512×512（8 bit），15-30 frame/secの画像を用いた。使用したパーソナルコンピュータは，CPU：Core i7 3 GHz，NVIDIA GeForce TITAN X，OS：Linux（Ubuntu 14.04），フレームワーク：Chainer ver. 1.24.0，プログラム言語はpythonである。

　まず，画像の作成を行った。512×512の画像を64×64のROIに切り取った。そして，教師画像として造影剤注入前のROI画像21,025枚を用い，入力画像は造影剤注入後の21,025枚を用いた（本研究は倫理委員会の許可を得ている）。

2.1.2　ネットワークと学習モデルの作成

　入力データに造影後の血管のある画像を，出力データに造影前の血管のない画像入力してConvolution Neural Network（CNN）を使用して学習を行った。層の数は3〜7層を用いた。学習方法を**図6**に，学習パラメータを**表1**に示す。

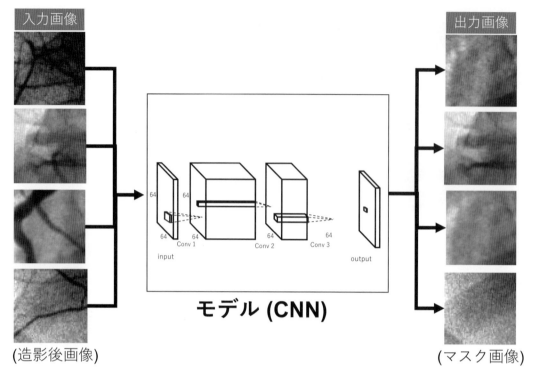

図6 学習方法
造影後の血管画像（ライブ画像）を入力画像とすると，血管のないマスク画像が出力されるように学習を行った。

表1 学習パラメータ

学習	ミニバッチ法
バッチサイズ	400
エポック数	100〜5,000
最適化法	Adam
損失関数	RMSE
活性化関数	ReLU
Layer数	3〜10

2.1.3 DSA像の出力

[**2.1.2**]で作成した学習モデルに，新たな冠動脈画像を入力し，血管のない画像を出力させ，これをマスク像とした。これらを用いて，ライブ像からマスク像を減算することによりDSA像を得た。

2.2 結果
2.2.1 最適化法の影響

図7に，異なる最適化法を用いた出力画像（マスク像）を示す[7]。Adam法を用いたマスク像

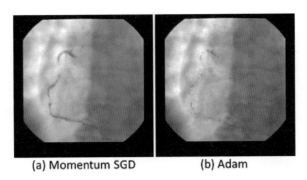

図7　3層のCNN（epoch＝5000）における活性化関数の出力画像であるマスク像[7]
(a)はMomentum SGD法，(b)はAdam法での出力画像

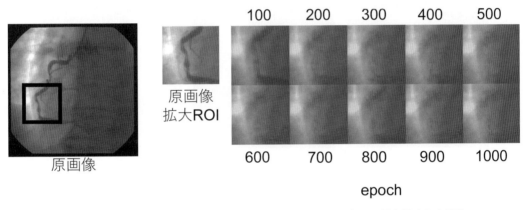

図8　5層のCNNにおいてepoch数を変化させたマスク像の一部を拡大した画像

はMomentum SGD法を使用したものより血管像が消え，マスク像として良好な画像が得られる。

2.2.2　epoch数の影響

図8にepoch数を100から5,000まで変化させた出力画像であるマスク像の結果を示す。観察しやすいように，原画像を四角で囲んだ領域のROIを示す。epoch数が大きいほど血管影が消えており，マスク像として適した画像になっている。

2.2.3　ネットワークのLayer数の影響

図9にLayer数を3層から10層まで変化させたマスク像の結果を示す。Layer数が多いほうがマスク画像作成に有効であると考えられる。

2.2.4　出力画像

多くのケースについて良好な結果が得られた。図10に心臓の拍動，肋骨，横隔膜に動きが大きく生じた例の結果を示す。図10に示す従来法のDSA像(b)と，本手法を用いたDSA像(c)を比較すると，従来法では臓器の動きによって，大きなモーションアーチファクトが発生し，DSA像

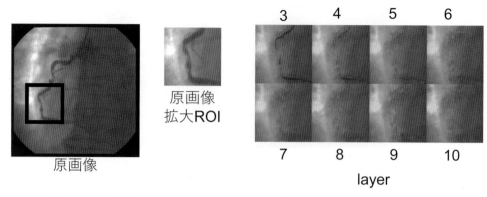

図9　Layer 数を3層から10層まで変化させたマスク像の一部を拡大した画像

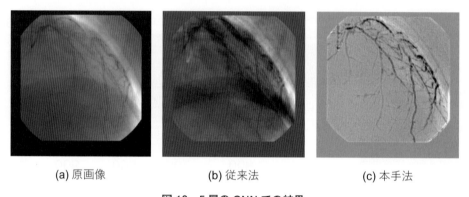

(a) 原画像　　　　　(b) 従来法　　　　　(c) 本手法

図10　5層の CNN での結果
(a)は入力画像のライブ像, (b)は従来法の DSA 像, (c)は本手法の DSA 像

の画質を低下させていたが，AI 技術を使った手法では，臓器の動きによる影響はほとんどみられず，良好な DSA 像が得られていることが確認できる。

3. おわりに

本稿では，医用画像に対する AI 技術の応用事例として，AI 技術を使った DSA 開発を報告した。X 線などの画像検査の概要から DSA の基本技術を紹介し，AI 技術を応用した場合の効果について述べた。AI 技術のさらなる進歩に伴い，数々の医療への応用法が開発されることと思われる。しかし，まだ新しい技術でもあり，倫理的な側面も含めて，解決すべき課題は多く残されている。

謝　辞

本稿で紹介した研究は科研費 26860408，17K18291 の助成を受けたものである。図2は独立行政法人国立機構呉医療センターより提供を受けた。

文 献

1) 新津守, 吉川弘起：造影検査マスターテキスト, メジカルビュー社, 2-11 (2007).
2) 小塚隆弘, 稲村清也：診療放射線技術上巻, 南江堂, 187-191 (2012).
3) 厚生労働省：平成28年度人口動態統計月報年計（概要）の状況, https://www.mhlw.go.jp/toukei/saikin/hw/jinkou/geppo/nengai16/dl/gaikyou28.pdf
4) 廣嶋恭一ほか：*Med Imag Tech*, **18**, 71-83 (2000).
5) E. H. Meijering et al: *Radiology*, **219**(1), 288-293 (2001).
6) 岡谷貴之ほか：*JSAI*, **28**, 962-974 (2013).
7) 山本めぐみ, 大倉保彦：第36回日本医用画像工学大会抄録, 249-252 (2017).

第1編　最新医療イノベーション
第3章　AR・VR技術の利活用

第1節　拡張現実感（AR）技術の医療応用

千葉大学　中口　俊哉

1. はじめに

　医療の安全性向上，医療スタッフの負担軽減，医療に要する時間的・経済的・人的コストの削減などを目指して，医療用ナビゲーションシステムの導入が期待されている。研究・試作から医療現場導入へのステップアップには長年にわたり高いハードルが存在していたが，日本でもついに2011年の厚生労働省の決定により「画像等手術支援加算」が保険収載され，医療用ナビゲーションシステムは一定の地位を得た。医師が直接観察できない患者の内部構造や，低侵襲手術における体内構造などの視覚的情報提示は有用であり，Image Guided Surgery（IGS）と呼ばれ，国際的に活発な議論が進められている。

　近年ではさまざまな画像診断装置により，患者全身の解剖的・機能的情報を記録できるが，実体の患者とさまざまな記録画像間との空間的整合は医師の脳内の作業に頼られている。この問題を解決するため，実体の患者（全身あるいは個別の組織）に対して，さまざまな画像情報を付加的に重畳表示する拡張現実感技術（Augmented Reality；以下AR）が注目されている。画像提示の形態としては，医療現場に設置されたモニタに重畳表示する方法，透過型（シースルー型）モニタを用いる方法，ヘッドマウントディスプレイ（HMD）を用いる方法，プロジェクタを用いて実空間（患者など）に投影表示する方法に大別される[1]。既存モニタに重畳表示する方法は，物理的な拡張が少なく導入が容易である。特に内視鏡手術は元来モニタを見ながらの作業となるため，内視鏡映像に付加的情報を重畳表示することだけでAR-IGSが実現できる。しかしながら，視覚と手元の協調動作（hand-eye coordination）の課題を解決することができない。一方，透過型モニタやHMDを用いたAR-IGSにより，作業対象方向を直接観察しながらナビゲーション情報を確認することができるため，視線移動や協調動作の負担を軽減できるとされている。しかし医療行為中の身体への機材の装着は拒絶する医師が多く，配線の問題や滅菌などさまざまな医療面の課題が残されている。そこでプロジェクタを用いて患者などの実物体に投影表示する方法が提案されている。プロジェクタを用いたAR-IGSは医師への装着や接触を強いることなく，患者体内や組織内部の情報を重畳表示できる技術として，医療用ナビゲーションへの応用が期待されている。

　また，医学教育や医療技術トレーニングにおいても計算機による支援が期待されている。外科手技の技術トレーニングや，チーム医療のトレーニングなど医療現場を仮想空間に再現したバーチャルリアリティシミュレータが研究開発され，実用化も進んでいる。計算機の性能向上により

再現できる医療行為の対象は拡大しているが，基本的な臨床検査の1つである聴診については，いまだマネキンタイプのシミュレータが中心的に用いられている[2)3)]。一般的なマネキン型聴診シミュレータは生体音データベースを有しており，胴の内部に埋め込まれたスピーカーから生体音を再現する。再生された生体音の質は高く，医学研修生自身の聴診器を使って聴取できる点が利点だが，この方法にはいくつかの問題がある。医療面接を含む訓練や試験の場面では，研修生は最初に模擬患者（SP）に対して医療面接を実施し，その後，向きを変えるか場所を移動して，マネキン型シミュレータに対して聴診手技を実施することになる。これはいうまでもなく実臨床とはかけ離れた不自然な行動を伴っている。加えて，マネキン型シミュレータには現実感や緊張感がないこと，人体サイズの胴体は大きな収納スペースを占有し，経済的にも非常に高いコストを要することなど，問題が多い。

これらの問題を解決するために，ARを用いた新しい対人型聴診訓練シミュレータが提案されている[4)]。この対人型聴診訓練シミュレータは聴覚のARを用いている。つまり実在する人間の生体音をコンピュータが生成した仮想生体音に置き換えることで，研修生は異常な生体音を発するSPに対して，医療面接と聴診手技を実施することができる。さらには，人体サイズのマネキンを使用しないため，装置の価格コストを低減できるだけでなく，管理収納の空間的コストも抑制できる。このことは資源の限られた日本の医学・看護学教育現場に貢献できる重要な点といえる。

2. 投影型ARによる内視鏡外科ナビゲーション

2.1 映像歪み補正を実現する投影システム

投影型AR医療ナビゲーションシステムは，**図1**に示すように患者の上部に設置されたプロジェクタとカメラ，術者の視点位置や手元の医療機器の位置を取得するセンサー，そして制御用のPCで構成されている。

2.1.1 視点位置，投影面形状の取得

プロジェクタを用いた患者体表への画像の重畳表示では，投影対象である患者体表が平面ではないため，投影された画像に歪みが生じる。またその歪みの程度は観察者の視点の移動によって変化する。そこでARシステムでは体表形状を取得し，また術者の視点位置をリアルタイムに取得することによって，腹部の形状と視点移動に応じた画像の歪み補正を行う。視点位置の取得には3次元位置センサーを用いる。患者上部に固定設置されたプロジェクタとカメラを用いて空間コード化法[5)]により，患者の体表形状を取得する。

空間コード化法は，物体までの距離を計測する手法として広く用いられている。その基本的な原理は，①プロジェクタでパターン光を投影することによって，物体表面各部にコードを割り当てる。②コードを割り当てられた物体をカメラで撮影することによって，プロジェクタの画素とカメラの画素の対応をとる。③それらの対応関係から三角測量によって物体の各点までの距離を算出する。

第3章 AR・VR技術の利活用

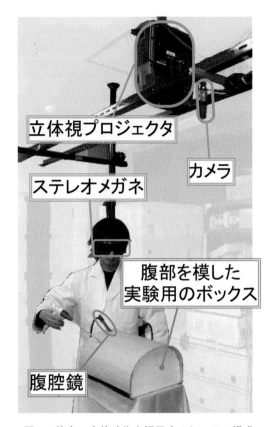

図1 体表に立体映像を提示するシステム構成

投影パターンとしてはバイナリーパターン，グレイコードパターン[6]，位相シフト法，カラーパターンなどが提案されており，形状取得までの投影枚数や奥行き計測精度，平面密度がそれぞれ異なっている。

2.1.2 投影画像の歪み補正

体表など非平面物体に映像を投影すると映像が歪む。この映像の歪みは投影対象の形状と，プロジェクタの位置，観察者の視点位置がわかれば計算で補正することができる。これにはRaskarらのレンダリング法[7]が適用できる。立体視プロジェクタを用いることで，ステレオ視知覚も可能である。

2.1.3 投影型AR医療ナビゲーションの活用

内視鏡手術における器具挿入の際に，器具の先端が誤って手術対象外の組織に接触し，組織を損傷させる事例が報告されている。こういった危険を回避するには，内視鏡の視野と器具の姿勢を把握しなければならないが，従来のモニタを用いる手術方式では撮影視野の空間的把握には熟練を要する。そこで内視鏡の撮影範囲（視体積）を患者の体表に投影して位置関係を直感的に術者に提示するARナビゲーションシステムを構築した。このシステムでは内視鏡の位置と姿勢も

第1編　最新医療イノベーション

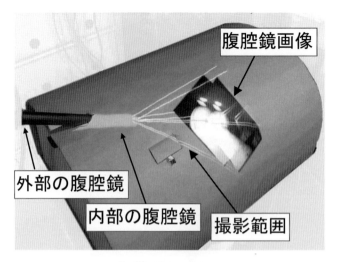

図2　鉗子挿入支援システムの様子

3次元位置センサーで計測する。内視鏡撮影範囲を AR 提示する様子を図2に示す。このように，患者体表に投影された撮影視野領域に向かって器具を挿入することで無駄な操作が低減できることが評価実験によって示されている[8]。

2.2　臓器3次元形状の映像投影

臓器模型の3次元形状を人体モデルの腹部に投影している様子を図3に示す。図中の灰色のラインは鉗子の挿入位置を示している。このように，あたかも体腔内が透過しているかのような状況を再現することができている。

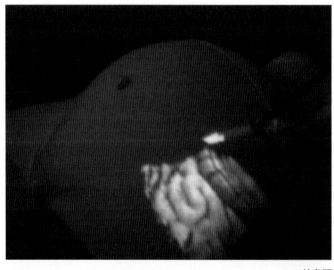

※口絵参照

図3　統合システムで腹腔内を仮想的に透過表示している様子

2.3 体内構造計測

以上述べたように，対象にプロジェクション画像をマッピングする技術は解決に近づいている。次の課題として，体腔内で随時変化する生体組織の形態情報を実時間で取得する方法を検討する。

2.3.1 事前計測

体内組織の移動・変形が微小で無視できると考えられる場合は，事前に体内構造を計測することで投影型 AR ナビゲーションのコンテンツとして活用できる。コンピュータ断層撮影（CT），核磁気共鳴画像法（MRI），ポジトロン断層法（PET）など，事前に取得した 3 次元体内構造を正確に位置合わせして体表に投影するためには基準となる点が必要である。この基準点は体表から確認できる必要があるため，臍や乳頭，骨格の突起部などが利用される。また各撮影モダリティに対応した体表貼付マーカーも製品化されている。このような基準点を利用し，3 次元体内構造の座標空間と，プロジェクタの座標空間の幾何学的な変換が可能となる。臓器・組織が大きく変形しない対象においては，事前計測した情報を用いた AR-IGS が有用である。脳外科や整形外科などで，すでに AR-IGS は実用化に至っている。

2.3.2 術中計測

腹腔内や胸腔内の臓器は拘束力が弱いため移動を伴い，また軟性固体臓器や管腔臓器は大きく変形するため，事前に撮影した体内構造と術中の状況は大きく異なる。そこで術中の実時間体腔内 3 次元形状計測が求められるが，内視鏡下手術のような低侵襲環境下では開腹状態と違い体内を観察する手段が極めて制限されている。このような条件で腹腔内臓器を 3 次元形状計測する手法として，空間コード化法を用いた手法[9]やレーザポインティング内視鏡システム[10]など，内視鏡画像からの形状計測を目指した研究が活発である。立体腹腔鏡によるステレオ画像を用いた手法として，Stoyanov ら[11]は多重解像度と PBM（Piecewise Bilinear Maps）を組み合わせることで[12]高密度な形状計測法を提案している。また Wang らは各臓器の移動・変形のパターンを事前に統計的に学習することで，内視鏡映像から得られる部分的な情報を補完する手法を提案している[13]。

2.4 より簡便な体内構造投影法

これまで述べてきた投影型 AR 医療ナビゲーションシステムは術者の視点位置，患者の体表形状を考慮した歪み補正を行う構成であるが，高価な 3 次元位置センサーを要すること，体表形状計測に用いる空間コード化法のために必要とされるプロジェクタやカメラのキャリブレーションに高度な専門知識を要することなどから，臨床現場への AR システム導入の敷居が高い。

そこで工学的な専門知識がない医療従事者でも体内構造を簡便に体表投影する AR 医療ナビゲーションが提案されている[14]。この手法ではプロジェクタと PC のみを使用し，カメラは使用しない。プロジェクタのキャリブレーションを誰でも実施できるようにすることで，医療機関は手持ちのプロジェクタを使って簡便に投影型 AR 医療ナビゲーションを利用できる。

2.4.1 体内構造データとの位置合わせ

体内構造データとプロジェクタの位置合わせを正確に行うためには，体表にマーカーを貼付することが好ましい。マーカーは最低5点ほどあれば計算できる。専用マーカーは3次元画像においても鮮明に撮影されるため，手動で指定することは容易である。術前に患者の3次元構造を撮影した後に一度だけ作業すればよいため負担にはならない。最後にプロジェクタ投影画像におけるマーカー位置の取得を行う。ここではカメラを用いるのではなく，プロジェクタの投影画像上にカーソルを提示し，手動のクリックによりマーカー位置を指定する。この作業は医療行為中に実施することになるが，プロジェクタを患者の周辺に設置して数回クリックするだけであるため，初めての実施でも5分以下，数回練習すれば1分程度で完了できることが確認されている。また近年普及しているARマーカーを用いることでマーカー指定を自動化し，手動の設定操作を不要とすることも可能である。

2.5 臨床応用

この簡便な投影型ARナビゲーションシステムを乳がん検診のリンパ節生検に応用した。この手技では体内のリンパ節の組織を採取してリンパ節転移検査を行うが，切開創を最小化するために体表から体内リンパ節位置を確認できることが好ましい。そこでリンパ節造影CT撮影により事前にリンパ節の位置を同定しておき，体表にCT用マーカーを貼付することで，プロジェクタとの位置合わせを実施した。この結果を図4に示す。この写真は医療従事者が単独で初めて実施した結果であるが，プロジェクタで体表に示されたリンパ節の位置は正確であり，その位置から切開することで実際のリンパ節にアプローチすることができた。簡便な体内構造投影法が臨床的に有効であることが示された。

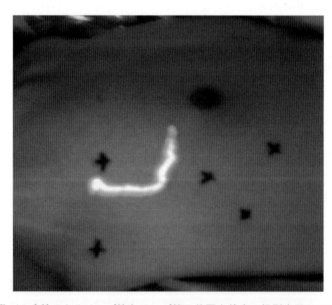

図4　乳がん生検のためリンパ管とリンパ節の位置を体表に投影表示している様子
（KKR斗南病院　呼吸器・乳腺外科　川田将也医師　提供）

第3章 AR・VR技術の利活用

3. 拡張現実感技術を用いた対人型聴診訓練シミュレータ

3.1 システム概要

　ARを用いた対人型聴診訓練シミュレータ（Educational Augmented Reality Auscultation Simulator；EARS）は，模擬聴診器とタブレットPCの2つのユニットから構成されている。SPの体表に光反射マーカーを貼付し，模擬聴診器に内蔵した位置検出器はチェストピースとSPの位置をリアルタイムで検出する。チェストピースがSPの体表に接触すると，タブレットPCは聴診位置に応じた生体音を決定し，模擬聴診器のイヤーピースから再生する。EARSは臨床の外来診察室の医療面接と同様に実施できることを前提としている。準備としてSPの左右鎖骨先端付近と剣状突起の計3カ所に，光学再帰性反射マーカーを貼り付ける。この作業を簡便にするため，マーカーが貼り付けられた専用ベストも用意されており，SPは専用ベストを着用すれば準備作業は完了する。接触検出，聴診位置決定，再生音決定，音源再生までをEARSシステムは自動的かつ瞬時に行うため，研修生は臨床の医療面接と同じように聴診器を使い，聴診器をSPの体表に接触させるだけで生体音を聴取できる。EARSシステムを使用する様子を図5に示す。研修生はSPが再現している疾患に対応したリアルな生体音を聴取することができる。

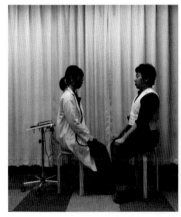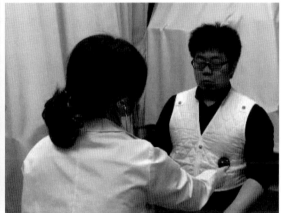

図5　EARSを使用する様子

3.1.1 模擬聴診器

　図6に示す模擬聴診器は，一般的な電子聴診器に類似の形状・重量をしており，イヤーピース，チェストピース，位置検出器，呼吸表示器から構成されている。チェストピースには赤外LEDを装備しており，チェストピースがSPに接触すると，赤外LEDが点灯する。接触の検出は，フォトリフレクタと呼ばれる光の反射原理に基づくセンサーを用いており，チェストピースとSPの接触を高感度に検出できる。模擬聴診器が発する光はすべて赤外線であるため，研修生は模擬聴診器の特殊性を意識することはない。

　模擬聴診器には小型スピーカーが内蔵されており，タブレットPCで再生・送信された音源を受信し，イヤーピースで再生することができる。聴診器の耳管を経由した生体音再生により，実

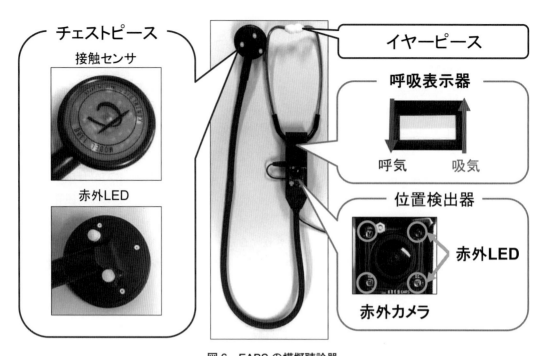

図6 EARSの模擬聴診器
イヤーピース，チェストピース，位置検出器，呼吸表示器から構成されている。

際の聴診器に近い音響特性を再現している。位置検出器は赤外カメラとその周囲に赤外LEDを備えている。この赤外LEDは，カメラの撮影タイミングに同期してON/OFFを繰り返して点滅している。赤外カメラはSPの位置と，模擬聴診器の聴診位置を検出するために用いる。

SPに貼付した反射マーカーは，位置検出器が発する点滅赤外光を反射する一方で，模擬聴診器のチェストピースは，SP接触時に赤外LEDが点灯発光する。赤外カメラはどちらも同じ赤外光として検出するが，反射マーカーは点滅し，チェストピースの発光は点灯を維持することから，反射マーカーとチェストピースを判別できる。つまりSPの位置と聴診位置を混同することなく1つの赤外カメラで検出できる原理である。

またEARSの特徴として，再生する呼吸音と模擬患者の呼吸のタイミングが一致する。これは呼吸音を自然に再現して聴診のリアリティを向上するためには重要な要素であり，マネキン型のシミュレータでは解決が難しい。この問題の解決にあたり，EARSは逆転の発想を用いている。つまりSPの呼吸タイミングを検出して音源を加工再生するのではなく，タブレットPCが再生する音源に合わせるようSPの呼吸を誘導する。このため模擬聴診器には呼吸表示器が内蔵されている。呼吸表示器は小型ディスプレイにバー表示が上下に伸び縮みし，SPはこの呼吸表示器に合わせて呼気と吸気のタイミングを整える。このように簡便な機構でSPの呼吸と再生する呼吸音のタイミングを合わせることができる仕組みとなっている。

3.1.2 タブレットPC

タブレットPCはEARSシステムの音源データベースと，使用者の操作インターフェースを兼

ね備える。音源データベースは心音が正常・異常合わせて18種，呼吸音が正常・異常合わせて18種用意されている。これら音源の種別に加えて，聴診位置に応じた音の強弱を決定する音源マップが多数用意されている。この音源マップにより，例えば左肺野下部に捻髪音（fine crackle）と設定すると，左肺野下部付近で捻髪音の最強点を認めることができ，聴診位置がそこから離れると次第に音が減弱する，といった再現が可能となる。心音と呼吸音は同時に再生することもできるため，心疾患と呼吸器疾患を併発した状況をも再現することが可能である。また教育素材としてタブレットPC上で心音・呼吸音のイラスト付き解説も閲覧することができ，自習用にクイズ機能なども用意されている。

3.2 EARSの評価と導入
3.2.1 評価実験

従来のマネキン型聴診シミュレータに対してEARSシステムの有効性を評価した。評価実験は非臨床ボランティア8名（男性7名，女性1名，22歳〜25歳）を対象に，再現する生体音（心音3種，呼吸音3種）の聞き取りやすさ，緊張感，学習効果の各設問について1点〜5点の5段階形式で回答を求めた。カイ2乗検定による統計的な解析の結果，心音・呼吸音のいずれも音質には違いがないことが示され，学習効果にも差は認められなかった。

一方，緊張感についてはEARSが4.4点，マネキン型シミュレータ1.8点となり，統計的に有意な差を認めた。つまりEARSはマネキン型シミュレータに対して，医療面接も同時に実施できること，価格や保管スペースのコストが軽減すること，といった定性的な利点に加えて，音源の質や学習効果については遜色なく，さらに聴診手技中の緊張感が高まるという利点が統計的に示された。EARSは教育，訓練だけでなく試験にも大変有効であり，OSCEやPost-CC OSCEといった共用試験でEARSを使用することにより，検査の信頼性を向上させることができると考えている。

3.2.2 導入

これまでEARSは大学医学部の呼吸器内科や循環器内科の臨床参加型実習で何度も試験とフィードバックを繰り返して改良を重ねている。最近は臨床実習後共用試験（Post-CC OSCE）への試験導入や，初期研修医や医学生を対象とした診察技術のセミナーや，総合診療の勉強会などで導入が進んでいる。

4. おわりに

本稿では，投影型ARによる医療ナビゲーションシステムについて述べた。投影対象である体表形状と術者の視点位置を取得することで，患者の体内構造を透過重畳提示する医療ナビゲーションシステムが実現できることを示した。また，体内構造が変化しないという前提であれば，簡便な投影型ARナビゲーションシステムが臨床的に有効であることを示した。投影型ARによる医療ナビゲーションシステムを実用化するためには課題が多い。まず術中に発生する患者の動

きに対応する方法が必要である。また体表に投影される映像の画質は低い。投影画像はナビゲーション目的の補助画像ではあるが，医師からの画質向上の要請も大きい。また，腹腔内の3次元形状計測は精度と実時間性の両面において実用レベルに達していない。近年ではNOTES（開口部からの経管的腹腔鏡手術）やSILS（単孔式腹腔鏡手術）など，低侵襲手術は一層発展して患者の負担が減る一方で，手術の難易度や術者への負担は増大している。本稿で紹介した投影型AR技術を活用した医療支援システムを早く臨床現場に導入できるよう研究開発の進展，諸問題の解決が期待されている。

　また後半では仮想現実感技術を用いた対人型聴診訓練シミュレータEARSを紹介した。マネキン型のシミュレータと違い，標準模擬患者に対して医療面接と聴診検査を円滑に実施することができることを述べた。EARSは対人で聴診を訓練・試験できることにより，緊張感が実臨床同様に向上することを示した。医学・看護学教育の現場に早い導入が求められている。

文　献

1) S. Nicolau et al.: *Surgical Oncology*, **20**, 189-201 (2011).
2) T. Takashina et al.: *Cardiology*, **88**, 408-413 (1997).
3) J. Butter et al.: *JGIM*, **25**, 780-785 (2010).
4) T Nakaguchi et al.: *Journal of Medical Imaging and Health Informatics*, **3**(1), 89-93, (2013).
5) 岡田銀平ほか：VR医学, **14**(1), 9-14 (2016).
6) R. J. Valkenburg and A. M. McIvor: *Image and Vision Computing*, **16**(2), 99-110 (1998).
7) R. Raskar et al.: 9th Euro-graphics Workshop on Rendering Techniques, 139-144 (1998).
8) 牛木卓ほか：*Medical Imaging Technology*, **24**(5), 394-400 (2006).
9) 長谷川一英, 佐藤幸男：電子情報通信学会論文誌, J83-D-II (1), 271-279 (2000).
10) 中村仁彦, 林部充宏：日本ロボット学会誌, **21**(3), 302-308 (2003).
11) D. Stoyanov et al.: *Computer Aided Surgery*, **10**(4), 199-208 (2005).
12) S. Veeser et al.: *Proteom*, **1**, 856-870 (2001).
13) D. Wang and A. H. Tewfik: *IEEE Trans. on Medical Imaging*, **31**(4), 924-937 (2012).
14) 平野諒司ほか：2014年電子情報通信学会総合大会, A-21-4, 269 (2014).

第1編　最新医療イノベーション

第3章　AR・VR技術の利活用

第2節　AR手術ナビゲーションシステムの開発

名古屋大学　林　雄一郎　　名古屋大学　森　健策

1. はじめに

　情報技術の発展により医療分野においても情報化が進んでいる。外科手術においても，情報技術などを用いて外科医を支援するコンピュータ支援外科（Computer Aided Surgery；CAS）システムの開発が行われている。CASシステムの1つに手術ナビゲーションシステムがある。手術ナビゲーションシステムは，カーナビゲーションシステムのように，現在手術を行っている箇所を地図（画像）上に表示するシステムである。このシステムを用いることで，医師は手術箇所を観察するだけでは得ることが難しい腫瘍や解剖学的構造の位置関係などを確認しながら手術を行うことができる。このような手術ナビゲーションシステムの研究は1980年代から行われ[1)2)]，現在では商用のシステムも販売されて脳神経外科や整形外科などの分野では広く利用されている。これまでの手術ナビゲーションシステムでは，CT画像やMRI画像の断面画像上に手術器具の位置を表示しているものが多い。近年，Virtual Reality（VR）技術やAugmented Reality（AR）技術を利用して，医用画像から3次元画像を生成して診断や治療の支援を行う研究が行われている。手術計画の立案などでは，2次元の断面画像に加えて3次元画像を用いることで，手術対象の解剖学的構造の3次元的な位置関係を直観的に把握できるようになる。そこで，手術ナビゲーションシステムにおいてもVRやARの技術を用いて3次元画像を生成して医師に提示するシステムの研究が進められている[3)-14)]。さらに，腹部などのさまざまな領域の手術を対象とした手術ナビゲーションシステムの開発も進んでいる。本稿では，まず手術ナビゲーションシステムを構成する基本的な要素について説明する。次に，手術ナビゲーションシステムの具体例として筆者らが開発してきた仮想内視鏡システムを用いた手術ナビゲーションシステムとその臨床応用について述べる。最後に今後の展望などを「おわりに」で述べる。

2. 手術ナビゲーションシステム

2.1　手術ナビゲーションシステムの構成

　手術ナビゲーションシステムは，内視鏡や鉗子などの手術器具（以下，術具と呼ぶ）の位置や姿勢を計測するための3次元位置計測装置と，計測した位置情報とCT画像などの医用画像から現在の術具の位置を示す地図（手術支援画像）を生成するための画像処理コンピュータから構成される。手術を行っている箇所の解剖学的構造情報を医用画像から手術支援画像として生成する

ためには,医用画像上における術具の位置を知る必要がある。術具の位置情報は3次元位置計測装置によって取得するため,術具の位置を計測する3次元位置計測装置の座標系と手術支援画像を生成する医用画像の座標系を位置合わせして統合する必要がある。この処理はレジストレーションと呼ばれ,手術ナビゲーション前に行う必要がある。ここでは,手術ナビゲーションシステムの基本要素である,3次元位置計測装置,レジストレーション,手術支援画像について説明する。

2.2 3次元位置計測装置

手術ナビゲーションを行うためには,術具の3次元的な位置や姿勢をリアルタイムかつ正確に計測することが必要となる。現在の手術ナビゲーションシステムでは,主に光学式と磁気式の2種類の計測方式の3次元位置計測装置が用いられている。実際の手術ナビゲーションでは,対象とする手術とそれぞれの計測方式の特徴を考慮して使用する3次元位置計測装置が選択されている。

光学式の3次元位置計測装置は,2つの赤外線カメラで赤外線を反射する球状のマーカを撮影し,ステレオ法によりマーカの3次元位置を計測する。光学式の3次元位置計測装置の例を**図1**に示す。赤外線カメラを図1(a)に,赤外線を反射するマーカを腹腔鏡に取り付けた様子を図1(b)に示す。術具の姿勢を計測するためには3個以上のマーカを術具に取り付ける必要があるが,術具の先端などの計測したい箇所に直接マーカを取り付けることは困難なことが多い。そこで,図

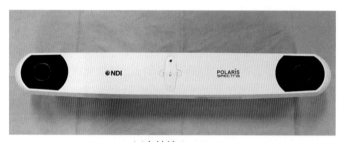

(a)赤外線カメラ

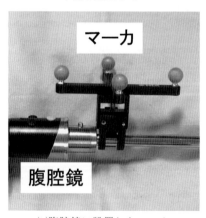

(b)腹腔鏡に設置したマーカ

図1 光学式の3次元位置計測装置

1(b)に示すように術具の適当な箇所に複数のマーカを取り付け,マーカと計測対象との位置関係をあらかじめ計測しておく。手術ナビゲーション中には,3次元位置計測装置から得られるマーカの位置と,マーカと計測対象との位置関係から術具の計測対象の位置と姿勢を取得する。光学式の位置計測装置は,磁気式の位置計測装置と比較的して正確に位置計測が可能であるが,赤外線カメラとマーカの間に遮蔽物が存在すると位置計測ができない問題点がある。

　磁気式の3次元位置計測装置は,磁場発生装置により磁場を発生させ,磁気センサーにより得られる磁場の情報を用いてセンサーの位置と姿勢を求める。磁気式の3次元位置計測装置の例を**図2**に示す。図2(a)に磁場発生装置と制御装置,図2(b)に3種類の磁気センサーを示す。術具の位置計測では,図2(b)のような磁気センサーを術具に設置するが,磁気センサーと磁場発生装置はケーブルで制御装置に接続する必要がある。磁気式の位置計測装置の利点は,光学式の位置計測装置と異なり遮蔽物が存在しても位置計測が可能なことである。そのため,小型の磁気センサーを軟性内視鏡の先端に取り付けることで,その先端位置を体内においても計測することができる。さらに,複数の磁気センサーを取り付けることで,軟性内視鏡の形状も計測できるようになる。磁気式の位置計測装置の問題点は,磁場発生装置や磁気センサーの近くに金属などが存在すると,磁場が影響を受けて計測誤差が発生することである。光学式と磁気式の双方を組み合わせて,それぞれの欠点を補うことも考えられるが,現時点ではそのような商用の位置計測装置はなく,研究の段階にとどまっている。

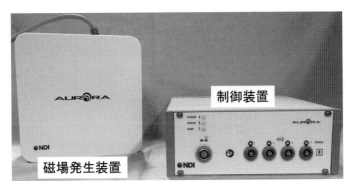

(a)磁場発生装置と制御装置

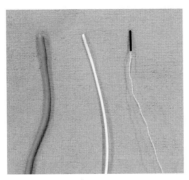

(b)磁気センサー

図2　磁気式の3次元位置計測装置

2.3 レジストレーション

前述したように,手術ナビゲーションシステムにおいて術具の位置に対応した手術支援画像を生成するためには,3次元位置計測装置の座標系と医用画像の座標系の位置合わせ処理が必要となる。これはレジストレーションと呼ばれ,具体的には3次元位置計測装置の座標系から医用画像の座標系への変換を求める処理である。変換としては,平行移動と回転からなる剛体変換がよく用いられている。レジストレーション処理で求まった剛体変換行列を T とすると,医用画像座標系における術具の位置 q は,3次元位置計測装置で計測した術具の位置 p から,

$$q = Tp \tag{1}$$

として計算することができる。

レジストレーションの方法には,主に点の対応関係を用いるポイントベースレジストレーションと表面形状を用いるサーフェスベースレジストレーションがある。ポイントベースレジストレーションでは,基準点の位置をそれぞれの座標系において計測し,その対応関係を用いて座標系の変換行列を求める。この方法では,複数の基準点を設定する必要があるが,CT画像やMRI画像で明瞭に描出されるマーカを設置して基準点とする方法や,骨の突起部などの解剖学的に特徴のある箇所を選択して基準点とする方法がある。画像上でそれぞれの基準点の位置を計測した後,3次元位置計測装置で対応する基準点の位置を計測してレジストレーションを行う。ここで,レジストレーションに用いる基準点の数を N,i 番目の基準点の3次元位置計測装置の座標系における位置を p_i,医用画像の座標系における位置を q_i とすると,ポイントベースレジストレーションでは,

$$T^* = \arg\min_{T} \sum_{i=1}^{N} |Tp_i - q_i|^2 \tag{2}$$

となる剛体変換行列 T^* を求める[15)16)]。このレジストレーション方法では,基準点として設定する箇所が位置合わせ誤差に影響するため重要である。特に軟部組織などに基準点を設定した場合は,変形によって位置合わせ誤差が発生することがあるため注意が必要である。また,医用画像と位置計測装置の両方で明確に同定できる箇所を基準点として数多く選択することも,位置合わせ誤差を減らすためには重要となる。

サーフェスベースレジストレーションでは,それぞれの座標系で計測した臓器の表面形状をICP(Iterative Closest Point)アルゴリズム[15)17)]などを用いて位置合わせして変換行列を求める。ICPアルゴリズムは,2つの3次元形状を繰り返し計算で位置合わせする方法である。ここでは臓器の表面形状を点群で表現するとし,3次元位置計測装置で計測した臓器の表面形状を表す点群を P,医用画像上で計測した臓器の表面形状を表す点群を Q とする。まず,点群 P の各点に対して点群 Q の点の中から最近傍点を対応点として求める。得られた点の対応関係を用いてポイントベースレジストレーションと同様の方法で剛体変換行列 T を求める。その後,求めた剛体変換行列 T で点群 P を変換する。変換した点群 P と点群 Q の距離を計算し,あらかじめ設定した条件を満たしていれば剛体変換行列を出力して終了する。条件を満たしていない場合は,最近傍点

の計算に戻り，条件を満たすまで同様の処理を繰り返す。このレジストレーション方法では，位置合わせに用いる臓器の表面形状に特徴的な形状を持つ領域を含めることが重要であり，特徴的な形状が含まれない場合は位置合わせ誤差が大きくなることがある。また，ICPアルゴリズムでは位置合わせの初期値が重要であることから，ポイントベースレジストレーションにより位置合わせした結果をサーフェスベースレジストレーションの初期値として利用することも行われている。

　これらのレジストレーション処理は，手術ナビゲーションにおいて正確な手術支援情報を生成するために重要な処理である。骨などの変形が少ない箇所をレジストレーションに用いる場合には位置合わせ誤差は比較的小さくなるが，対象とする手術によっては変形の少ない箇所をレジストレーションに用いることが難しい場合がある。例えば，体表上の基準点を用いたポイントベースレジストレーションでは，CT画像の撮像時と手術時の姿勢の違いなどで位置合わせ誤差が発生する[13]。そこで，手術中に体内の解剖学的構造を用いてレジストレーションを再度行い，位置合わせ誤差を減少させる方法が研究されている[18)19)]。例えば，手術中に切離した血管の位置をポイントベースレジストレーションの位置合わせの基準点として用いる方法[18)]や，手術中に計測可能な複数の臓器の表面形状を用いてサーフェスベースレジストレーションを行う方法[19)]が提案されている。これらの研究では，体内の解剖学的構造情報を用いて再レジストレーションすることによって，体表の基準点を用いたレジストレーション方法と比べて位置合わせ誤差が減少することが示されている。

2.4　手術支援画像

　手術ナビゲーションシステムの画像表示方法として従来から一般的に行われている方法は，医用画像のアキシャル，サジタル，コロナルの3断面画像上に術具の位置を表示する方法である。画像としてはCT画像やMRI画像が用いられることが多い。複数の種類の画像を手術ナビゲーションシステムで利用することも可能であるが，画像ごとに座標系が異なる場合には，手術ナビゲーションのレジストレーションに用いた画像に他の画像を位置合わせする画像間のレジストレーション処理を行う必要がある。画像同士を位置合わせして手術ナビゲーションに用いることで，さまざまな画像から得られる情報を確認しながら手術を行うことができるようになる。

　また，コンピュータグラフィックスの技術を用いてCT画像やMRI画像を3次元的に表示して手術ナビゲーションシステムで利用することも行われている。特に，腹腔鏡などの内視鏡を用いた手術を対象とした手術ナビゲーションシステムでは，仮想的な内視鏡画像を生成して手術支援画像として利用することが行われている。医用画像から仮想的な内視鏡画像のような3次元画像を構築する方法としては，サーフェスレンダリング法やボリュームレンダリング法がある。サーフェスレンダリング法は，医用画像から抽出した臓器の形状を三角形のパッチなどで表現して描画する方法である。一方，ボリュームレンダリング法は医用画像の各画素に色と不透明度を割り当ててレイキャスティングすることで，3次元画像を生成する方法である。3次元画像中の血管や腫瘍などの手術に重要な解剖学的構造を強調して表示するためには，医用画像から注目している解剖学的構造を抽出して，それぞれの領域を異なる色で表示する必要がある。医用画像から対象

の解剖学的構造を手動で抽出する作業は労力を要するが，近年はディープラーニングを用いて自動的に複数の解剖学的構造を自動抽出する技術の開発も進んでいる[20]。手術ナビゲーションシステムにおいて手術支援画像として3次元画像を生成して提示することで，手術箇所の解剖学的構造の3次元的な位置関係が把握しやすくなる。

手術ナビゲーションシステムが生成した手術支援画像は，手術ナビゲーションシステムの付属のモニタに表示されることが多いが，内視鏡手術や顕微鏡手術の手術ナビゲーションシステムでは，内視鏡画像や手術顕微鏡画像と手術ナビゲーションシステムが生成した3次元画像を合成して表示することも行われている[3,4,8]-[11]。また，プロジェクタを用いて手術支援画像を体表に投影することも行われている[7]。

手術ナビゲーションシステムの手術支援画像の生成では，一般的には手術前に撮影した医用画像が用いられる。しかしながら手術の進行に伴い臓器は手術操作などにより変形するため，手術中の臓器の形状は手術前に撮影した画像中の臓器の形状とは異なっていく。そこで，手術室にMRI装置やCT装置などの画像撮像装置を導入し，手術中に医用画像を撮影して手術ナビゲーションに用いる画像を更新することが行われている[10,21]。また，磁気式の位置計測装置で超音波プローブの位置を計測することで，手術中に撮影した超音波画像を用いて手術ナビゲーションを行うシステムも提案されている[4]。手術中に撮影した画像には手術中の臓器の状態が反映されているため，手術ナビゲーションシステムで用いる医用画像を手術中に撮影して更新することにより，より正確な手術ナビゲーションが可能となる。

3. 仮想内視鏡システムを用いた手術ナビゲーションシステム

3.1 システム概要

ここでは，筆者らが開発してきた仮想内視鏡システムを用いた手術ナビゲーションシステムについて説明する[6,12,13]。仮想内視鏡システム（バーチャルエンドスコピー）は，CT画像やMRI画像などの医用画像からあたかも内視鏡で観察したような仮想的な内視鏡画像を生成するシステムである[22]。手術ナビゲーションシステムに仮想内視鏡システムを組み合わせることで，現在の内視鏡の位置に対応した仮想的な内視鏡画像を生成することができる。この手術ナビゲーションシステムの構成図を図3に示す。このシステムは，外科手術用の内視鏡や鉗子などの位置を計測するための3次元位置計測装置と，仮想内視鏡システムから構成される。図では光学式の3次元位置計測装置を用いているが，このシステムでは光学式と磁気式の両方の計測方式の位置計測装置を利用することが可能である。腹腔鏡下手術の手術ナビゲーションでは，図のように腹腔鏡にマーカを取り付けて腹腔鏡の位置と姿勢の情報を取得する。手術ナビゲーション前にレジストレーションを行い，位置計測装置の座標系から医用画像の座標系への変換行列を求める。求めた変換行列を用いて位置計測装置で計測した腹腔鏡の位置と姿勢を，医用画像座標系における位置と姿勢に変換する。変換された腹腔鏡の位置姿勢情報と医用画像から仮想内視鏡システムを用いて腹腔鏡の位置に対応する仮想内視鏡画像を生成する。鉗子の位置も同様に位置計測装置の座標系から医用画像の座標系に変換することで，仮想内視鏡画像内に表示することができる。これに

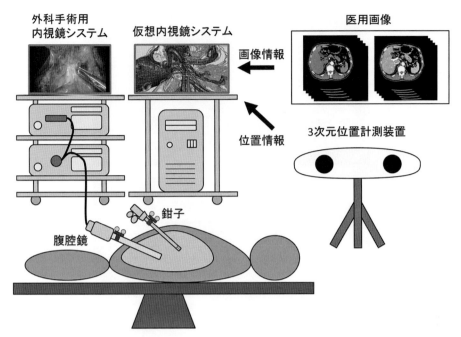

図3 仮想内視鏡システムを用いた手術ナビゲーションシステム

より腹腔鏡で観察している箇所の仮想腹腔鏡画像を手術支援画像として生成できるため，手術箇所の解剖学的構造の把握の支援が可能となる．以下にこのシステムを用いた手術ナビゲーションの具体例について説明する．

3.2 腹腔鏡下胃切除術の手術ナビゲーション

胃がんに対する腹腔鏡下胃切除術において手術ナビゲーションを行った[13]．この手術ナビゲーションでは光学式の3次元位置計測装置（Polaris Spectra, NDI, カナダ）を用い，位置計測装置の赤外線カメラは遮蔽が発生しにくいように手術室の上部に設置し，内視鏡と鉗子には位置計測用の赤外線の反射球マーカを設置した．手術ナビゲーションシステムの手術支援画像を提示するモニタは，外科医が観察しやすいように腹腔鏡のモニタと並べて設置した．位置合わせは，体表の基準点として，剣状突起，臍，臍から左右それぞれ50 mm～100 mmの箇所，左右の前腸骨棘の6点を用い，ポイントベースレジストレーションにより行った．胃がんに対する腹腔鏡下胃切除術では，がんを含む胃を切除する前に胃の周囲の血管を順番に切離する．血管の分岐構造は個人ごとに異なるため，この手術では血管の分岐構造や血管と周囲の臓器との位置関係が重要である．そこで，術前に撮影した動脈相と門脈相のCT画像から，動脈，門脈，肝臓，脾臓，胆囊，胃の内腔，膵臓を半自動で抽出した．抽出した領域とCT画像を仮想内視鏡システムでボリュームレンダリング法により描画することで手術支援画像を生成した．図4に手術ナビゲーションの様子を示す．図中の右側のモニタに腹腔鏡の映像が，左側のモニタに手術ナビゲーションシステムが生成した手術支援画像が表示されている．図に示すように，仮想内視鏡システムを用いた手術ナビゲーションシステムでは，腹腔鏡の位置に連動して仮想腹腔鏡画像を手術支援画像として

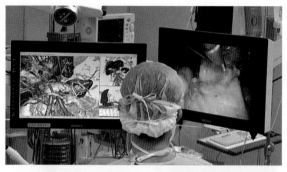
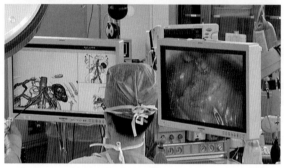

※口絵参照
図4　腹腔鏡下胃切除術の手術ナビゲーションの様子

提示することが可能であった。また手術支援画像は，あらかじめ抽出した領域が異なる色で表示されており，手術中に手術箇所周囲の血管を含めた解剖学的構造を確認することを可能にしている。

この手術ナビゲーションにおいて体表の基準点を用いたポイントベースレジストレーションの位置合わせ誤差を評価するために，位置合わせ後の基準点の誤差である Fiducial Registration Error（FRE）を計算した。FRE は，基準点の数を N，i 番目の基準点の3次元位置計測装置座標系における位置を p_i，医用画像座標系における位置を q_i，レジストレーションにより求まった変換行列 T をとすると，

$$\mathrm{FRE} = \sqrt{\frac{1}{N}\sum_{i=1}^{N}|\mathbf{T}p_i - q_i|^2} \tag{3}$$

と計算される。23 例で FRE を計算したところ，平均 FRE は 14.0 mm であった。誤差が生じる要因としてはさまざまなものが考えられるが，その1つとして CT 画像の撮影時と手術時の姿勢の違いによる基準点の位置の変化が考えられる。そこで，CT 画像で計測した剣状突起と臍の距離と3次元位置計測装置で計測した剣状突起と臍の距離の差を計算したところ，平均で 20.7 mm であった[13]。位置合わせに誤差は発生したが，手術ナビゲーションシステムは腹腔鏡の位置に対応した仮想腹腔鏡画像を手術支援画像として提示することができ，解剖学的構造の把握の支援が可能であった。

3.3 腹腔鏡下肝切除術における手術ナビゲーション

腹腔鏡下肝切除術において手術ナビゲーションを行った[12]。この手術ナビゲーションでは，磁気式の3次元位置計測装置（Aurora，NDI，カナダ）を用いた。磁場発生装置は手術台の頭側の上部に設置し，磁気センサーを腹腔鏡と鉗子に取り付け位置と姿勢を計測した。手術支援画像を提示するモニタは腹腔鏡のモニタと並べて設置した。この手術ナビゲーションでは，CT画像で明瞭に描出される十字のマーカを体表に設置して基準点とし，ポイントベースレジストレーションにより位置合わせを行った。肝臓の腫瘍を切除する際には腫瘍と周囲の血管の位置関係が重要となる。そこで，術前に撮影した動脈相と門脈相のCT画像から肝臓，腫瘍，動脈，門脈，静脈を抽出した。さらに，症例に応じて切除対象の血管を抽出した。手術ナビゲーション中には抽出した領域を仮想内視鏡システムにより描画することで手術支援画像を生成した。手術ナビゲーションの様子を図5に示す。図中の右側のモニタには手術ナビゲーションシステムの手術支援画像が，左側のモニタには腹腔鏡の映像が表示されている。手術支援画像中の茶色，黄色，紫色，青色の領域はそれぞれ，肝臓，腫瘍，門脈，静脈を示している。図5では手術ナビゲーションシステムを用いて腫瘍の位置や血管の位置の確認を行っている。このように手術ナビゲーションシステムは，腹腔鏡の位置に対応した手術支援画像を生成することができ，腫瘍とその周囲の血管の位置関係などの解剖学的構造の把握を支援することが可能であった。

3.4 脳神経外科手術における手術ナビゲーション

神経内視鏡を用いた脳神経外科手術において手術ナビゲーションを行った[6]。この手術ナビゲーションでは，磁気式の3次元位置計測装置（3D Guidance，NDI，カナダ）を用いた。磁場

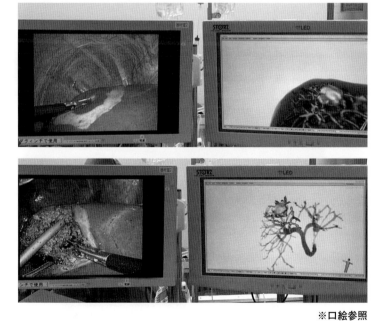

※口絵参照

図5 腹腔鏡下肝切除術の手術ナビゲーションの様子

発生装置は頭部の下側に設置し，神経内視鏡の先端に磁気センサーを取り付けて内視鏡の先端位置を計測した。位置合わせは，頭部に設置したCT画像やMRI画像で明瞭に描出されるマーカを基準点としたポイントベースレジストレーションにより行った。他の手術ナビゲーションと同様に，手術で重要となる解剖学的構造をMRI画像とCT画像から抽出した。手術支援画像は，抽出した領域とCT画像やMRI画像を仮想内視鏡システムでボリュームレンダリング法により描画することで生成した。手術ナビゲーションの様子を**図6**，**図7**に示す。図6は硬性内視鏡を用いた内視鏡下経鼻下垂体手術の手術ナビゲーションの様子である。図中の右側のモニタに内視鏡の映像が，左側のモニタに手術ナビゲーションシステムの手術支援画像が表示されている。また，図7は軟性内視鏡を用いた第3脳室底開窓術の手術ナビゲーションの様子である。図中の右側のモニタには手術ナビゲーションシステムの手術支援画像が，左側のモニタには内視鏡の映像が表示されている。図6中の赤色と緑色の領域は，それぞれ血管と腫瘍の領域であり，図7中の赤色の領域は血管領域である。脳神経外科における手術ナビゲーションにおいても，神経内視鏡の位置に対応した仮想内視鏡画像を手術支援画像として提示することが可能であった。また，図7に示す軟性内視鏡の手術ナビゲーションでは，小型の磁気センサーを内視鏡の鉗子口を通して先端に設置している。軟性内視鏡の先端位置は光学式の位置計測装置では計測することができないため，小型の磁気センサーを用いた位置計測は軟性内視鏡の手術ナビゲーションにおいて有用であった。

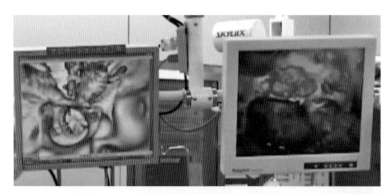

※口絵参照

図6　内視鏡下経鼻下垂体手術の手術ナビゲーションの様子

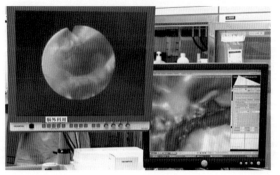

※口絵参照

図7　第3脳室底開窓術の手術ナビゲーションの様子

4. おわりに

本稿では，AR 手術ナビゲーションシステムの開発について述べた。手術ナビゲーションシステムを構成する基本的な要素についての説明を行い，具体的な手術ナビゲーションシステムの例として筆者らが開発してきた仮想内視鏡システムを用いた手術ナビゲーションシステムについて述べた。この手術ナビゲーションシステムを用いてさまざまな手術において手術ナビゲーションを行い，内視鏡の位置に対応した仮想内視鏡画像を手術支援画像として提示することが可能であることを確認した。手術ナビゲーションシステムが提示する 3 次元画像を観察することで，手術を行っている領域の解剖学的構造の把握が容易となることから，AR 手術ナビゲーションシステムは手術支援として有用であると考えられる。

今後の手術ナビゲーションシステムの課題の 1 つは，手術中の臓器変形への対応である。手術中に変形が少ない領域では正確な手術ナビゲーションが実現されているが，軟部組織を対象とした手術ナビゲーションでは手術中に臓器が変形することによって位置合わせ誤差が生じる。このような臓器の変形に対応して常に正確な手術ナビゲーションを行うためには，手術中の臓器の動きや変形を計測してレジストレーション情報や画像情報を更新する必要がある。現在は，手術中に術中画像を撮影することや，体内の情報を用いてレジストレーションすることが行われているが，今後は内視鏡の映像などから臓器の変形を推定して，より正確な手術ナビゲーションを実現する方法などの開発が期待される。また，現在の手術ナビゲーションでは，術具の位置情報と医用画像情報のみから手術支援画像を生成している。手術室では各種機器やさまざまな情報を用いて手術が行われている。そこで，手術室で発生するさまざまな種類のデータを解析して，常に手術の状況を認識することができれば，単に医用画像から得られる解剖学的な情報を提示するだけでなく，手術の状況に応じて必要な手術支援情報を提供する新しい手術ナビゲーションシステムも考えられるであろう。さらには，手術支援ロボットなどの治療機器と手術ナビゲーションシステムを組み合わせた新しい手術支援機器の開発も期待される。

文　献

1) E. Watanabe et al.: *Surg. Neurol.*, **27**, 543（1987）.
2) P. W. Willems et al.: *J. Neurol.*, **253**, 1123（2006）.
3) P. J. Edwards et al.: *IEEE Trans. Med. Imaging*, **19**, 1082（2000）.
4) K. Konishi et al.: *Int. J. Comp. Assist. Surg.*, **2**, 1（2007）.
5) T. Langø et al.: *Minim. Invasive. Ther. Allied. Technol.*, **17**, 17（2008）.
6) E. Ito et al.: *Neurosurgery*, **66**, 342（2010）.
7) M. Sugimoto et al.: *Pancreat. Sci.*, **17**, 629（2010）.
8) M. Nakamoto et al.: *Curr. Opin. Urol.*, **22**, 121（2012）.
9) S. Ieiri et al.: *Pediatr. Surg. Int.*, **28**, 341（2012）.
10) N. Tsutsumi et al.: *Surg. Endosc.*, **27**, 2178（2013）.
11) T. Okamoto et al.: *Surg. Today*, **45**, 397（2015）.
12) Y. Hayashi et al.: *Proc. of SPIE*, **9415**, 94151X（2015）.
13) Y. Hayashi et al.: *Int. J. Comp. Assist. Surg.*, **11**, 827（2016）.
14) S. Bernhardt et al.: *Med. Image. Anal.*, **37**, 66（2017）.
15) J. M. Fitzpatrick et al.: Sonka et al.（eds）, Handbook of medical imaging, medical image processing and analysis, **2**, 447–513, SPIE, Bellingham（2000）.
16) B. K. P. Horn: *J. Opt. Soc. Am. A*, **4**, 629（1987）.
17) P. J. Besl and N. D. McKay: *IEEE Trans. Pattern. Anal. Mach. Intell.*, **14**, 239（1992）.

18) Y. Hayashi et al.: *Int. J. Comp. Assist. Surg.*, **11**, 837 (2016).
19) C. Morita et al.: *Int. J. Comp. Assist. Surg.*, **10**, S55 (2015).
20) H. R. Roth et al.: *Comput. Med. Imaging. Graph.*, **66**, 90 (2018).
21) Y. Muragaki et al.: *Acta Neurochir Suppl.*, **109**, 67 (2011).
22) K. Mori et al.: *IEICE Trans. Inf. Syst.*, E79–D, 809 (1996).

第1編　最新医療イノベーション

第3章　AR・VR技術の利活用

第3節　仮想環境手術支援ロボットシミュレーションシステムの開発

大阪大学　小林　洋

1. はじめに

　手術シミュレーションシステムは，仮想的な環境下において手技や手術を再現する試みである。手技を実施するロボット，対象となる臓器などの動作などの物理的な挙動をコンピュータ上で模擬することを意味する。基本的な目的としては，シミュレーションで得られた情報を，術前計画や術中の患者の状態予測に活用する。医師がさまざまな情報を統合しながら治療を進めていくという枠組みの中で，手術環境（患者の状態やロボットの状態）の推定，術中の患者の状態の予測が手技の高精度化につながるということが，シミュレーションシステムが必要とされる理由である。

　医療テクノロジーの中で，シミュレーション技術が使われる対象はさまざまあるが，シミュレーションが利用される治療は，高精度化が要求される手技が多いため，手術支援ロボットシステムとの親和性が高い。すなわち，予測や推定を通じて最適化された手術計画や手技に対して，それを正確に精度よく実現できるロボットシステムを利用することで，より高い精度の治療や安全性の向上が見込まれる。

　本稿では，手術支援ロボットシステムにおけるシミュレーションシステムの役割やその事例に関して説明する。手術支援ロボットシュミレーションシステムは，エンジニアが行う設計開発といった段階から，それを導入するプロセスであるトレーニングの段階，実際に手術をする前の術前計画の段階，術中におけるナビゲーションや制御情報処理の段階など，さまざまな段階や状況で利用されている。本稿ではそれぞれの段階における例を示す。術前計画した環境でトレーニングを実施する，または術前計画を術中に活かすなど，各シミュレーションをプロセスとして統合する試みも行われているが，アドバンスな内容であるため，多くは言及しない。

　以下の説明において，シミュレーションは手術環境を仮想的に再現することを指し，それを実施する構成要素をシミュレータと呼ぶ。シュミレーションする対象は大きく分けると，手術支援ロボットシステム，ならびに対象となる患者である。ロボットのシミュレータ，ロボットと患者の両方を有するシミュレータがある。ロボットのシミュレータや患者やその臓器のシミュレータを利用し，手術環境のシミュレーションを実施している。また，実ロボットシステムなどと，「実」をつけて記載した場合には，コンピュータ上で再現されたものではなく，物理的な実体があるものを示す。

2. 設計開発

　ロボットのシミュレータを，手術支援ロボットの設計開発に利用するケースに関して説明する。手術支援ロボットの開発において，各パーツのサイズは重要である。特に，可動部分である関節の配置やその距離（リンクの長さ）が重要となる。例として，内視鏡手術支援ロボットシステムでは，腹腔内の限られた空間の中で，さまざまな角度から対象部位にアプローチし，作業を実施する必要がある。一方，内視鏡手術支援ロボットシステムの開発においては，構成する機械要素は小さくなる傾向にあり，加工上の制限などを考慮しながら，ロボットを設計開発する。開発された実ロボットシステムを模擬環境において試してみると，手技を行うためには作業空間よりも大きい空間をロボットが移動してしまうなどの問題が生じる。つまり，開発した実ロボットシステムのサイズや可動範囲が，実際の手術環境にマッチしていないという事例が発生しうる。そうなると，システムの再開発を実施することになるが，このような開発の手法はスクラップアンドビルド形式となり，多大なる時間とコストを要するという課題がある。この課題に対し，ロボットのシミュレータを活用することで，ロボットの動作や作業範囲，また，作業した際の医師の意見などを，実ロボットシステムを開発する前に得るということが提案されている。具体的には，操作卓（マスターシステム）は実機であり，それの手技を行うロボットシステム（スレーブシステム）は仮想環境におかれ，設計段階でサイズなどを検討するときに，スレーブシステムの各パーツのサイズなどを変化させていく。これらの手法では，手術支援ロボットシステムの迅速な開発，コストが少ない開発に寄与することが期待されている。

3. トレーニング

　医師の内視鏡手術支援ロボットシステムの習熟のためのトレーニングにおいて，ロボットのシミュレータを利用するケースに関して説明する。内視鏡下手術支援ロボットにおいては，習熟のためのトレーニングが必須ではあるが，実ロボットを使ったトレーニングは負担が大きいことが知られている。そこで，操作卓の実機，手技を行うロボットシステム（スレーブシステム）のシミュレータ，患者のシミュレータからなるトレーニングシステムが開発されている。基礎的な構成としては，患者のシミュレータでは，実際の手術環境を再現したものではなく，実ロボットを利用したトレーニングにおいて利用する環境を再現する。よりリアリティさを向上する試みとして，実際の手術環境に近づけたシステムの開発が進んでいる。具体的には，患者のシミュレータにおいて，臓器の変形を再現，臓器の切断を再現，電気メスなどの器具使用時のケースの再現，出血や止血などを再現するなどの機能を有する患者のシミュレータが挙げられる。

4. 術前計画

　ロボットや患者のシミュレータを，術前計画に利用するケースに関して説明する。ロボットのシミュレータは，主に，体内におけるロボットと対象の位置関係を検討するために利用される。

また，患者のシミュレータは，それに加え臓器の変形や温度変化など，物理的な挙動を検討するために利用される。手術支援ロボットシステムの開発においては，CT，MRI，超音波画像などの各種モダリティとの統合が進められている。これは，正確な動作が可能であるという手術支援ロボットのアドバンテージを活かし，精度の高い医療を進めるという要望に応じて進められている。本稿においては，上記のような観点から関連するケースが多いため，ロボットシステム以外でも利用されるシミュレータに関しても取り扱っている。

4.1 ロボット手術のポート位置

　患者のシミュレータを，内視鏡ロボット手術におけるポート位置の検討および術前計画に利用するケースに関して記載する。内視鏡手術において，治療器具を体内に入れるポートの位置は，作業空間や作業のしやすさなどに影響を及ぼすため，どこに配置するかは重要である。マニュアルの内視鏡手術においても重要であるが，ロボット手術においては，治療器具部分の構造が異なるため，ロボット手術におけるポート位置を検討する必要がある。このような状況から，おおよそのサイズなどの腹腔内の構造を模擬した環境において，内視鏡の位置を含むロボットのシミュレータを用いて，ポート位置を検討するシステムが開発されている。シミュレーションにより，あるポート位置において，内視鏡ロボットが作業する空間が十分にとれているか，内視鏡画像において十分な視野角が得られるかなどを検討する。

4.2 整形外科領域における手術計画

　整形外科領域において，患者およびロボットのシミュレータが術前計画において利用されるケースに関して説明する。患者に対するロボットの位置決めの精度は，ロボットの動作精度だけではなく，患者とロボット間のレジストレーションの精度にも依存する。整形外科を対象とする場合，骨などの硬組織を含むことが多く，術前計画における利用するCTやMRIなどの診断画像と実ロボットシステムの間のレジストレーション精度が高い傾向にある。つまり，術前計画において，切除や穿孔の位置を医師が指定すれば，実ロボットシステムの利用により精度よく実現されるケースが多い。このような理由から，実ロボットシステムの動作計画を，患者のシミュレータ（医療画像から体内の構造を再現したものが多い）に対して，ロボットのシミュレータを動作させて，骨の切除範囲などの術前計画をたてる。

4.3 臓器変形の予測

　患者のシミュレータを用いて，臓器変形をシミュレーションして，術前計画に利用するケースを説明する。例として，肝臓の手術においては，事前計画において，診断のために撮影された3次元再構築した医療画像を用いて，大血管の位置などを考慮に入れて切除範囲の手術計画を立案する。しかしながら，医療画像と実際の肝臓の形状や血管の位置が異なるということが指摘されている。これは，患者の診断画像を取得する際の体勢と手術を行うときの体勢に差異があり，重力の方向の違いによって，肝臓に変形が生じるためである。これらを解決するため，医療画像をもとに構築された肝臓の変形シミュレータを利用することによって，手術の際の肝臓の形状やそ

れに伴う血管位置を予測し，手術計画を立てるという試みが行われている。これらの情報は，ロボット手術のみならず，ARとして医師の術中支援にも用いられている。

別の例として，肺臓の手術において，臓器変形のシミュレーションを利用するケースを説明する。肺を対象とした内視鏡手術においては，手術空間を作るため肺を虚脱（肺をしぼませること）させる。この際，診断のために撮影された3次元再構築した医療画像を用いて，肺内部の腫瘍などの対象組織の位置を確認して，切除領域などの術前計画を構築する。一方，実際の手術の際には，肺は虚脱した状態にあるため，対象組織がどこに位置するのかを把握するのが困難という問題がある。これらの解決を目指し，肺の虚脱をシュミレーションすることで，肺が虚脱後の目標組織の位置を推定するシステムの開発が行われている。ロボットシステムとの統合などが目指されるとともに，ARとして目標組織を医師に提示するという試みがなされている。

4.4 穿刺経路のプランニング

穿刺（針をさすこと）は，さまざまな対象に行われる手技である。穿刺手技では，体内にある目標組織に対して，正確に針の先端を位置決めすることが求められる。正確な穿刺の実現を目指し，それを支援するロボットシステムが開発されている。これらは各種医療画像と統合して運用され，画像内のある特定の部位に対して針先端を正確に位置決めすることを支援するシステムである。一般的に，穿刺の対象となる臓器は柔らかく，変形しやすい。そのため，針先で押すことによって臓器が変形し，目標組織の位置が変化することが報告されている。精度のよい穿刺の実現のためには，臓器の変形に対応する必要がある。また，臓器から受ける反力によって針が曲がることも報告されている。針の曲がりを能動的に利用して，間にある障害物を避けながら，曲線の軌道で目標まで針先を到達させる試みもある。これらの研究においては，ロボットのシミュレータと臓器の変形シミュレータを含むシステムが利用されており，臓器の変形を推定しながら針の経路をプランニングすることが行われている。

4.5 ラジオ波焼灼療法

ラジオ波焼灼療法は，穿刺によって針の先端を腫瘍に到達させた後，その先端からラジオ波を発生することで，腫瘍を焼き切る治療法の1つである。この手技の課題は，焼灼された組織の範囲を正確に把握することが難しいことである。これらを解決するため，臓器の温度分布を計算するシミュレータを利用し，焼灼過程における臓器の温度分布や，焼灼範囲を予測するという試みがなされている。シミュレータを用いることによって，対象組織の範囲を十分に焼灼するためには，対象組織のどの位置に穿刺針を刺入し，どの程度の時間焼灼を行えばよいかなどの計画を実施することが可能となる。

5. 術中の利用

患者やロボットのシミュレータを術中のロボットの制御，情報処理，医師に対するナビゲーションに利用する試みに関して説明する。将来的には，センシングされた生体信号や力覚情報な

ども統合され，治療の現場における患者の状態把握がシミュレータも通じて，整理されていくと考えられる。人には個体差があるため，個々の生体組織の物性はばらつく。術前計画では確定しきれない，このようなばらつきを，センシング情報により補正できる点が術中のシミュレータの利用における特徴である。

5.1 腫瘍などの位置推定

腫瘍など，周囲の組織と比較して対象とする組織が硬い場合には，術中診断として力学情報を利用する試みがなされている。具体的には，内視鏡手術支援ロボットシステムの器具の先端に力覚センサーを取り付け，硬い組織の領域を推定するという試みがある。加えて，臓器のシミュレータと力覚情報を連動させ，硬い部位を推定するという試みもなされている。これらは，生体組織の硬さの分布マップを取得するエラストグラフィと同様の効果を，臓器シミュレータと力覚センサーで実施する試みである。将来的には，力覚センサー，臓器シミュレータ，エラストグラフィのデータを統合し，さらに正確な対象組織の位置を推定するシステムの開発などが進められることが予想される。

5.2 臓器変形の推定

[4.3]の術前計画を応用し，臓器の変形シミュレーションを術中に利用する試みも実施されている。例としては，術中にロボットが臓器を押すことによる変形を推定し，対象組織（腫瘍や血管など）の部位をリアルタイムに更新することが挙げられる。

5.3 穿刺経路

[4.4]の術中計画の応用し，臓器ならびにロボットのシミュレータや力覚情報を利用して，ロボットシステムが穿刺針の動きを制御する試みが実施されている。術中に得られるセンシング情報を利用することにより，術前計画においてプランニングしたとおりに，手技が進めることが期待される。

5.4 ラジオ波焼灼療法

MRIによる温度計測など，術中に臓器内の温度を測定する方法の開発も進められており，これらのセンシング情報を利用して，術前計画においてプランニングしたとおりに，手技を進めることが期待される。

第1編 最新医療イノベーション

第3章 AR・VR技術の利活用

第4節 遠隔通信システムを活用した VR遠隔医療教育の試み

日本整形内科学研究会　木村　裕明
日本整形内科学研究会　小林　只
株式会社VR Japan　青山　勝治

1. はじめに

　㈱クリーク・アンド・リバー社グループの㈱VR Japanは，先駆的VR遠隔教育通信システムを開発した（図1）。このシステムは，360°ライブ映像の低遅延配信により双方向アノテーションを実現し，当該映像を表示・視聴・操作するためのVRデバイス専用ビューアーを用いることで，インタラクティブなコミュニケーションを実現するシステムである。現在，共著者の木村裕明医師らとともに，①遠隔地にいる医師とのリアルタイムかつ双方向性のコミュニケーション，②遠隔医療による問診サポート，③遠隔集合教育による治療技術の実技指導，などに関する検証を進めている。

　本稿では，木村が推し進める遠隔集合教育による治療技術に関する実践教育と，その治療技術の普及の一助を目指した「VR遠隔医療教育通信システム」について紹介する。

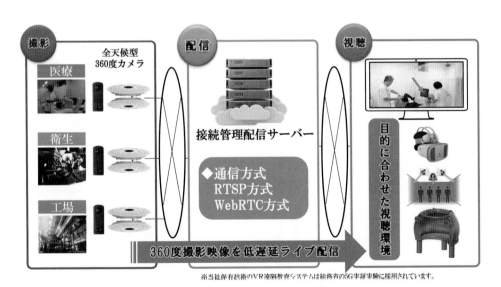

図1　VR遠隔通信システム概要図
全方位カメラ（MOBOTIX：コニカミノルタジャパン㈱）
360度カメラ（RICOH THETA Z1：㈱リコー）

2. VR技術による遠隔集合教育の革新性
　　―人間の五感を拡張する仮想現実の世界―

　VR機器で代表的なデバイスであるVRゴーグル（**図2**）は，ヘッドセットのレンズを通じて再現されるバーチャル空間により，主に人間の視覚と聴覚を体験させる。五感のうちの視覚と聴覚だけでも没入感の高い仮想体験を与えられることができるという点では，非常に価値の高いものだといえる。今後も発展していくVR技術により，人間の五感すべての再現も期待されている。当社で今後取り組んでいくVR事業（**図3**）では，「視覚」「聴覚」「触覚」「嗅覚」「味覚」の技術的発展を次のように考えている。

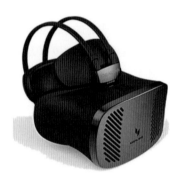 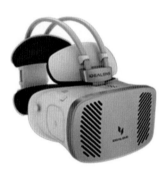

IDEALENS K2＋　　　　　　　　IDEALENS K4
（アイデアレンズ ケイプラス）　　（アイデアレンズ ケイフォー）

図2　VRデバイスラインアップ

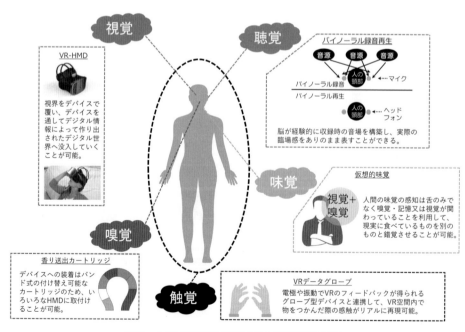

図3　人間の五感を拡張する仮想現実の世界

2.1 視覚

VRで高い没入感のある映像表現として，空間認識を可能とする360°映像とトラッキングシステムが重要である。このトラッキングシステムとは加速度センサーやジャイロセンサー，または外部カメラのセンサーでVRデバイスの向きや位置情報を追跡する技術のことである。この技術により，VRデバイスを装着したユーザーが歩いたり振り向いたりなど，身体の位置感覚（深部感覚）に視聴映像が遅延なく追随し，より深い没入感を与えることが可能となる。

2.2 聴覚

トラッキングシステムにより得られる空間認識に倣い，実際に人が音を認知する状況と同じ条件下で収録した，ステレオ音声を利用することで音に対する距離感，方向性などの聞こえ方の差異をシミュレートすることが可能となる。

2.3 触覚

電極や振動でVRのフィードバックが得られるグローブ型デバイスや手のひら全体の動きをキャプチャーして，手の甲側に伸びたアームで指を引っ張る。それにより，「ものに触ったときの反発力を得るバッテリー駆動型のデバイス」および「手のジェスチャーによって機器の操作が可能となるモーションセンサー」を組み合わせることで，VR空間内でものをつかんだ際の感触がリアルに再現可能となる。

2.4 嗅覚

VRデバイスに匂いを再現する複数のカートリッジを搭載し，コンテンツ内の利用者の操作に応じて空気中に匂いを送出することで，仮想空間内の匂いを発生させることが可能である。

2.5 味覚

「触覚」「嗅覚」で表した技術を用いてVRデバイスから提供する映像は食べたいものを表示し，その食べ物の匂いを送出することで実際に食べているものと違った架空の食事を楽しむことができる。これにより仮想空間では食べたいものを食べたいだけ食べ，実際に食べているのはヘルシーな食材とすることでカロリー制限をしたり，食べすぎを抑制したりといった，食事療法やダイエットなどの用途が期待される。

3. VRを視聴デバイスとした遠隔医療教育通信システム

VR遠隔医療教育通信システムは，現場の医師が診察する様子を映した360°映像を低遅延・高画質・リアルタイムに配信する。結果，診療現場を遠隔地からでも強い臨場感を持ちながらライブ実況の形でVRデバイスにより視聴できることを実現した。

視聴する360°映像に対して双方向コメント機能，360°アノテーション，同時注釈などの対話機能を充実させることで，物理的な距離を超越して遠隔の医療現場へのコミットメントを高めて

いる。

VR遠隔医療教育通信システムの構成や技術スペックの詳細については，次項以降で木村が考案したエコーガイド下 fascia リリースという治療技術の普及を目指す社会背景，そして本システムの具体的な活用事例を挙げることで紹介する。

4. ペインクリニック（痛みの疾患）の潜在患者数の増大

現在，日本で最も多く抱えている身体的愁訴の代表的なものは腰痛・肩こりである（図4）。しかしながら，肩こり・腰痛患者のうち，医療機関を受診する者はその中のごく一部に過ぎない。生命に直接関与せずとも，日常生活，仕事のパフォーマンス，さらには健康寿命にも影響を及ぼす。そして図5のごとく，社会の高齢化により，運動器疼痛の患者は今後も増え続けるであろう。医療の社会的役割の1つとして，疼痛患者への対応の重要性はますます高まっていくだろう。

5. 痛みの疾患に対する治療法—エコーガイド下 fascia リリース

木村は，群馬大学麻酔科に入局以降，日々の臨床や研究によって痛みの原因（発痛源）として，筋膜を含むファシア fascia（目視可能な線維構成体，あるいは線維性の結合組織）に着目してきた。超音波診断装置（エコー）で fascia を観察すると，異常な fascia には白く厚い重積像（図6）を認める傾向があり，この部位への生理食塩水の注入が鎮痛効果と fascia の柔軟性を改善させることを発見した。この治療手技は局所麻酔薬をほとんど使わないため，通常の局所麻酔薬を用いたブロック注射とは異なり，神経や血管の近くの発痛源も安全かつ精密に治療できるようになった。この癒着を剥がす最新の治療手技（図7）を「エコーガイド下 fascia リリース」と名付け，整形外科をはじめ麻酔科，プライマリ・ケアなどの各種学会やセミナーを通じて実技指導にあ

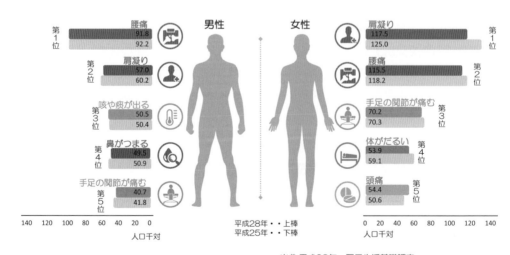

図4　運動器疼痛の患者は極めて多い

第3章 AR・VR技術の利活用

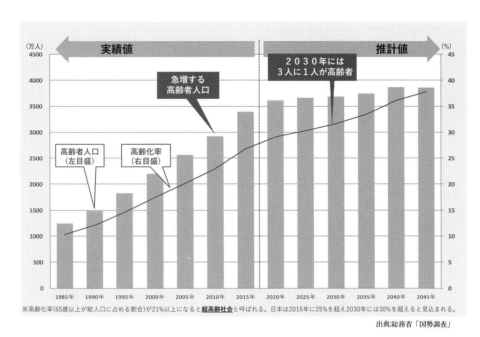

図5 高齢者（65歳以上）の推移と予測

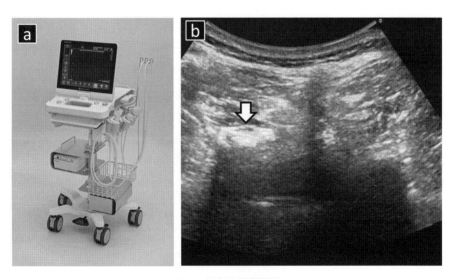

図6 超音波診断装置

(a)超音波診断装置（SONIMAGE HS1 コニカミノルタ㈱）(b)異常な fascia（矢印）のエコー写真（第5腰椎レベル）患側の多裂筋深部，多裂筋の椎間関節着部に高エコー（白い）fascia の重積像を認める。

たってきた[1)2)]。2017年には，「液体の注射でリリース」する手技を指すハイドロリリース（Hydrorelease）という名称が，木村および小林らの協議により命名された。

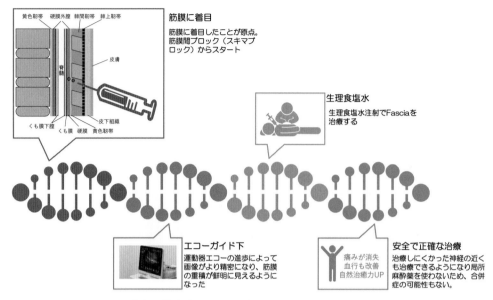

図7　最新の治療法　エコーガイド下 fascia リリースの足跡

6. 最新の治療技術の普及への課題

　日本の超高齢社会の到来は，健康寿命を縮める原因の1つともされる疼痛患者数を増大させる。木村らによって提唱された局所治療であるエコーガイド下 fascia リリースは，TV 番組『ためしてガッテン（NHK 2015年9月放送）』や『総合診療医ドクターG（NHK 2016年1月放送）』『Medical frontiers NHK（2018年4月放送）』など国内外で紹介され，高齢者の日常生活の質を高める優れた治療法として，その普及が期待されている。実際，ペインクリニックの需要の高まりとともに，木村もその期待に応えるべく今日まで，自身のクリニックでの実技指導にあたってきた。しかし，木村を含む少数の治療者で指導できる人数や，そのための時間や場所の確保には限界がある。日々の臨床に加えて，fascia に関する研究活動と普及活動を今以上に推し進めるためには，これらの効率化が必須であった。

7. VR 遠隔医療教育通信システムの導入による普及活動

　当社は，木村が精力的に実施してきたエコーガイド下 fascia リリースの全国に跨る実技指導を 2017 年から同行・見学したことで，当社の保有する VR 遠隔教育通信システムをもとに「360°カメラで撮影した映像を遠隔の特定拠点に配信し，リアルタイムに相互に視聴してアノテーション同期を行うシステム」と「360°カメラで撮影した取り置きの高画質映像を遠隔 N 拠点に配信し，リアルタイムに相互に視聴してアノテーション同期を行うシステム」の2つのシステムを考案した。要約すると，前者は医療現場を 360°カメラでライブ実況する方法で，後者は 360°カメラで撮影した医療現場の映像を VOD（ビデオ・オン・デマンド）配信し，視聴している映像を配信元が同期コントロールする方法である。

8. VR実況映像の遠隔医療教育システム

　指導を受ける側の医療現場にVRカメラを設置し，撮影した映像を遠隔地にいる指導医の拠点に配信し，その映像をリアルタイムに視聴してアノテーション同期を行うシステム構成（図8）となる。このシステムは，指導をする医師は，遠隔地の医療現場の医師を非常に高い臨場感の中で，リアルタイムに指導（問診～治療）することを可能とするものであり，いわゆる遠隔医療の「D to D型（専門医が他の医師の診療を支援）」に相当する。このソリューションシステムは，360°空間の遠隔先の医療現場にいる感覚と，その当事者感覚に基づくコミュニケーション指導を可能にするため，空間認識を必要とする実技指導，すなわちエコー機器のプローブの傾きや注射器の角度，患者・エコー機器・看護スタッフの配置など，多角的な要件が求められる医療現場の治療行為を十分に共有することができる。

9. VRビデオ・オン・デマンド映像の遠隔医療教育システム

　エコーガイド下fasciaリリース治療を学ぶには，筋膜を含むfasciaの構造に対する深い理解と問診，身体診察技術に加えて，エコーを用いて痛みの発生源を機能解剖学的知見により的確に把握する技法の習得が重要となる。痛みの発症部位に伴う病態の解明は今後も続くが現在，木村が確立しているエコーガイド下fasciaリリース技術の数は300を超えている。認知行動療法も重要であり，これらの技術を含めると相当量の技術習得に時間を割くことが必要である。今までこれらの指導を主に学会活動を通じて行ってきているが，こうした指導内容を体系的にすべて360°

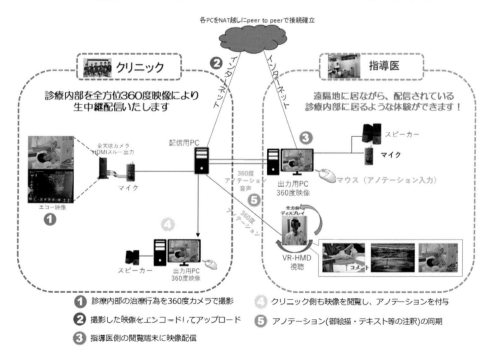

図8　VR実況映像の遠隔医療教育システムの構成図

第1編　最新医療イノベーション

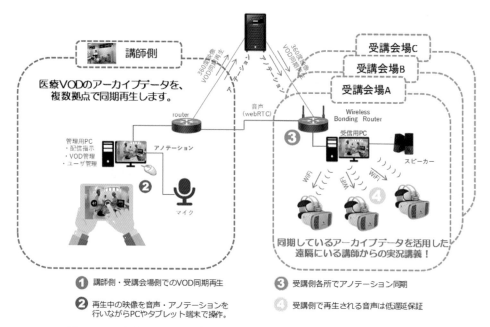

図9　VRビデオ・オン・デマンド映像の遠隔医療教育システムの構成図

映像に収め，VOD配信の形で受講側がいつでも視聴すること，さらには配信映像に対する解説や相互の質疑応答などをリアルタイムに複数多人数で行えるシステムを検証中である（図9）。

10. 遠隔医療教育のプラットフォームを活用した遠隔集合教育

　木村が代表を務める一般社団法人日本整形内科学研究会では，会員を本システムの主要な受講対象者として検討しており，将来の普及活動において相応規模の対象者を想定しているため，治療動画コンテンツの配信やそのコンテンツを使った実況講義を行う専用のプラットフォーム（基幹システム）の存在は必要不可欠である。

　図10に示すとおり，エコーガイド下fasciaリリースの実技指導は木村をはじめとする指導医が制作するVR治療コンテンツを専用プラットフォームにアップロードして，受講者が検索・購入し，提供ハードウェアにより視聴する。指導医はアップロードしたコンテンツに対して，図9の遠隔同時講義システムを用いて講義日時，講義内容，選択コンテンツを入力することで，多数の受講者の申し込みを受け付けることができる。図11は，指導医が選択コンテンツを専用タブレットにより操作し，遠隔地にいる受講者が視聴しているコンテンツの再生状況，音声，アノテーションを同期している開発画面である。受講者は専用機能である挙手のアイコンを操作でき，指導医がそれを許可すれば質疑応答をリアルタイムに行える（図12）。こうした専用のプラットフォームを設計し提供することで円滑に遠隔集合教育が推進できる[3]。受講者は自宅または勤務先にいながら短時間に実技を会得し，一方指導医も時間や場所の確保から解放されることで，日々の臨床やfasciaに関する研究活動に今まで以上に力を尽くすことが可能となる。

第 3 章　AR・VR 技術の利活用

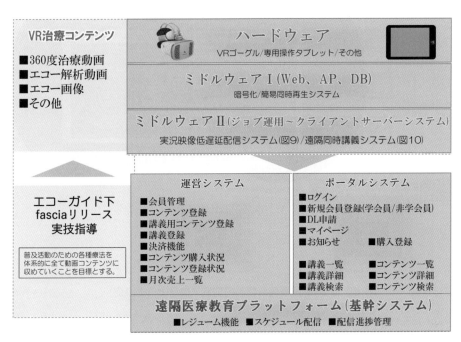

図 10　VR 遠隔医療教育事業の全体構成と専用プラットフォーム

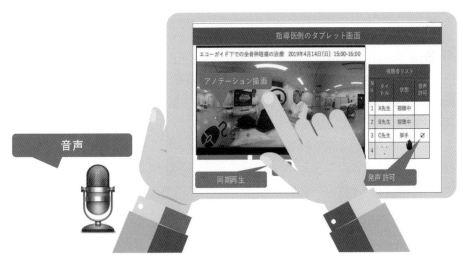

図 11　VR 遠隔同時講義の実施フロー①（指導医側）

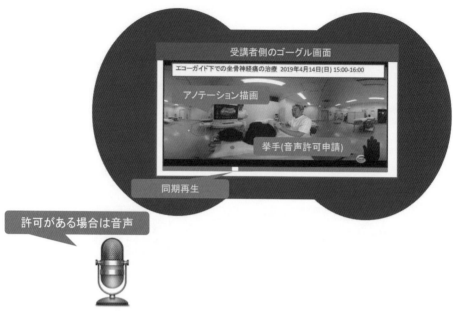

図12　VR遠隔同時講義の実施フロー②（受講側）

11. おわりに

　当社は，人間の五感を拡張する仮想現実（実写を含めた多種多様な映像）をリアルタイムに提供することが物理的な距離を超越し，当事者感覚を持った「重要なデシジョン」が行える遠隔ソリューションであると考えている．木村らの優れた治療法は，日本社会が超高齢社会を迎える中で「医療者による地域の貢献」というクリニックの社会的役割を考えたときに必ず普及させたい課題である．当社は，木村による全国の実技指導活動に長らく帯同させていただき，「技法の習得（VOD講義）」と「治療現場での指導・アドバイス（実況指導）」の2つのフェイズを主軸に捉えている．科学・技術の進歩が人々の生活を豊かなものにすることが人類の叡智の産物であれば，映像技術を応用したVRの技術の発展は，人々の生活をより豊かなものにするはずである．明確な課題を持ち，共通する課題を持つ多くの方々と協働することが当社の役割である．当社の保有するVR遠隔教育通信システムは，そうした協働によって「VR遠隔医療教育通信システム」の1つの形を生み出したものと考えている．今後も同様に課題を共有した協働作業を，より多様な方々とともに推進し，地域の疼痛患者などのケアに貢献していきたいと考えている．

文　献

1) 木村裕明編集主幹，小林只ほか編集：解剖・動作・エコーで導くFasciaリリースの基本と臨床，文光堂，2017.
2) 木村裕明編集主幹，小林只ほか編集：肩痛・拘縮肩に対するFasciaリリース，文光堂，2018.
3) 木村裕明ほか：映像情報メディカル，**50**, 6, 18-25（2018）.

第1編 最新医療イノベーション

第3章 AR・VR技術の利活用

第5節　医用画像を用いた仮想現実VR/拡張現実AR/複合現実MRによる手術支援，医学教育，遠隔カンファレンス，クラウド連携

Holoeyes株式会社　谷口　直嗣
Holoeyes株式会社　杉本　真樹

1. はじめに

1.1　医用画像を用いた仮想現実VR/拡張現実AR/複合現実MR

　近年，CT/MRIなど医用画像のデジタル化が進み，臓器や病変の3D再構築から仮想現実VR/拡張現実AR[※1]/複合現実MR[※2]として活用する事例が数多く報告されている[1)-3)]。これらをまとめてXR[※3]と総称するが，2018年よりポリゴンデータを自動でXRアプリ化するWebサービス「HoloeyesXR」（Holoeyes㈱）が一般公開された[4)]。これにより症例個別にXRアプリを約10分で作成でき，市販のヘッドマウントディスプレイやゴーグルなどのXR端末ですぐに利用できる。複数人でヘッドセットを装着しながら動き回ることができ，あらゆる方向から病態や切離線などを共有しながら利用されており，すでに多数の施設で手術前後カンファレンスや手術計画，手術記録，患者説明などに活用されている[5)-8)]。

　当社では，3Dワークステーションからエクスポートされる Stl ファイルなどの3Dポリゴンファイルをアップロードすると，当社の提供するビューワーで見られる形式に変換してダウンロードを可能とするサービスを提供している（図1）。対応しているXRデバイスは2019年9月現在，没入型のVRヘッドセットではHTC Vive, Windows Mixed Reality，スタンドアローン型VRヘッドセットではLenovo Mirage Solo, Oculus Quest，シースルーの液晶ディスプレイで，現実空間にバーチャルな3Dモデルを表示できるMixed Reality型はMicrosoft HoloLens, Magic Leap Oneに対応している。

　サービスのWebのインターフェースで，それぞれのパーツごとに色，透明/半透明のマテリアルを設定することが可能で，例えば骨は白，動脈は赤，静脈は青，腫瘍は目立つ緑や黄色など，一般的な解剖の図式に沿って色分けをして使っている医師が多い。

　没入型のVRヘッドセットはカンファレンスや患者への説明に使われ，MRのデバイスは術中

※1　AR技術　現実空間に合わせて3Dのバーチャルな物体を表示する技術。こちらは主にスマートフォンやタブレットのカメラ映像の上にバーチャルなモデルを合わせて表示をする。

※2　MR技術　現実空間に合わせて3Dのバーチャルな立体をVRのように左右の目の視差に合わせてバーチャルなカメラで計算をして立体感を伴って表示をする技術。現実空間に合わせて物理シミュレーションで現実空間に作用しているかのように表示をさせることも含む。

※3　XR技術　Virtual Reality（VR），Mixed Reality（MR）[※2]，Augmented Reality（AR）[※1]などの技術の総称。

第 1 編　最新医療イノベーション

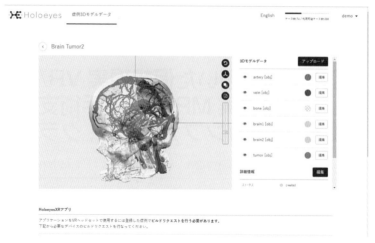

※口絵参照

図 1　Holoeyes XR Web サービス画面　https://xr.holoeyes.jp/

の 3D の参照などで使用されている。現在では術中での MR デバイスの使用は研究目的で使用をされている。

1.2　VR アプリの機能

　VR アプリでは，コントローラーを用いての移動，回転，スケーリングを行い，自由な位置で 3D モデルを見ることが可能である。2D のディスプレイを使ったアプリケーションでは，3 次元のものを 2 次元のインターフェースで動かすため，切り替えボタンやショートカットなどでマウスの機能を切り替える必要があるが，3 次元のインターフェースと 3 次元の表示を備えた VR アプリでは，あたかもそこにあるものをつかんで動かすような直感的な動作で 3D モデルを操作できる。例えば，3D で作った頭蓋骨の中に入って血管の構造を見たり（図 2），顎の骨を口の中側

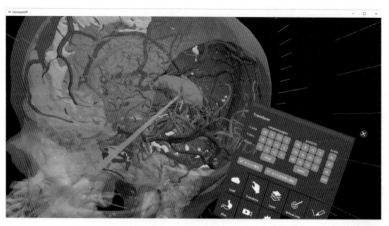

※口絵参照

図 2　VR 空間内に 3 次元のラインを描画

104

から見たり，肝臓を拡大して腹腔鏡の画角と同じにして見ることも可能である。

VRアプリは表示機能だけではなく，VR空間内にフリーハンドで線を書いたり，直線を設置したり，独自に開発したシェーダー[※4]により，任意の面での断面表示が可能である（**図3**）。断面はコントローラーで位置，角度が変更できるので，自分の手で透明な板を持ってそれで断面を操作するような感覚で見ることができる。こちらは，例えば背骨へのインプラントのシミュレーターでは，ネジがどの角度で，どれぐらいの深さで入っているかを，任意の位置でモデルを切って見るという用途で使われる。

VRアプリはアプリ内で操作した際のヘッドセット，コントローラーの動き，線を引く動きを3次元的に記録でき，また音声も録音できる。これにより3次元的に術式の記録，解剖の解説が可能となる（**図4**）。

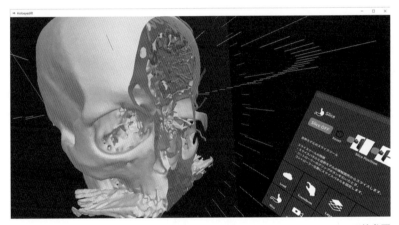

※口絵参照

図3　3次元モデルをスライス表示

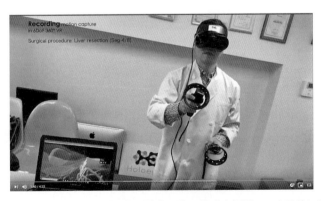

図4　VRアプリを使って肝臓の腫瘍切除の術式を解説，3次元的に記録
協力：都立駒込病院 外科　脊山泰治先生

※4　シェーダー　GPUという描画専用のプロセッサーで動くプログラム。カスタムのシェーダーを使うことにより，描画のカスタマイズが可能である。

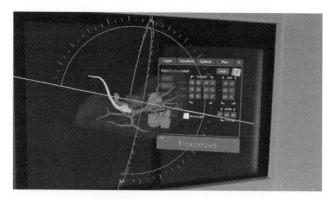

図5　Microsoft HoloLens のアプリの画面

1.3　VRとMRの連携

　当社では Mixed Reality ヘッドセットの HoloLens，Magic Leap にも対応している。Mixed Reality ヘッドセットは，赤外線による深度カメラを備え，それによって付近の空間を3次元的に把握して，透過型のディスプレイにバーチャルな3Dモデルを表示させて，あたかもそこにバーチャルな物体が存在するかのように表示することができる。手のジェスチャーや，3Dトラッキング可能なコントローラーにより，空間内に表示したバーチャルな3Dモデルをつかんで動かすような感覚で操作もできる。当社のアプリは現在，研究目的で医師の判断のもと使われている。

　VRアプリで書いた3次元の線の情報をエクスポートして，MRアプリにインポートすると，VR空間内で書いた線も現実の空間に3Dモデルとともに表示することが可能となる（図5）。

1.4　VRとスマートフォンの連携

　VRアプリで記録した術者の視線と手の動きを，3次元のデータと音声のデータとして，エクスポートしてスマートフォンアプリで3Dモデルとともに見ることができる。これにより経験豊富な外科医のアイデアを3Dでデジタル化し，広く普及しているスマートフォンで手軽に閲覧することが可能となる。また3Dモデルをマーカーに追随させ，現実空間に重畳して見る，ARモードも実装している。当社では単に医療現場向けのXRアプリを提供しているだけでなく，3Dの症例と術式をデジタル化し，それを広く共有し普及させるプラットフォームとしてスマートフォンを捉えている（図6～図8）。

2.　医療機器規制について

2.1　Holoeyes の提供するソフトウェアについて

　当社の提供するソフトウェアは，医療機器プログラムとして2019年内に第三者認証機関による認証を得る予定であり，現在そのプロセスを進めている。分類としては「不具合が生じた場合でも，人体へのリスクが比較的低いと考えられるもの」クラスⅡを想定している。こちらは，DICOM ビューワーと呼ばれる医用画像を見るソフトウェアと同じ位置付けである。現在は，手術中での使用は医師の判断のもとに研究目的での使用に限られている。

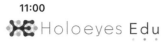

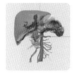

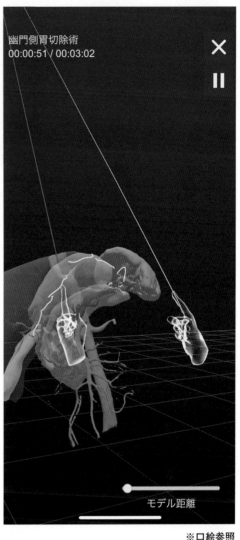

図6 スマートフォン上で手術の術式をリスト　　図7 スマートフォン上で手術の術式を手の動きとともに3D表示

※口絵参照

　カンファレンスでの使用，術式の記録，そのデータを活用しての研修，教育，またVRコンテンツを利用しての患者とのコミュニケーションなど，薬機法（医薬品，医療機械等の品質，有効性及び安全性の確保等に関する法律）の規制の外側にも医療の現場でのVRの活用は可能であると考えている。

2.2　海外事例

　海外では当社の提供するソフトウェアと同じく，HoloLensで動く医療画像ソフトウェアが北米のFDAの認証を取得している。

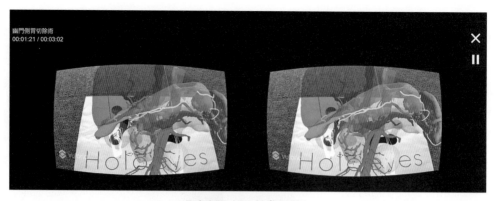

図8 スマートフォン上の術式の3D AR表示
モデルをマーカーに追随させ現実空間上にモデルを置いて見ることが可能である。

　北米のNovarad社が提供するOpen Sightは，2018年にFDA 510kをクリアしている[9]。申請内容を見るとクラスIIとなっている。HoloLensを使って，2D画像，3D画像，4D画像を患者の上にオーバーレイ表示をすることで術前のプランニングで活用する。

　申請の詳細は文献のリンクで見ることができるが，表示している形状が一致していることに多くのページが割かれている。ゴムのようなものでできた球体に巻き尺を巻きつけて，周囲の長さを実測したり，また同じ球体をMRIで撮影して，DICOMデータから直径を計測，HoloLensで同じサイズのバーチャルな球体のモデルを，現実の球体の上に重ね，直径の数値が一致するかどうかをテストしている。また直方体（HoloLensの箱）では，直方体の面の上に物理的なマーカーをグリッド状に設置し，同じサイズのバーチャルなマーカーをオーバーレイしてマーカーの間の距離が一致することを証明している[10]。

　また，筆者らは2019年1月にドバイで開催された中東最大の医療関連の展示会のアラブヘルスにて，SurgeryVisionという会社の製品を体験し，同社の関係者はCEの認証を取得していると説明していた。SurgeryVisionは，DICOM Viewerで用いられるボリュームレンダリング表示をVR表示して，立体的に見せるソフトウェアである[11]。ボリュームをコントローラーの操作で，円柱状にくり抜いたり，スライス表示をすることが可能である。

3. 医療画像XRアプリの活用事例

3.1 肝臓

　肝臓には動脈，静脈，門脈という3つの血管と胆管があり，内部の構造は非常に複雑である。肝臓の腫瘍を切除するには，その内部構造を立体的に把握することが必要である（図9）。近年，肝臓の領域では腹腔鏡を使った手術が多く行われている。この手術はモニタという限定された視野の中で，可動範囲に制限のある鉗子を使う必要があることから，非常に高度な技術が必要とさ

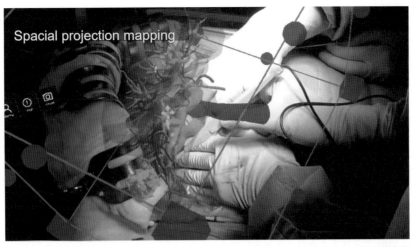

※口絵参照

図9　MRアプリを用いての肝臓の血管，腫瘍を術野に重畳表示

れる。

　肝臓の実質，動脈，静脈，門脈をダイナミックCTから抽出し，3D構築をした後にVRで肝臓の3DモデルをHoloLensにより拡大して参照することにより，腹腔鏡の手術の際と同じ画角で見ることが可能となり，自分がカメラの先にいるような感覚で手術のイメージをつかむことが可能である。また，同じモデルをHoloLensを使うことにより術中に参照することができ，術野から目を離すことなく，3Dモデルを立体的に参照して，血管の分岐や走行も把握できる。

3.2　泌尿器

　泌尿器の分野では主に腎臓や前立腺などの領域で，3Dワークステーションによる3D画像解析活用が進んでいる。3Dワークステーションの一歩先の形として，VRの使用が始まっている。

3.2.1　腎部分切除術

　東京医科歯科大学泌尿器科では当社のサービスを使い，Vincentを用いて腎臓の3次元構築した3DモデルをHoloLensによりMR表示し，腎部分切除術のプランニングを行っている[12]。術後にアンケートをとったところ，8人中7人の医師が腫瘍と血管，尿路の位置関係，手術中のよりよい空間把握に寄与したという。

3.2.2　腎臓結石への穿刺

　名古屋市立大学の泌尿器科では当社のサービスを導入して，経皮的腎砕石術の術前のカンファレンスで腎臓への穿刺のシミュレーションを始めた。

　腎臓の中に大きな珊瑚状の結石ができ，尿道からのカテーテルでは粉砕して外に出せない場合，背中から経皮的に内視鏡を挿入して，内視鏡で見ながら結石を粉砕して取り出す。この際，どこからどのような角度で内視鏡を挿入して，結石へアクセスするか事前にイメージしておく必

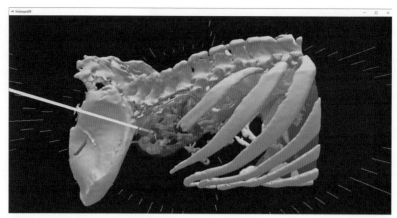

※口絵参照

図10　VRアプリによるバーチャルなラインを用いての腎臓結石穿刺のシミュレーション
協力：名古屋市立大学 医学研究科 腎・泌尿器科学分野　岡田淳志先生

要があるため，内視鏡の挿入経路をVRアプリでシミュレーションするのである（**図10**）。これにはVR空間上に直線的にバーチャルなラインを設置する機能を用いている。

3.3　整形外科

骨はCTスキャンのデータから比較的簡単に抽出可能なことと，組織が硬いので形状変化が少ないことから，当社がサービスを始めた初期から整形外科領域では多く活用されている。

3.3.1　脊椎

当社設立の初期からコラボレーションしている亀岡市立病院整形外科は，圧迫骨折などで損傷した脊椎にスクリューをインプラントし，ロッドでつないで患者が自立できるようにする治療に活用している。インプラントのメーカーから3D CADのデータを入手し，VR空間内でスクリューのインプラントのシミュレーションができるプロトタイプアプリを作成した。そのシミュレーターでは，現実の医療用スクリューをVR空間に表示して，さらにインプラント後にはインタラクティブ断面表示機能により，どこまでスクリューが刺さっているのかを自由な角度で見ることができる（**図11**）。

VR空間内でシミュレーションしたスクリュー位置情報をHoloLensのアプリに取り込み，皮膚側の延長線をそのアプリに表示すると，スクリューの角度のガイドが背骨の3Dモデルとともに空間内に表示されるようにした（**図12**）。

3.4　心臓

心臓は，形状と機能が非常に複雑に相関しており，3次元構造を把握するのが難しい。そのため心臓に関しても3D VRの有用性が報告されている。

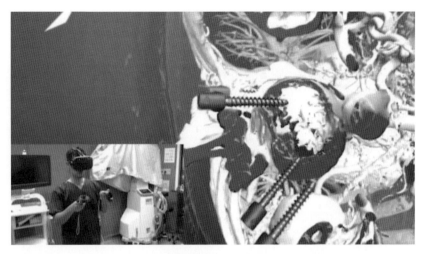

図 11　VR アプリを用いての脊椎へのペディクルスクリューインプラントシミュレーション
協力：亀岡市立病院 整形外科　成田渉先生

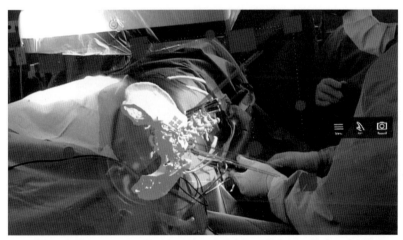

※口絵参照

図 12　MR アプリを用いての脊椎へのスクリューインプラントをバーチャルガイドで表示
協力：亀岡市立病院 整形外科　成田渉先生

3.4.1　閉塞性肥大型心筋症

　肥大した心筋が心室内の血流を妨げてしまう閉塞性肥大型心筋症（HOCM）は，症例数が少なく手術の難易度が高い。名古屋市立大学では，心臓の DICOM データから LEXI 社の ZedView を用いて，心臓の抽出を行い，Materialize 社の Magics にて 3D プリント用にデータの平滑化，分割を行っている。さらに，3D プリンターで心臓のモデルを出力するとともに，当社のサービスで VR 化も行っている。3D プリントモデルと VR モデルは，どちらも若く経験の浅い外科医が心筋切除術をイメージするのに役立っている。

　3D プリンターの造形モデルは，実際に手で触れられる利点はあるが，製作コストと時間がかかる。VR アプリでは，アーカイブの共有も簡単である（図 13，図 14）。またデジタルデータな

第1編　最新医療イノベーション

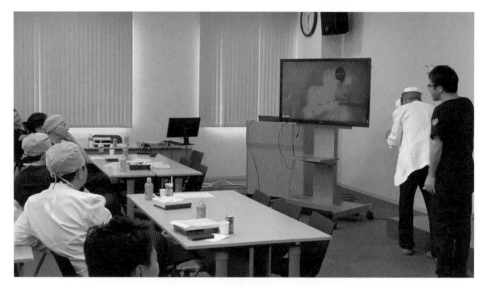

図13　VRアプリを用いての閉塞性肥大心筋症のカンファレンス
協力：名古屋市立大学大学院　医学研究科　心臓血管外科学教室　山田敏之先生

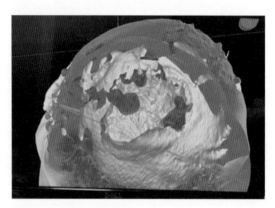

図14　VRアプリを用いての閉塞性肥大心筋症モデルのスライス表示
協力：名古屋市立大学大学院　医学研究科　心臓血管外科学教室　山田敏之先生

ので何度も自由な平面でスライスして見ることができるという利点もある。VRモデルは、より簡便な手術シミュレーション（3D空間内での計測、血流シミュレーション、術後のイメージング）のツールとなる可能性がある。

3.5　脳神経・血管外科

　脳内に動脈瘤があった場合の治療方法には、開頭手術をして動脈瘤にクリップをかける方法と、太ももなどの血管を通して脳内までカテーテルを通して動脈瘤にコイルを設置していく方法の2種類ある。どちらも血管の分岐や曲がり具合といった3次元形状を把握する必要があるため、空間的な解剖の理解のために当社のサービスが利用されている。

第 3 章　AR・VR 技術の利活用

3.5.1　IVR カテーテルガイドワイヤーのシェイピング

　近年発達してきたカテーテルでコイルを使う手技においても，HoloLens 用アプリが活用されている。カテーテルを使った手技では，ガイドワイヤーというしなやかな細い金属のワイヤーを先行させてレールのように設置して，それに添わせて管を通していく。脳動脈瘤の治療では，さらにマイクロカテーテルという細いカテーテルを動脈瘤付近まで送る必要があるが，その際に形状記憶合金製であるガイドワイヤーをターゲットになる血管の形に合わせて熱を加えてシェイピングして，手術の効率・安全性を高めている。

　東京医科歯科大学では，以前は 3D プリンターでガイドとなる形状を作り，それを見ながらシェイピングしていた。それを代替する形で，HoloLens で血管の 3D モデルを表示し，それに添わせてガイドワイヤーのシェイピングを始めている（図 15，図 16）。3D プリンターではモデル作成に手間がかかったが，Mixed Reality を使うとモデル作成に使うデータをそのままで数分で 3D で見ることが可能になる。

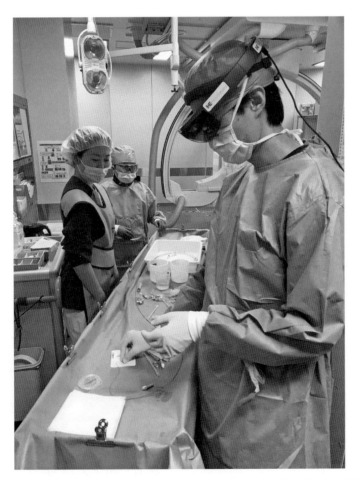

図 15　MR アプリを用いてのマイクロカテーテルガイドワイヤーのシェイピング
協力：東京医科歯科大学　脳神経機能外科　壽美田一貴先生

第1編　最新医療イノベーション

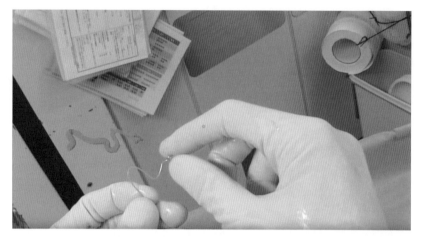

図16　MRアプリを用いて動脈をホログラフィーとして見比べながらガイドワイヤーをシェイピング
協力：東京医科歯科大学　脳神経機能外科　壽美田一貴先生

3.5.2　開頭でのクリッピング

　東横浜病院では，脳動脈瘤へのクリッピング手術の際に当社のサービスを活用し始めている。開頭する前に，どの位置に動脈瘤があり，どのようにアクセスするかをイメージするため，手術スタッフや若手の医師にVRアプリで頭蓋骨と動脈瘤を見せて伝えている。手術中にはHoloLensで術野の隣に3Dのホログラムを表示することにより，術野から目を話すことなく3Dホログラムで脳の中の血管の位置を3次元的に把握することが可能となる[13]。

3.5.3　トラクトグラフィーの3D VR化

　トラクトグラフィーというMRI画像から神経を抽出して，神経の3次元構造を描出する方法がある。こちらもVR化することにより，てんかんを手術する際の腫瘍と神経の3次元構造の理解を容易にしている（図17）。

3.6　歯科・口腔外科

　歯科分野でも当社のサービスの導入は始まっている。歯科で主に扱う顎骨，歯は密度が高く，CTスキャンでのデジタル化は進んでいる。さらに最近は口腔内スキャナーで，口腔内を連続的に撮影して，画像をもとに特徴点を結びつけて3次元構成し，色情報を取得する。その3次元データをPC上で見て狭い口腔内を大きな画面にして診断に使用している。この3Dデータも，VRやMRアプリで空中に表示しながら利用されている。
　また，インプラントの際には，CTスキャン

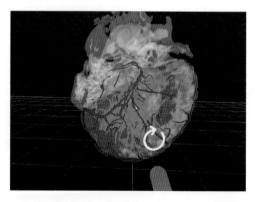

※口絵参照

図17　VRアプリを用いてトラクトグラフィーを立体的に見る
協力：昭和大学　医学部　脳神経外科　飯塚一樹先生

のデータをプランニングのアプリケーションに取り込み,インプラントの部材の入る穴の角度・位置をPC上で設定すると,それに合わせて患者の歯の形に合わせたサージカルガイドを3Dプリンターで作製し,それに合わせてドリルで顎骨に穴を開ける。インプラントの歯は,CADソフトで設計したデータに合わせてジルコニアのブロックから機械で削り出される。

このようにデジタル化の進んだ歯科の世界では,デジタルの特性を深く理解している歯科医も多く,XR技術に興味を持つ歯科医も多い。

3.6.1　外科的矯正手術

上顎に対して下顎が引っ込んでいる,逆に出っ張っているなどの場合,歯の矯正手術だけでは噛み合わせを直すことができないことがある。そのため顎骨を切断,移動してチタン製のプレートで固定し,正しい噛み合わせ位置に合わせるという術式が用いられている。この術式でも当社のサービスは活用されている（**図18**）。

外科的矯正手術では,3Dソフト上で骨の3Dモデルを切断,移動させ術後の噛み合わせ,顔の輪郭の変化など,手術のシミュレーションを行っている。この骨片の移動に関しても3次元的な回転,移動の操作となり,3次元をそのまま見ることができるVR表示は有効である。

さらに,3D表示とグリッド表示を組み合わせることで,顎の輪郭や頬の張り出し具合,唇のラインと格子との位置関係を見比べながら,どこがどう張り出しているのか,へこんでいるのかをチェックすることで,左右の対称性を把握することが容易になる。また手術に関わるスタッフの間でも,マス目の位置から顎骨の位置を共有することが可能となる。

3.6.2　埋伏過剰歯

本来の歯の種類に該当しない過剰な歯が上顎骨の中に出現することがしばしばある。過剰歯の位置によっては正常な歯の歯根部分を痛めかねない。その場合上顎骨を切開して,過剰歯を取り出す手術をする。東京歯科大学では過剰歯および顎骨,正常な歯を術野近くにHoloLensで3Dホログラム表示をすることにより,隣在歯との位置関係を把握しながら術野から目を離さずに手術

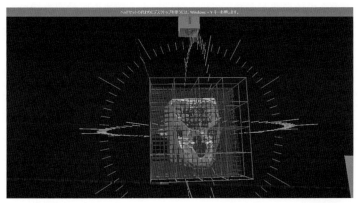

※口絵参照

図18　VRアプリを用いての術前,術後の形状変化の検討
協力：ユニ矯正歯科　古谷忠典先生

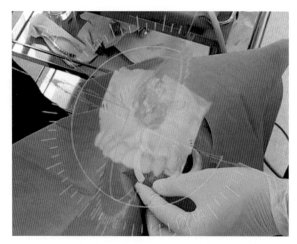

図19 MRアプリを用いての埋伏過剰歯の抜去
協力：東京歯科大学　小谷地雅秀先生

している（図19）。

3.7 教育

医師や看護師，医療デバイスメーカーや販売に関わるビジネスマンなど，医療に携わる人には人体の解剖を理解する必要がある。現在は3次元の解剖を2次元の教科書で学習しており，学ぶ対象と教材には文字どおり次元が違うギャップがある状況である。そのギャップを埋めるためには3次元のものをそのまま3次元で見ることが可能なXR技術の利用が有効である。XR技術を使った教育の事例を2つ紹介する。

3.7.1 解剖教育

「看護系大学の解剖生理学教育の実態調査」によると，看護師の教育過程ではご遺体を利用した実習は全国では26.8％しか行われていない[14]。実習があまり行われていない理由としては，医学部を持たない看護系の教育機関が増えていく傾向にあり，また医学部を持つ看護系大学でも教員や時間数などの実施環境を整える必要があることが挙げられる。全体として看護教育の中で解剖生理学教育が実施される割合は今後減っていくであろう。

当社では国立看護大学校の本間典子先生の解剖教育をサポートしながら，VRによる解剖を説明するコンテンツの開発を進めている。当社のVRアプリは，手軽に3Dの動きをレコーディングできるので，講師の解説をVRで体験させた後に，学生が自分でVRのレコーディング機能を使って解剖についての解説を記録させ，学生同士が体験を共有しながらディスカッションするというアクティブラーニング[※5]をさせる（図20）。

このようなアクティブラーニングができるのは，VRで3次元データをそのまま操作し，その

※5　アクティブラーニング　学習者である生徒が受動的となってしまう授業を行うのではなく，能動的に学ぶことができるような授業を行う学習方法

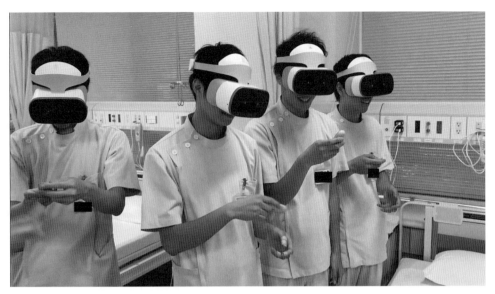

図20　VRアプリを用いて脊椎に腫瘍ができた3Dモデルを見てのアセスメントの授業
協力：国立看護大学校　生命科学　本間典子先生

動きをデジタル化して再生するというデジタル＋3D＋インタラクティブという特性が使えるからである。

3.7.2　超音波エコーのトレーニング

　当社ではMixed Realityヘッドセットを使って，東京医科歯科大学大学院での超音波エコーのトレーニングをサポートしている（図21）。超音波エコーの画面はCTやMRIの画像とは異なり，体内を自由な角度で輪切りにしたり，ボリュームレンダリングで3次元にしてみたりすることはできない。解剖を理解したうえで対象となる見たいものがどこにあるかを3次元的に頭の中でアタリをつけながらプローブを操作して観察する。逆に言うと解剖を3次元的に把握していな

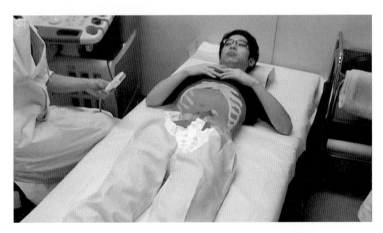

図21　MRアプリを用いた腎臓付近の3Dモデルを見ながらの超音波エコートレーニング

いと，正しい検査はできないのである。

MRヘッドセットを用いると，トレーニングする体の上に3次元的に臓器や血管が表示されるので，「体を透かして中が見える」状態になる。そこを狙ってプローブを操作すると狙った部位のエコー画像が得られる。血管をMixed Realityで表示し，カラードップラー表示にすると，血流がリアルタイムで観察できるので，非常にインタラクティブなトレーニングが可能となる。このトレーニング手法は，東京医科歯科大学大学院泌尿器科学教室の吉田宗一郎先生のアイデアで，学生の研究テーマとなる予定である。

3.8　患者コミュニケーション

その吉田宗一郎先生と共同で，前立腺の生検の術式について説明するVRコンテンツを開発した（図22）。前立腺の生検では直腸に超音波エコーのプローブを挿入して，エコー画面を見ながら前立腺の位置を確認し，針を刺して前立腺の組織を採取して検査する。大学ではPhilips社のUroNavというナビゲーションシステムを使い，事前にMRIで撮影した画像から前立腺の腫瘍の位置を3次元的にセグメンテーションして，それを超音波でスキャンした検査時の前立腺の形に合わせて変形させることにより，腫瘍を狙い撃ちして検査の精度を高めている（図23）。

言葉や印刷された図での説明ではなかなか患者に伝わりにくいことを，3D VRコンテンツを使って患者に説明している。これまで10名の患者に対してVRを使って説明したが，アンケートベースで従来の説明の理解度を5とすると，VRでのそれは平均で9と良好な結果を得ている。

これまで前立腺の生検の説明には平均30分ぐらいかかっていたが，直感的に理解できるVRコンテンツを使うことにより，説明時間が短くても患者の術式への理解度は上がった。医師の労働時間の短縮が期待できるとともに，患者の満足度も向上し，病院の経営問題である医師の働き方の改善と患者の獲得にもつながる。

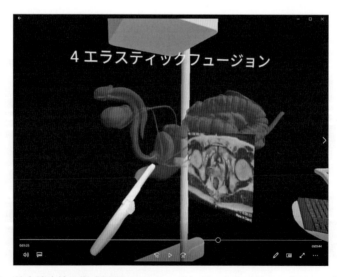

図22　前立腺生検の術式説明のVRコンテンツ，エラスティックフュージョン

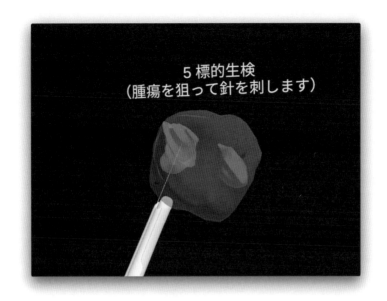

図23　前立腺生検の術式説明のVRコンテンツ，標的生検

3.9　VR遠隔カンファレンス

　当社ではVR空間内に複数の医師が同時に参加して，同じ3Dモデルを見てカンファレンスができる仕組みも開発をしている（**図24**）。VR空間内での参加者はアバターとして表示され，頭の位置や手の位置がリアルタイムで共有され，ボイスチャット機能も備えている。モデルの移動，回転，スケーリング，描いた線も共有され，実際にその場所にその人がいるかのような感覚でディスカッションすることが可能である（**図25**）。実際に複数拠点で遠隔からログインして実

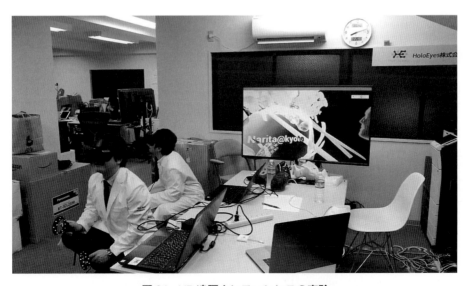

図24　VR遠隔カンファレンスの実験
東京，京都，名古屋の3拠点から医師がVR空間に入って同じ背骨の3Dモデルを見ている。

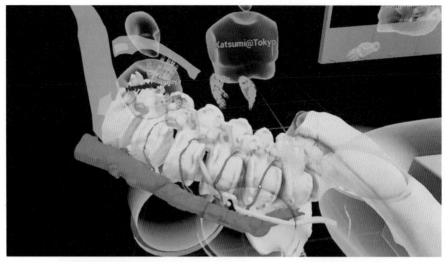

※口絵参照

図25　VR遠隔カンファレンスの実験,画面のキャプチャー
遠隔地にいる医師の姿が3Dのアバターとなり VR 空間に参加できる。

験したところ,同じ場所に重なって見ると,術者の視点そのままで術者の解説を体験でき,これは今までにないトレーニング効果が期待できる。

　現在は音声,3次元の動きのデータを通信しているが,将来はここに DICOM ビューワーや患者のバイタルデータを表示した PC のデスクトップ共有を行えば,より現実的な遠隔カンファレンスが可能になると考えている。

　以前とある医師と話をしていたときに,「外科医もこれからは頭脳労働の時代だ」と伺った。頭脳労働の基本は情報とその判断であり,それがインターネットを通じて場所を超えて仕事ができる可能性がある。

4. 医療のデジタル化

　当社は,XR 技術を人とのインターフェースに使ったクラウドをベースとしてサービスを提供している。ここで今一度デジタルデータの特性を挙げてみる。デジタルデータの特性は,①ほぼ無限にストックが可能,②インターネットを通じて場所を超えてやり取りができる,③時間を超えて情報を共有できる,④検索エンジンやデータベースにより検索が可能,⑤数値データに落とし込むことにより Deep Learning などの AI 技術の恩恵に預かることが可能,⑥スマートフォンでどこでもアクセスが可能,などがある。

　当社のコンセプトは「外科医の3次元のアイデアをデジタル化する」ということである。これは XR 技術を駆使することにより直感的にデジタルへのインプットとデジタルからのアウトプットを可能にしようということである。そして上に挙げたデジタルの特性を当社のサービスで作られたデータに付加して,ユーザーに対しデータの価値の向上,利便性の向上を図っていく。

　デジタルトランスフォーメーションという概念がある[15]。これは2004年にスウェーデンのウメ

オ大学のエリック・ストルターマン教授が提唱したとされる「ITの浸透が，人々の生活をあらゆる面でよりよい方向に変化させる」という概念である．近年では，ITビジネスの世界でも「デジタルトランスフォーメーション」は1つのキーワードになっており，しばしば耳にする．例えばMicrosoftのデジタルトランスフォーメーションについてのページには，デジタルテクノロジーを使って「お客様とつながる」「社員のエンパワーメント」「業務の最適化」「製品の変革」という文言が掲げられ，企業の経営課題をITの力を使って解決していくというメッセージが読み取れる．

医療の世界では，「お客様とつながる」とは患者の満足度を高め，患者数を確保するという病院の経営課題を解決し，「社員のエンパワーメント」は外科医については3D VRによる術式の共有によるラーニングカーブの向上や，医師の都合のよいときに簡単に実施できるVRによるトレーニング，看護師や技士のVRを使った術式の理解向上，「業務の最適化」はVRやMixed Realityを使ったプランニングやガイドによる手術の効率化，サイズや形状などのバリエーションが多いデバイスの事前シミュレーションによる絞り込み，「製品の変革」はVRによる遠隔カンファレンスにより，外科医の頭脳労働が空間を超えることにより，医療サービスのさらなるグローバル化の進展，患者と医師がより共通に理解でき3D VRによるデータの共有による医療の変革などが考えられる．

日本において当社は先陣を切って医療現場の中にXRというテクノロジーを持ち込んだ．まだ3年しか経っていないので，医療現場の要求に応えることができていないことのほうが多いが，3Dを扱う分野においては大きな可能性があると筆者らは考えている．

文　献

1) 杉本真樹：OsiriX画像処理パーフェクトガイド最新版（Ver.5.9/6.0対応），エクスナレッジ，1-319（2015）．
2) 杉本真樹：医用画像3Dモデリング・3Dプリンター活用実践ガイド，技術評論社，1-320（2016）．
3) 杉本真樹：VR/AR医療の衝撃，ボーンデジタル，1-96（2017）．
4) Holoeyes webサイト：http://holoeyes.jp
5) 杉本真樹ほか：バイオメカニズム学会誌，**43**(1), 35-40（2019）．
6) 杉本真樹：日本外科学会雑誌，**120**(5), 526-533（2019）．
7) 杉本真樹：日本外科学会雑誌，**120**(3), 372-374（2019）．
8) 杉本真樹ほか：日本コンピュータ外科学会誌，**18**(4), 278-279（2016）．
9) September 2018 510（k）Clearances https://www.fda.gov/medical-devices/510k-clearances/september-2018-510k-clearances
10) K172418 https://www.accessdata.fda.gov/cdrh_docs/pdf17/K172418.pdf
11) SurgeryVision社のweb site https://www.surgeryvision.com/
12) S. Yoshida et al.: Mixed reality computed tomography-based surgical planning for partial nephrectomy using a head-mounted holographic computer.
13) Disruption 仮想現実が拓く世界（2）https://r.nikkei.com/article/DGXMZO4470601013052019TL1000?disablepcview=&s=0
14) 看護系大学の解剖生理学教育の実態調査 https://www.jstage.jst.go.jp/article/keitaikinou/16/1/16_8/_pdf
15) WIkipedia デジタルトランスフォーメーション https://ja.wikipedia.org/wiki/%E3%83%87%E3%82%B8%E3%82%BF%E3%83%AB%E3%83%88%E3%83%A9%E3%83%B3%E3%82%B9%E3%83%95%E3%82%A9%E3%83%BC%E3%83%A1%E3%83%BC%E3%82%B7%E3%83%A7%E3%83%B3

第1編　最新医療イノベーション
第4章　最新モバイル通信技術と機器連携ソフト開発

第1節　5Gのコア技術と遠隔医療への応用

株式会社NTTドコモ　奥村　幸彦

1. はじめに

　東京オリンピック・パラリンピックが開催される2020年に，国内において本格的な商用サービスの開始を目指している第5世代モバイル通信システム（5G）は，高速化モバイルブロードバンド（enhanced Mobile Broad Band；eMBB），超高信頼・低遅延（Ultra Reliable and Low Latency Communication；URLLC），超多数接続（massive Machine Type Communication；mMTC）などの特長を持つ次世代モバイル通信システムであり，その特長を活かした多様なサービスの創出が期待されている。

　これまでNTTドコモ（以下，ドコモ）では，5Gの実現に向けた基礎研究から始まり，世界の主要なモバイルベンダーと5G技術の検証のための実験協力や，5G無線インターフェースの国際標準仕様策定作業への貢献を積極的に行いつつ，5Gを応用した新たなサービス・アプリケーションの創出に向けて，自動車，鉄道，観光，スポーツ，エンターテインメント，放送，製造，防犯・警備，医療などの多岐にわたる分野・業界のパートナーと幅広く連携した取り組みを進めてきた。本稿では，5Gの基本事項としてサービス/システム性能要求とそれを満足させるためのコア技術を述べたうえで，国内においてドコモが先行する形で取り組んできている「遠隔医療」への5Gの応用に関して，具体的な事例を取り上げ，そのコンセプト，実証試験（トライアル）・模擬試験（デモンストレーション）の実施状況について述べる。

2. モバイル通信システム

2.1　モバイル通信システムの進化

　モバイル通信システムは，これまで「高速化」「大容量化」を推し進める形で継続的に進化し，おおよそ10年ごとに新しい世代へと移り変わってきた（図1）。第1世代のアナログ方式，第2世代のデジタル方式までは各国，各地域で異なる方式が導入され，相互に互換性のない複数の方式が運用されていた。第3世代では，新しいデジタル方式の導入により，高速データ通信サービスを提供することに加えて，世界で仕様が統一された国際標準方式の導入が実現し，ユーザーは1つのモバイル端末（携帯電話機）を複数の国や地域において共通使用できるようになった。現在は，第4世代（4G）として，LTE（Long Term Evolution）[※1]の進化形であるLTE-Advanced[※2]が順次導入され普及している。

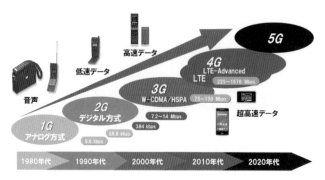

図1 モバイル通信システムの進化

2.2 5Gの要求条件

2020年の本格的な商用サービス開始が想定されている5Gは，2020～2030年頃までを見据えた将来のモバイル通信サービス，システム性能に対する新たな要求を満足する必要がある。それらについて以下に述べる。

2.2.1 サービス要求

将来のモバイル通信サービスでは，ユーザー要求の高度化・多様化を背景として，よりリッチなコンテンツを扱うサービス・端末の出現や，すべての「もの」が無線通信を介して接続されることによる各種情報の収集・監視と各種デバイスの制御・管理などを行う新サービスの出現が考えられる。その具体例を以下に挙げる。

- パーソナル端末：個人の生活スタイルに密着し，生活の各場面に対応した多種多様な機能・サービスを提供。
- 移動体搭載用通信モジュール：車，バス，電車などに搭載し，交通渋滞，車両コンディションなどの情報の収集，表示機能を提供。
- 家庭/家屋用通信モジュール：家電製品，家具，屋内設備などの遠隔制御機能，監視・セキュリティ機能などを提供。
- ウェアラブル端末：時計，装身具，衣服などに装着し，各種ヘルスケアサービスなどを提供。
- センサー搭載通信モジュール：工場，農場などにおけるさまざまな管理機能，制御機能などを提供。
- 新型ディスプレイ/ヒューマンインターフェース搭載端末：高精細動画（4K/8K）視聴，ヘッドマウント型表示，感触通信，遠隔医療サービスなどを提供。

一方，2020年に開催される東京オリンピック・パラリンピックにおいては，競技ハイライトを臨場感のある超高精細映像や，複数の角度から撮影したマルチビュー映像をモバイル環境で楽しめるサービス・端末の提供なども期待される。

※1 LTEは，3GPP（3rd Generation Partnership Project, http://www.3gpp.org/）において国際標準仕様化されており，Release 8が最初のLTE仕様バージョン。
※2 LTEの進化形であるLTE-Advancedが，3GPP Release 10/11として国際標準仕様化され，その後，後継のRelease 12/13/14の仕様化作業が進められた。

2.2.2 システム性能要求

前述した多種多様な新サービスへの拡大を背景として，2020年代のモバイル通信トラヒックは，2010年比で約1000倍に達するものと予測され，5Gにおいては，同トラヒックの収容が可能なシステム容量を確保していく必要がある。また，よりリッチなコンテンツを扱うサービスと端末の増加に対応するため，最大通信速度が1 GbpsクラスであるLTE-Advancedに対して，さらに1桁上の10 Gbpsクラスの超高速通信をサポートすることや，100倍近い数の端末の同時接続を可能とする能力，1 ms以下の無線区間伝送遅延の実現などが求められる。さらに，モバイル通信システムの飛躍的な能力向上にあたっては，システム全体の消費電力や設備・運用コストを十分に抑えることも重要である。

これらのシステム性能要求（図2）に関しては，国内では総務省が開催した電波政策ビジョン懇談会の報告書[1]などで示されるとともに，国内外の主要ベンダーや研究機関などが参画する5G関連プロジェクトにおいてもおおむね同様のシステム性能要求が議論され，2015年9月に国際電気通信連合の無線通信部門（ITU-R）より，IMT-2020（IMT-Advancedの後継・発展システム）が持つべき要求条件としてピークデータレート20 Gbps，無線区間の伝送遅延1 ms，単位面積あたりの同時接続数10^6デバイス/km^{2}ほかの数値目標が勧告ITU-R M.2083-0において示された。

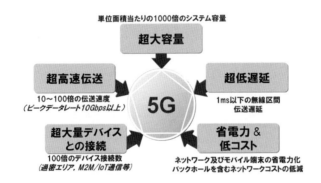

図2　5Gのシステム性能要求

3. 5G無線アクセス

ここでは，前述したサービス，システム性能，コストの各要求を満足する5Gを実現するためのコア技術として同システムの無線アクセス技術（以下，5G無線アクセスと呼ぶ）について述べる。

3.1　5G無線アクセスの性能向上アプローチ

5G無線アクセスのシステム容量ターゲットを実現するためには，図3に示す3つの性能向上アプローチが考えられる。第1のアプローチは，より進化した無

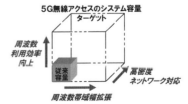

図3　無線アクセス性能向上アプローチ

線アクセス技術や無線伝送技術の採用による周波数利用効率の向上，第2のアプローチは，より高い周波数帯の採用による無線伝送周波数帯域幅の拡張，そして第3のアプローチは，より多くの基地局配置による高密度ネットワーク対応である．これら複数のアプローチを組み合わせる（併用する）ことによりターゲットを達成する．

3.2 5G無線アクセスの新しい技術コンセプト

5G無線アクセスの新しい技術コンセプト[2]では，図4に示すように，使用する電波の無線周波数帯[※3]として，既存のセルラシステム用周波数帯（UHF帯）と，同周波数帯よりも高い周波数帯（SHF帯/EHF帯）の組み合わせ使用を前提としつつ，既存周波数帯のセルに対しては非直交多元接続（Non-Orthogonal Multiple Access；NOMA）など，セルラシステムのさらなる進化技術を適用する一方，高周波数帯のセルに対してはMassive MIMO（次項参照）などの高周波数帯の使用を考慮した技術を適用することで，各セルにおけるシステム性能向上を図る．ここで，モバイル端末は既存周波数帯セルと高周波数帯セルの両者に接続可能とし，高周波数帯セルについては，例えば，トラフィックが混雑している場所へ優先して設置するとともに，将来的には段階的に増設された低SHF帯（3 GHz～6 GHz）から高SHF帯（6 GHz～30 GHz）/EHF帯（30 GHz以上）に至るさまざまな周波数帯を用いるセルの中から，ユーザーの移動状況やサービス要求，セル混雑度などに応じて適切なセルを選択，接続できるようにする．

上述の技術コンセプトの実システムへの導入にあたっては，さらに，図5に示すファントムセルコンセプト[3]の併用が有効である．このファントムセルコンセプトは，従来のマクロセルに新

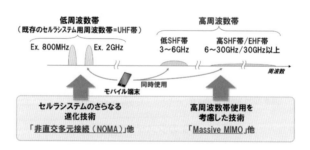

図4　5G無線アクセスの技術コンセプト

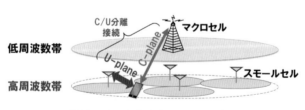

図5　ファントムセルコンセプト

※3　地上テレビ放送などにも使用され，一般的に知られている周波数が300 MHz～3 GHzの電波（「Ultra High Frequency；UHF」と呼称）よりも高い周波数である3～30 GHzの電波を「Super High Frequency；SHF」と呼び，波長が1～10 cmであることから「センチ波」とも呼ぶ．さらに，周波数が30～300 GHzまでの電波を「Extra High Frequency；EHF」と呼び，波長が1～10 mmであることから「ミリ波」とも呼ぶ．

たにスモールセルをオーバレイ配置し，マクロセルとスモールセルで使用する周波数を変えるとともに，マクロセルにおいてはC（Control）-planeの接続リンクを，スモールセルにおいてはデータに特化したU（User）-planeの接続リンクを，それぞれ確立することを特徴としている。マクロセルは，より低い周波数（同一送信電力でより遠くに電波が届く）を用いることで広いサービスエリアを確保し，同セルに接続したC-planeリンクを用いて発着信やモビリティに関わる制御を行う。一方，スモールセルは，より高い周波数（1つの無線信号が占有する周波数帯域幅をより拡大しやすい）を用いることで広帯域高速無線伝送を可能とし，同セルに接続したU-planeリンクを用いて環境に応じたベストエフォートの高速データ通信を行う。

3.3 Massive MIMO

ここでは，5G無線アクセスにおける特徴的な技術として，Massive MIMOについて述べる。Massive MIMOは，従来のMIMO[※4]に対してアンテナ数を超多数（Massive）に増やした方式である[4)5)]。モバイル通信システムでは，より高い周波数の利用，例えば，第3世代および第4世代モバイル通信システムで使用されている周波数である2 GHzに対して10倍の周波数である20 GHzを用いた際には，アンテナ間隔を1/2波長のままで固定すると，同一の長さにおいて10倍のアンテナ数を配置でき，さらに，一様平面アレーアンテナ[6)]を仮定すると，同一の面積において100倍のアンテナ数を配置できる。例えば，20 GHz帯で256素子の一様平面アレーアンテナは約12 cm×12 cmの形状で実現できる。一方，超多数素子アンテナを実現するには，アンテナだけでなく，それに対応した無線周波数（RF）回路やベースバンド（BB）信号処理回路も必要であるが，近年の半導体技術の進歩は著しく，アナログ・デジタル混載型シリコンRF・BB回路の集積化が進み，それを裏支えする半導体技術が近い将来容易に入手可能となることが予想されるため，現在，Massive MIMOは非常に注目を集めている。Massive MIMOは，図6のように超多数素子アンテナを用いて従来よりも鋭い狭ビームを生成することで，高いビーム（指向性）利得が得られるため，高い周波数において増加する電波伝搬損失を補償することが可能である。これより，図7のようにMassive MIMOを適用したスモールセルでは，相対的なエリア拡大を果たしつつ，超多数素子アンテナにより提供される空間的な自由度を，各ユーザーに対する異なる指向性のビーム形成に用いることでビーム多重を実現し，従来のマルチユーザーMIMOに比べて，より多くのユーザーを同時収容すること，すなわちシステム容量の増大が可能である。

Massive MIMOスモールセルの導入効果については，実際の都市部へのセル展開を仮定したシミュレーション[7)]により，2 GHz帯で20 MHz帯域幅の伝送を行うマクロセルに加えて，20 GHz

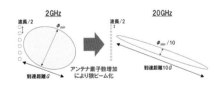

図6　Massive MIMOによる電波の狭ビーム化

※4　MIMO（Multiple-Input Multiple-Output）伝送方式は，送信と受信にそれぞれ複数素子のアンテナを用いて，無線信号を空間的に多重して伝送する方式で，一般にアンテナ数に比例して伝送レートを増すことができる。

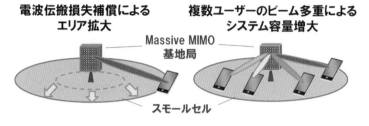

図7　Massive MIMO の適用効果

帯で1GHz 帯域幅の Massive MIMO スモールセルを1マクロセルあたり36個オーバレイ配置することで，システム容量を1,500倍程度に向上可能であることが示せた。さらに，超高密度なユーザー利用環境例として，図8に示す7万人超え大型スタジアムのスタンドを想定した場合の多数ユーザー同時接続においても，同様の大容量・超高速通信が実現可能であることを確認している。なお，Massive MIMO は，スモールセルへの適用だけでなく，より多くのアンテナ素子を用いて広域エリアをカバーするマクロセルに適用することで，ルーラルエリアなどにおいても効率のよいエリア構築が期待できる。

前述した Massive MIMO 技術の確立に向けてドコモでは，低 SHF 帯の 5 GHz 帯と高 SHF 帯の 28 GHz 帯において，100素子程度の超多素子アンテナによる Massive MIMO の検証実験を

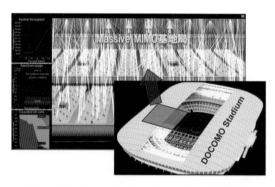

図8　Massive MIMO スモールセルの導入例

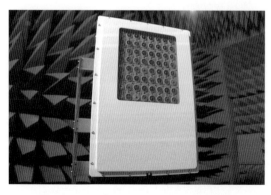

図9　5 GHz 帯 Massive MIMO 実験装置

行ってきた。5GHz帯における日本電気との実験協力では，128素子の超多素子アンテナによるアクティブアンテナシステム（AAS）を搭載した実験装置（図9）を試作し，最大8ユーザーに対して直交化された異なるビームを割り当てて多重化する方式の技術検証実験に成功している[8]。一方，28GHz帯におけるサムスン電子との実験協力では，基地局に搭載した96素子のアンテナによるビームフォーミングの効果を屋内・屋外環境において評価するとともに，端末側に8素子のアンテナを搭載し，端末の移動に対するビーム追従性能や，ビームフォーミング時のエリア拡大効果について評価を行っている[9]。

4. 5Gの遠隔医療への応用

4.1 地域医療の充実に向けた5Gの応用事例

　全国的な地方における人口減少・過疎化の進行などにより，地方と都市部の地域格差はますます拡大し，医療分野においても地域における医療サービスや医師の偏在対策が課題となっている。この課題の解消にも寄与すべく，ドコモは和歌山県，和歌山県立医科大学（以下，県立医大）と連携して，山間部・過疎地などにおいても都市部にある総合病院と同様の高度な医療を提供可能とすることで地域医療の充実が図れるよう，5Gを活用した遠隔診療サービスの高度化に関する検討と実証試験を，総務省の5G総合実証試験として2017年度に開始した[10]。

　2018年2～3月に実施した実証試験では，県立医大地域医療支援センター（上野雅巳センター長）と県内日高川町にある国保川上診療所（平林直樹所長，以下，診療所）との間で5Gを活用した遠隔診療システムを構築し，診療所の医師と県立医大附属病院の専門医が，高精細な診断映像を共有しつつ，テレビ会議越しに円滑なコミュニケーションを行いながら3診療科（皮膚科・整形外科・循環器内科）について遠隔診療の実証試験を実施した結果，約40km離れた拠点間であるにもの関わらず，専門医と患者があたかも同じ診察室内にいるかのように診療が進められ，5Gを用いた遠隔診療の有効性を示すことができた[11]。

　これら2017年度の実証試験をベースとして，診療シナリオのさらなる拡充の可能性を追求すべく，2018年度には，診療所周辺地域の患者宅などにおける訪問診療シーンにおいて，5Gを活用した遠隔診療を適用する実証試験を実施した[12]※5。診療所の医師が患者宅を訪問して遠隔診療を行うにあたり，医師が患者宅へ携行した医療機器（ポータブルエコー，小型4K接写カメラ）から出力される複数の高精細診断映像と，県立医大の専門医とリアルタイムにコミュニケーションするための4Kテレビ会議映像を，無線周波数として4.5GHz帯を用いる5Gモバイル端末から5G基地局へ高速無線伝送したうえで光回線により県立医大へ転送するようにした。ここで，2017年度の実証試験における5Gモバイル端末の通信可能エリアに対して，2018年度の実証試験においては，基地局のアンテナ設置位置と高さを調整し，異なる場所に点在する患者宅をカバー可能なより広い5G通信エリアを確保し，5Gの無線通信性能の評価も含めた実践的な検証を行った。2019年1月に実施した実証試験では，循環器内科の2症例と精神科，栄養指導の各1症例について遠隔訪問診療を実施した。循環器内科の診療では，診療所医師が心疾患の既往歴のある患者の自宅を訪問して，エコー・4K接写カメラ・4Kテレビ会議の各映像を通して県立医大の循環

器内科専門医に診てもらいながら遠隔訪問診療を進めた。同診療では，特にエコーについて，適切なセンサープローブの当て方などを専門医が診療所医師へリアルタイムに指示を行いつつ，カラードップラー映像を含む高精細エコー映像を5G伝送することで，患者宅においても迅速かつ的確な診断を行うことができた。**図10** の上側写真に遠隔訪問診療の様子を示すとともに，以下に試験参加した医師の意見・感想を示す。

〈県立医大専門医〉

エコーの映像が素晴らしく，これだけ鮮明に見られれば，臨場感があり，自分が目の前の患者を実際にエコー検査しているのとかなり近い感覚で診療が可能と感じた。今すぐにでも日常的に使っていきたいシステムであり，ぜひ早期に実現して欲しい。

〈診療所医師〉

いわゆる「交通弱者」の人が増えてきているので，へき地医療を担うものとしては，大変ありがたいことだと思っている。5Gで鮮明な診断映像を専門医に送ったうえで正確な診断を行い，診療を進めることにより，今後も5Gの利点が活かしていけると考えている。

2018年度の実証試験では，5G遠隔診療システムのさらなる応用事例として，医療従事者への遠隔教育を想定した実証試験も実施した[12]※5。具体的には，専門外の医師が内視鏡（胃カメラ）の適切な操作について県立医大の内科指導医のアドバイスを受けながら内視鏡トレーニングモデル（訓練用人型ファントム）を用いて訓練するシーンについて試験実施した。これまでの遠隔診療と同様，胃カメラの鮮明な映像に加えて，訓練を受ける医師の操作状況のモニタ映像としても機能する4Kテレビ会議映像を5Gにより同時伝送することで，2人の医師が距離を感じることな

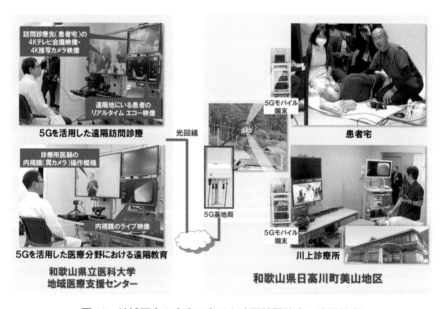

図10　地域医療の充実に向けた遠隔訪問診療・遠隔教育

※5　本実証試験は，ドコモが実施主体となり総務省から請け負った平成30年度5G総合実証試験「屋外において平均4-8Gbpsの超高速通信を可能とする第5世代移動通信システムの技術的条件等に関する調査検討」として実施した。

く指導を進めることができた（図10の下側写真）。試験に参加した指導医からは「普段，内視鏡を扱うことのない医師を対象にレクチャーを行ったが，遠隔指導でもスムーズに内視鏡操作ができたので，教育に留まらず実際の検査も可能ではないかと感じた」との評価を得た。このような5Gを活用した遠隔教育が普及すれば，医師のスキル向上のための教育機会を増やし，医療水準の向上に資するものと期待される。

4.2　5Gで実現する次世代モバイル診療車

働き方改革の推進，地域格差の解消，大規模災害への対応などの社会課題の解決にも寄与する医療ソリューションとして，5Gを活用した次世代モバイル診療車による遠隔診療の実現が考えられる。総合診療・各種健診へ対応する医療機器を搭載し，超高速・低遅延で通信可能な5Gを介してネットワーク接続された次世代モバイル診療車が，職場や各種施設，無医地区，災害現場などに赴き，総合病院の専門医との間で高精細な診断映像とテレビ会議映像を用いた遠隔診療を行うことができれば，より広いエリアでタイムリーに高度な医療を提供することが可能となる。

今回，NTT東日本関東病院（以下，関東病院）とドコモは共同で，この5Gを活用する次世代モバイル診療車の具体的な利用シーンの一例として，病院の産婦人科医師（以下，病院医師）がモバイル診療車の総合診療科医師（以下，診療車医師）とテレビ会議を介してリアルタイムにコミュニケーションしながらモバイル診療車搭載の医療機器を用いて遠隔妊婦健診を行うシーンについて模擬試験を実施し，5Gを活用する次世代モバイル診療車の有用性を検証した。

2018年5月に実施した模擬試験では，モバイル診療車を模擬したスペースに4Dエコー[※6]，4Kカメラ，乾式臨床化学分析装置，ベッドサイドモニタなどの医療機器を，総合病院の診察室に医

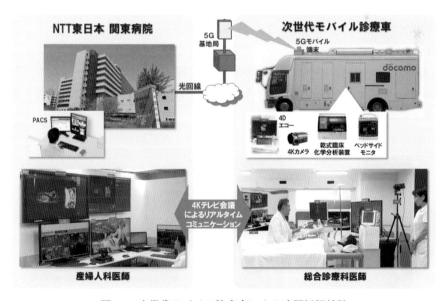

図11　次世代モバイル診療車による遠隔妊婦健診

※6　4D（4次元）エコーは，立体的な3D（3次元）超音波診断（エコー）画像を，さらに時間的な変化も精度よく観測できるようにしたもので，胎児の動きに着目した診断などに用いる。

用画像管理システム PACS（Picture Archiving and Communication System）をそれぞれ配置し，さらに双方の拠点に 4K テレビ会議システムを設置したうえで，各医療機器の出力映像とテレビ会議映像を，模擬モバイル診療車と総合病院間で実際に 5G および光ファイバーを介して一括伝送した（図 11）。模擬試験のシナリオは，関東病院・杉田匡聡産婦人科部長の監修のもと，実際に起こりうる妊婦健診を想定した以下の 3 つのシーンを実行した。

シーン（1）

移動診療車に「赤ちゃんの動きが少ない」と訴える妊婦が到着し，診療車医師が病院医師に声をかけて健診を開始。最初に病院医師が週数と母親の体重の増加状況を確認し，胎児の順調な発育を確認。

シーン（2）

現在の胎児の様子を 4D エコーにより撮影した検査映像をリアルタイムにモバイル診療車から病院へ伝送し，病院医師により BPD（胎児頭大横径）が週数相当であること，心臓の正常な鼓動，頭部・腕・足にかけての順調な発育の様子などを確認し，胎児に問題のないことを確認。さらに，PACS に記録されていた過去の妊婦健診の際の検査映像と比較しても発育状況が順調であることを確認。

シーン（3）

診療車到着時に試行した妊婦の採血検査の結果を診療車医師が確認し，ヘモグロビン値が若干の貧血を示していることを報告しつつ，4K カメラでライブ撮影した妊婦の顔色を病院医師に伝送。確かに貧血気味であることを確認した病院医師から，貧血が原因で胎児に栄養が回らずに胎動が弱まった可能性を指摘し，分食により栄養をしっかり摂れるようにすることなどを指導して健診を完了。

以上の模擬試験の参加者から得られた意見・考察を以下に示す。

〈病院医師〉

5G は，4G に比べて鮮明なエコー映像とカメラ映像（図 12(a)）が同時に伝送され，妊婦の顔色や皮膚の状態も一緒に確認することができるとともに，テレビ電話会議により医師同士で相談しながらスムーズな診察ができ，非常に有用性が高い。

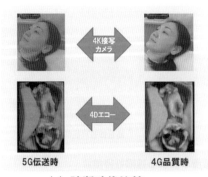 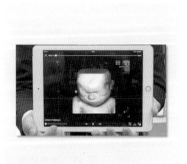

(a) 診断映像比較　　(b) タブレット転送例

図 12　遠隔妊婦健診における診断映像

〈妊婦〉
　妊婦健診は最初4週に1回から，その後2週に1回必要となる．一方で地方に行くと産婦人科のクリニックや病院は少なく，妊婦にとって定期的に休みをとって遠くの産婦人科を受診するのは負担がかかるため，気軽に遠隔妊婦健診ができると，とても助かる．

　以上より，5Gを活用した次世代モバイル診療車の遠隔妊婦健診における有用性を示すことができた．将来的には遠隔診療中に病院へ送られ，PACSに記録された診断映像をスマートフォンやタブレットなどへ転送して表示すること（図12(b)）も可能であり，家族が胎児の元気な様子をリアルタイムに確認するなどの応用も考えられる．

4.3　救急医療の高度化に向けた5Gの応用事例

　救急医療分野においては，高齢化に伴う循環器疾患や脳血管障害を有する患者の増加や地域における医師不足への対策などが課題となっているが，このような課題の解決にも寄与すべく5Gを活用した救急搬送の高度化ソリューションの検討および実証試験を行った．本ソリューションは，救急指定病院，救急車，ドクターカーの3拠点間に5Gを用いた無線通信回線を設定し，診断用の高精細映像の伝送・共有を可能とすることで，救急搬送中の時間を有効活用し，適切な処置を行うまでの時間の短縮と救命率の向上を目指したもので，前橋市情報政策課および消防局（以下，消防局），前橋赤十字病院高度救急救命センター（以下，高度救急救命センター），前橋工科大学，ICTまちづくり共通プラットフォーム推進機構，日本電気とドコモが連携し，その有効性を確認する実証実験を2018年度の総務省5G総合実証試験として実施した[12]※5．

　今回の実証試験では，救急救命対応を要する患者に対する的確かつ迅速な処置が可能となるよう，①マイナンバーカードを活用した患者情報を確認するシステム（救急搬送支援システム），②映像と音声により三者間でリアルタイムコミュニケーションするテレビ電話会議システム，③救急車とドクターカーから患者の様子を映した高精細映像と複数医療機器の診断映像を病院へ伝送（救急車の映像はドクターカーにも伝送）するシステムから構成された複合的なシステムを構築・使用した．2018年12月の事前試験の後，前橋市役所内に高度救急救命センターおよび消防局通信指令室を模擬したスペースを設置するとともに，無線周波数として28 GHz帯を使用する5G基地局を設置し，5Gモバイル端末を搭載した救急車およびドクターカーが前橋市役所周辺の道路などを走行または同市役所駐車場に停止した状態において，高度救急救命センター・中村光伸センター長と消防局・救急隊員の監修により，以下の5つのシーンからなる救急医療現場の実践的なシナリオによる本試験を2019年2月12日から15日に実施した．

　シーン（1）
　交通事故にあった人が倒れて動けなくなっているとのことで119番通報があり，通信指令室より救急車とドクターカーの出動が要請される．同要請を受けて救急車が現場へ急行するとともに医師を乗せたドクターカーが出動．

　シーン（2）
　救急車が先行して現場に到着し，事故にあった患者を収容した後，搬送を開始．患者には意識がない状態であったが，マイナンバーカードの活用により，患者情報を確認し，同情報をリアル

タイムに病院とドクターカーへ共有。

シーン（3）

救急車は患者の容体などを高精細なカメラ映像と診断映像で病院とドクターカーへ5G伝送しつつ，医師からの指示を受けて救急隊員が適切な処置を施しながら，ドクターカーとのドッキングポイントへ急行。

シーン（4）

救急車とドクターカーがおおむね同時刻にドッキングポイントへ到着したところで，患者をドクターカーへ速やかに乗せ換える。その後，ドクターカーの医師と高度救急救命センターの医師とが連携して継続的な診断および適切な処置を施しながら，収容先となる高度救急救命センター（救急指定病院）へ急行。

シーン（5）

収容先の病院では，あらかじめ共有された患者の情報と詳細な容体を踏まえた受入れ体制を整え，ドクターカーが病院へ到着すると直ちに専門医が必要な処置を開始。

以上の実証試験の模様を**図13**に示すとともに，同試験に参加した医師の感想を以下に示す。

- 複数の情報，すなわち患者本人の状態，検査機器からの情報，周囲の状況などを同時に確認することができていたので，患者を目の前に対応しているのと同様の状況を再現できた。さらに，現場，救急車，ドクターカー，高度救急救命センターが一体化している印象を受けた。
- 5G伝送された診断映像は非常に鮮明で，今までよりも情報量が多く，従来（4G）と比較するとその差は歴然である（**図14**）。このような映像があれば適切な指示が出せ，結果的に患者の診断・治療の時間を短縮することにつながると考える。

複数の5Gモバイル端末を活用した今回の実証試験を通して，病院などの医療機関の外で患者

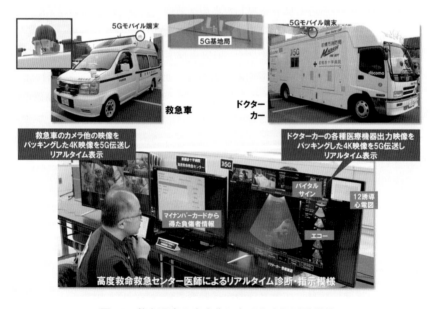

図13　救急医療の高度化に向けた実証試験模様

第4章　最新モバイル通信技術と機器連携ソフト開発

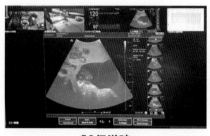
5G伝送時

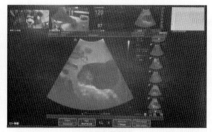
4G品質時

図14　救急搬送中からの診断映像比較

の処置を行う場面が含まれる救急医療分野においても，傷病者の早期の容体把握と迅速な医療処置に対して5Gが有効であることを確認できた．今後，救急車やドクターカーに設置する機器や病院（救急救命センター）との連携方式を精査することで，さらなる救急医療の高度化，救急搬送時間の短縮が期待される．

5. おわりに

　本稿では，次世代モバイル通信システムである5Gの基本事項としてサービス/システム性能要求とコア技術である無線アクセス技術について述べるとともに，5Gの特長を活かした医療分野の新しいソリューション実現に向けた取り組みとして，5Gを遠隔医療に応用する事例の検討および実証試験・模擬試験の実施状況を紹介した．地域医療の充実および救急医療の高度化に向けたソリューションの実証試験では，5Gの超高速通信を活かして複数の医療機器から出力される高精細診断映像とテレビ会議の映像をリアルタイムに同時伝送するシステムの遠隔診療における有効性について実証することができた．5Gの商用サービス開始以降，同ソリューションが実用化されることで，地方を含むより広いエリアにおいて高水準の医療サービスの提供が可能となり，地域医療・救急医療のさらなる発展が期待される．また，模擬試験を実施した5Gを活用する次世代モバイル診療車の構想も，今後段階的に実用化されることで，タイムリーかつ高度な医療を受けられる場所と機会を拡大し，医師不足，地方と都市部での医療格差，災害現場での医療の提供といった各種社会課題の解決へつながることが期待される．モバイル通信の強みを活かすことが可能な次世代モバイル診療車のコンセプトは，5Gが潜在的に有しているさらに高い通信能力を活用することで，より高度な医療システムの実現の可能性を秘めており，第2編第1章第10節「SCOTのモバイル化」において，その発展形を紹介する．

文　献

1) 総務省：電波政策ビジョン懇談会　最終報告書（2014）．

2) 奥村幸彦，中村武宏：信学技報，RCS2013-231/232（2013）．

3) H. Ishii et al.: IEEE Globecom 2012 Workshop（2012）.
4) T. L. Marzetta: *IEEE Trans. Wireless Commun.*, **9**, 11, 3590–3600（2010）.
5) F. Rusek et al.: *IEEE Signal Process. Mag.*, **30**, 40–60（2013）.
6) 後藤尚久ほか：アンテナ・無線ハンドブック，オーム社（2006）．
7) YouTube　ドコモ公式チャネル：https://www.youtube.com/watch?v=75R2TU4w0IE
8) シン・キユンほか：信学総大，B-5-93（2015）．
9) T. Obara et al.: 信学総大，B-5-95（2015）．
10) ドコモ報道発表：https://www.nttdocomo.co.jp/info/news_release/2017/05/19_01.html
11) 奥村幸彦ほか：NTT技術ジャーナル，**30**, 8（2018）．
12) ドコモ報道発表：https://www.nttdocomo.co.jp/binary/pdf/info/news_release/topics_190319_01.pdf

第1編 最新医療イノベーション
第4章 最新モバイル通信技術と機器連携ソフト開発

第2節　機器連携プラットフォーム「OPeLiNK」

株式会社スリーディー　鈴木　薫之
株式会社デンソー　奥田　英樹
株式会社デンソー　高橋　稔

1. はじめに

　近年，人工知能（Artificial Intelligence；AI）技術の医療応用が進められており，画像診断領域のみならず，術者の意思決定支援などの術中支援に関するシステム開発が期待されている。このような術中支援を行うためには，手術時の機器情報をもとにした術者の判断や手技そのものを収集していく必要がある。一方で，手術室に整備されている医療・非医療機器および各種設備は，一部の麻酔関連機器を除き，他機器と連携することなく単独で稼働している。これらの機器の情報は，多くの場合において未保存あるいは時間軸情報を保有せずに保存されている。保存されている機器情報の代表例としては，顕微鏡や内視鏡，手術室俯瞰カメラなどといった術野や手術の進行を確認するために必要となる情報が挙げられる。しかしながら，機器間の連携ができていない情報として保存されているため，手技の観察には適している場合においても機能的情報としての利活用ができず，意思決定支援を可能とする情報収集が行われていないのが現状である。

　そこで筆者らは，自動車産業におけるファクトリーオートメーション（Factory Automation；FA）で培ってきたこれまでの技術を応用して機器間の連携を実現し，複数のメーカーの機器から出力する情報の創出や，機器を自由に組み合わせることによる新たな臨床的価値の創出が可能となるプラットフォーム「OPeLiNK」の開発を行ってきた[1)-5)]。本稿では，OPeLiNK の紹介とそれが医療現場にもたらす姿や将来像について述べる。

2. 機器情報を一元管理して機器の連携を可能にしたプラットフォーム

　OPeLiNK とは，図1に示すように，従来の手術では単独であった機器（医療機器，診断画像装置，手術室設備，医療情報システムなど）の情報を一元管理し，機器の連携を可能にすることで，統合的に状況を把握しながら手術を遂行することが可能となるプラットフォームである。また，従前では保存されずにいた機器情報を時間同期して保存する仕組みを搭載しており，手術の改善や解析に活用することも可能なプラットフォームでもある。

　本プラットフォームは，機器連携を行うためのミドルウェアとなる ORiN（Open Resource interface for the Network）をコア技術として，各機器情報を保存・配布するためのデータサーバ，集積した情報を表示する機器情報統合アプリケーション，ならびにデータベース情報の入出力インターフェースから構成される。図2には OPeLiNK の構成イメージ図を示し，次項からは

第1編 最新医療イノベーション

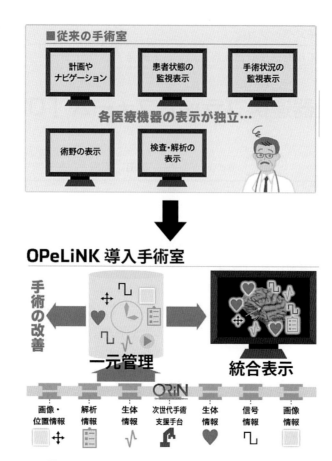

図1 OPeLiNKによって実現する手術室の概念図

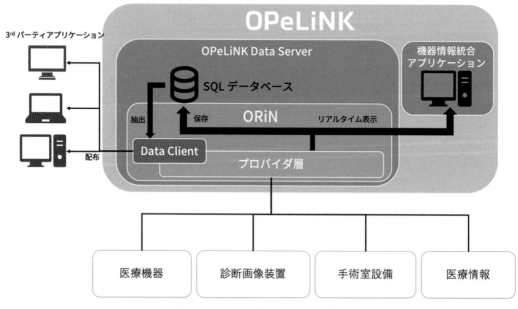

図2 OPeLiNK構成のイメージ図

各構成部について述べていく。

2.1 機器連携ミドルウェア"ORiN"

ORiN に関する詳細な内容については，ORiN 協議会のホームページ[6]を参照していただくとして，ここでは概要を含めて OPeLiNK での適用背景について簡潔に述べる。

ORiN とは，工場内の各種装置に対して，メーカーや機種の違いを超え，統一的なアクセス手段と表現方法を提供する通信インターフェースである。1999 年より NEDO（国立研究開発法人新エネルギー・産業技術総合開発機構）と日本ロボット工業会により開発が進められ，2006 年には㈱デンソーウェーブにより「ORiN2 SDK」として商品化された。2011 年には ORiN2 の仕様の一部を ISO20242-4 として規定，現在 ORiN 協議会がその普及，維持，そして発展を目的とした活動を実施している。活用事例には，デンソーの自動車エアコンの生産ラインが一例として挙げられる。当該工場においては，ORiN が 500 以上の機器の 10000 項目以上を常時監視し，種々のアプリケーションが稼働して生産が進められている。つまり，国際標準の信頼性に加えて，24 時間稼働している工場内での運用実績そのものが安定性を立証しているといえ，医療現場で利用するにも適したミドルウェアである。

2.2 機器接続の方法

ORiN の概念図を図 3 に示す。ORiN の基本技術の 1 つに CAO（Controller Access Object）がある。CAO は，分散オブジェクト技術をもとに開発が進められ，アプリケーションに対して各プロバイダにアクセスするための標準プログラムインターフェースである。プロバイダとは，機器側のインターフェースモジュールであり，プリンターなどをコンピュータに接続する際に必要となるデバイスドライバに相当する。図 3 に示す CAO Engine は，CAO のインターフェースを

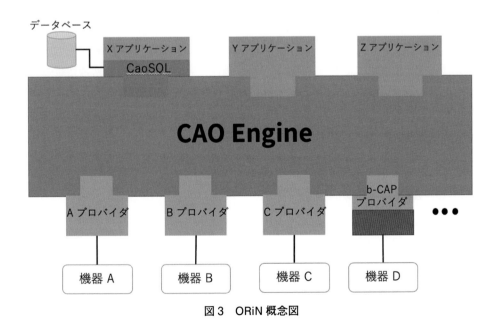

図 3　ORiN 概念図

139

実装したミドルウェアであり，アプリケーションに対してCAOプロバイダに対する共通の機能とCAOインターフェースを提供する。このとき，機器開発者側は，プロバイダが装置の通信仕様の差異を吸収するため，装置本体側の改造を必要とせずにアプリケーションと接続可能となる。また，機器本体の変更に伴うアプリケーションの改修・改良も不要となる。つまり，アプリケーション開発者，機器開発者はCAOに適合した設計・実装を行うことによって，通信相手側の仕様を意識せずに情報通信が行えることになる。

一方，ORiNのもう1つの基本技術であるCAP（Controller Access Protocol）は，インターネット経由でCAOプロバイダにアクセスするためのインターネット向け通信プロトコルである。SOAP（Simple Object Access Protocol）技術をもとに開発され，アプリケーション開発者がインターネットを意識せずに遠隔の機器へアクセスできる機能を提供する。CAPの概念を踏襲し，通信速度の向上を図ったb-CAP（Binary CAP）プロバイダを用いることで，機器開発者は機器の詳細なプロトコルを開示せずに，パケット通信のようにメッセージ送受信にて情報の伝達が行えるようになる。

2.3 機器情報の保存

OPeLiNKには機器情報を保存するために，図2に示すようにORiNとSQLデータベースを保有したOPeLiNK Data Server（以下，データサーバ）が搭載されている。接続対象機器のプロバイダはデータサーバにインストールし，かつデータサーバの時刻を管理標準時刻として定義する。機器保存の流れとして，まず機器がプロバイダを介してデータサーバに接続する。次に，接続確立した機器を対象としてプロバイダから機器情報を取得する準備を行う。準備完了後，プロバイダの仕様に一致するように機器情報を取得していく。具体的な取得方法として，下記のパターンを考慮する。

①アプリケーション側からの取得要求への返答（対話式）
②機器側からの定周期送信（取得要求トリガーによる自動送信，接続のみによる自動送信）

取得した情報に管理標準時刻でタイムスタンプを発行し，最後に機器種別を付加してSQLデータベースに登録していく。データ形式は，医用画像に用いるDICOMや医療情報のHL7，医用波形のMFERなどの標準規格に加えて，機器独自フォーマットにも対応する。このとき，機器情報を改変することなく，得られた情報をそのままデータベースに格納していくことを前提とする。また，機器情報に時間情報を含む場合においてもデータサーバにてタイムスタンプを発行し管理標準時刻で保存を行うことで，情報の時間軸の差異を吸収することとした。ただし，保存手術の特定ならびに保存開始トリガーとするために，手術IDをあらかじめ取得あるいは設定し，データベースに登録しておく必要がある。

データベースは，手術室に配備された術中情報を保存するための術中サーバおよび，データ蓄積と術後運用を目的とした統括サーバの2種類とする。手術が施行されていない夜間にデータベース情報を術中サーバから統括サーバに移行することとし，術中運用時のデータ損失やネットワーク負荷のリスクを軽減することとしている。

2.4 機器情報の配布

保存した情報の配布には，アプリケーションがデータサーバへ標準化されたデータを要求し，取得する．具体的には，データ抽出クライアントプロバイダ（OPeLiNK Data Client）を用いて，データベースにアクセスして行う．OPeLiNK Data Client は，データサーバに保存した情報を抽出するために特化したプロバイダであり，データベースへの接続を意識せずに履歴データを取得することが可能となる．取得することが可能な情報は，

①手術 ID 一覧
②機器一覧
③任意の手術 ID における任意の機器が記録している時間（開始，終了）
④時間を指定した機器情報

などが挙げられる．

時刻を指定して情報を抽出するため，複数の機器の同時刻の情報を一度に配布することができる．さらにアプリケーションは，機器情報の取得のみならず，機器に対して標準化された指令を送ることも可能となる．

2.5 機器情報統合アプリケーション "OPeLiNK Eye"

OPeLiNK には基本アプリケーションとして，術中に用いてリアルタイム表示・操作が可能な機能と，術後振り返りや解析用に活用することができる機能を搭載した OPeLiNK Eye が含まれている．図4にはアプリケーションの表示例を示す．術者や指導者などの使用者が手術で使用した機器情報を観察したいレイアウトに変更して，自由に表示することが可能である．本アプリケーションの詳細については，第2編第1章4節「IoT によって実現する手術戦略デスクの開発」

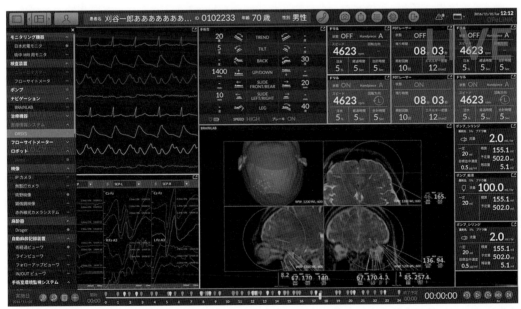

※口絵参照

図4　機器情報統合アプリケーション OPeLiNK Eye 表示例

を参照のこと。

2.6 イベント・コメント情報の集約

手術中には手術の進行や症例に応じたイベント情報や記録しておくべきコメント情報がある。例えば，機器の導入タイミングの記録や処置方法の記録，電気メスの軌跡情報，あるいは脳神経外科手術時における神経機能モニタリング装置の刺激位置などが挙げられる。これらの情報は，アプリケーション側からの要求に応じて，機器情報の保存と同様に管理標準時刻でタイムスタンプを発行し，データサーバに保存することが可能である。一方で術後振り返り時においても，アプリケーションは管理標準時刻で再生可能であるため，手術施行時間軸にてコメント情報を追加登録することが可能である。

したがって，手術中のメルクマールとして術者の意図を記録することが容易に行え，手術時の機器の状況，患者の状況に応じた術者の意思決定を可視化することが可能となる。

3. プラットフォームとしての姿

これまでに述べたように，現在の OPeLiNK は映像情報を含む手術室内の機器情報を一元管理することが可能となっている。脳神経外科領域を中心に開発を実施してきており，すでに信州大学病院では臨床で活用され始めている[7]。当該領域における情報の利活用高度化としては，術中支援や術後振り返りに加えて，手術教育，術前計画支援，さらにはロボット化などが考えられる。一方で，脳神経外科領域に限らず，麻酔科，循環器，消化器などの多領域分野への展開が実現されることにより，遠隔モニタリング，設備機器管理としての遠隔管理，さらには KOL による遠隔手術管理で医療訴訟撲減なども可能となってくるといえる。さらに，各医療機器の操作・表示・情報出力構造の標準化が進むことにより，各機器の仕様を意識せずに，治療の種類に適した柔軟かつ高度なアプリケーションが開発されることも期待できる。つまり OPeLiNK は，手術室のあらゆる情報を蓄積したデータサーバへアクセスすることにより，手術室の情報インフラとして開かれた開発環境を提供できる，つまりは手術室プラットフォームとしてのオープンイノベーションの基盤を創生することが可能といえる[8),9)]。

4. おわりに

本稿では，これまで工場で培ってきた技術を医療分野に応用し，手術室に接続される機器を一元的に保存，表示，配信することができるプラットフォーム OPeLiNK について述べた。OPeLiNK により，治療・診断のためのアプリケーションや機器を自由な発想で開発することができるようになる。さらに，手術室がネットワーク化されていくことにより，病棟や集中治療室などといった機器情報を包括的に判断する必要が生じる現場へ拡張することが可能となる。手術映像に他の機器情報を統合表示・管理することによって，医療機器情報がより活用しやすい情報に変化し，医療の透明化ひいては患者への安心の提供につながると考えている。

文　献

1) 椋本豪ほか：計測自動制御学会システムインテグレーション部門講演会（CD-ROM），18th ROMBUNNO.3E6-03（2017）．
2) J. Okamoto et al.: *International Journal of Computer Assisted Radiology and Surgery*, **12**, 46 (2017).
3) J. Okamoto et al.: *International Journal of Computer Assisted Radiology and Surgery*, **13**, 140 (2018).
4) 岡本淳ほか：日本麻酔科学会 第65回学術集会（2018）．
5) J. Okamoto et al.: *Biomed Tech*（*Berl*），**63**, 1 (2018).
6) ORiN協議会ホームページ https://www.orin.jp/whats-orin/
7) 後藤哲哉ほか：日本コンピュータ外科学会誌，**20**（4），365（2018）．
8) 岡本淳ほか：日本コンピュータ外科学会誌，**20**（4），303（2018）．
9) 奥田英樹ほか：第58回日本生体医工学会大会オーガナイズドセッション（2019）．

第 2 編

スマート手術室と手術デバイス開発

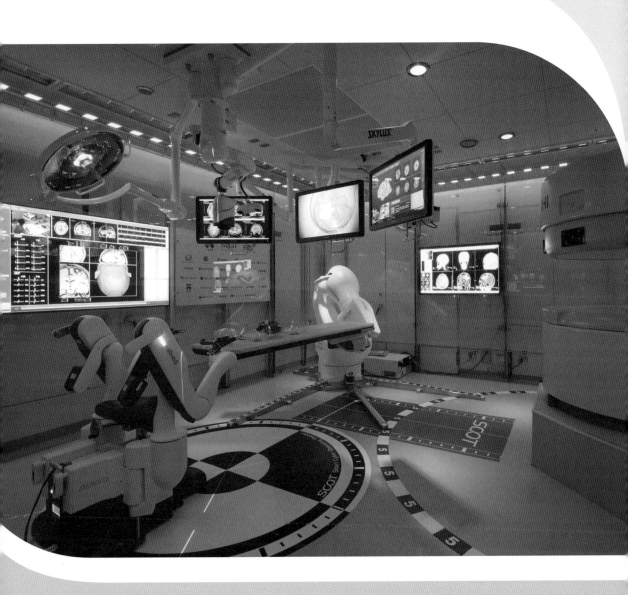

第2編 スマート手術室と手術デバイス開発

第1章 スマート治療室SCOTの構築

第1節 AMEDにおける医療機器開発と未来医療事業

独立行政法人製品評価技術基盤機構　高見　牧人

1. 政府の医療研究開発の動き

　政府は，世界最高水準の医療の提供と，医薬品・医療機器などの産業競争力の向上を目指し，医療分野の研究開発および健康長寿社会の形成に資する新たな産業活動の創出・活性化に関して，政府が講ずべき施策を定めた「健康・医療戦略」を2014（平成26）年7月に閣議決定し，同戦略の下で世界最高水準の医療の提供に資する医療分野の研究開発に関する諸施策などを掲げている。

　さらに，医療分野の研究開発に関する施策について基本的な方針や，政府が集中的・計画的に講ずべき施策を定めた「医療分野研究開発推進計画」も同年7月に健康・医療戦略推進本部で決定している。この中で各省の医療分野のさまざまな研究開発プログラムの連携を促すため，一体的な運用を図る統合プロジェクトとして，①医薬品開発，②医療機器開発，③革新的な医療技術創出拠点，④再生医療，⑤ゲノム医療，⑥がん，⑦精神・神経疾患，⑧感染症，⑨難病，の計9つの分野を柱立てして，研究開発支援を行っていくこととした。

　なお，次期の「医療分野研究開発推進計画」の検討の方向性については，統合プロジェクトとして，①医薬品，②医療機器・ヘルスケア，③再生・細胞医療・遺伝子治療，④ゲノム・データ基盤，⑤研究開発基礎基盤の5分野とするという整理が，2019年6月に健康・医療戦略推進本部で提示された。さらに同年8月の推進本部においては「国立研究開発法人日本医療研究開発機構（AMED）の中長期目標期間終了時における業務・組織全般の見直しについて」[1]として，次期中期目標期間（20年度からの5年間）におけるプロジェクト実施については，9つの統合プロジェクトを再編した上記5つの統合プロジェクトを立ち上げることが決定されている。同時に，予防/診断/治療/予後・QOLといった開発目的別の技術アプローチを取ることにより，ライフステージを俯瞰した健康寿命延伸を意識した取り組みを行っていくこととなった。

　医療機器については，医薬品に次いで大きな役割を占める分野であり，医療課題の一層の解決に向けた研究開発が求められる。同時に医療機器の国内市場規模が約2.9兆円である一方，輸入超過額（輸入品国内出荷額－輸出額）は約1兆円（2016年現在）という数字が示すように，国際的な競争力強化も求められる分野でもある。

　従来，医療機器，医薬品などの医療分野の研究開発は，文部科学省，経済産業省，厚生労働省といった各省の課題意識の下で独自に進められていたところがあるが，こうした縦割りの非効率を排除し，成果志向で抜本的に取り組みを強化すべく，2015年にAMEDが設立された。従来，

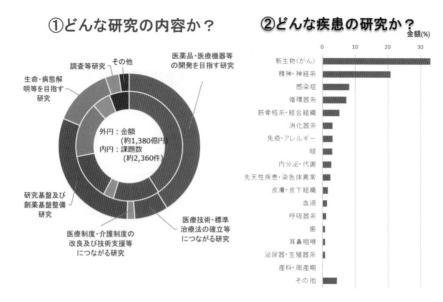

図1　AMEDが支援する医療研究開発の概要（2016年度実績）

　関係省庁が各々進めていた基礎，応用，非臨床，臨床，実用化の各フェーズの研究開発支援をAMEDに一元化することにより，基礎から実用化まで切れ目のない研究開発支援を実現し，成果オリエンテッドな支援を抜本的に強化していくことを目的としている。

　AMEDが設置されてまだ5年にも満たず，その成果を評価するには時期尚早であるが，こうしたポリシーの下で医療機器をはじめとした医療研究開発の各分野でどれだけの成果を生み出すことができるか，まさにこれからがAMEDの正念場といったところである。AMEDが支援する研究内容や対象疾患について図1に示す。

2. AMEDの医療機器研究開発支援事業

　AMEDの医療機器研究開発支援事業を簡単に紹介する。事業目的は，大きくは下記の2つに整理される。
　①個々の医療機器研究開発課題への支援
　②医療機器開発/医工連携の人材育成や環境整備

　個々の医療機器研究開発課題への支援は，AMEDの医療機器研究開発支援の中核をなすものであり，基礎→応用→非臨床→臨床・治験の各フェーズの支援事業をつなぎながら，実用化を目指すものである。「先端計測分析技術・機器開発プログラム」「未来医療を実現する医療機器・システム研究開発事業」（以下，「未来医療事業」と略す。なお，本事業は2018年度で終了し，19年度から「先進的医療機器・システム等技術開発事業」が立ち上がっている）「医療機器開発推進研究事業」その他の事業からなる。図2に「AMEDの医療機器研究開発支援事業一覧」を示すが，この中で研究開発に分類されている医療機器開発支援事業について，AMEDが一元的に執行・運用をしつつ，それらの成果の最大化・実用化を目指している。

第1章 スマート治療室 SCOT の構築

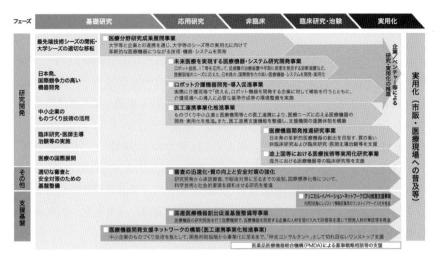

図2　AMED の医療機器研究開発支援事業一覧（2018年度）

また，人材育成や環境整備の中心をなす事業としては，「医療機器開発支援ネットワーク」や「国産医療機器創出促進基盤整備等事業」（（注）本事業は 2018 年度で終了し，19 年度から後継事業として「次世代医療機器連携拠点整備等事業」が始まっている）がある（図2の「AMED の医療機器研究開発支援事業一覧」の「支援基盤」を参照）。

「医療機器開発支援ネットワーク」（＝医工連携事業化推進事業）は，2014 年から取り組まれているもので，図3 に示すとおり医療機器の事業化を目指すにあたって事

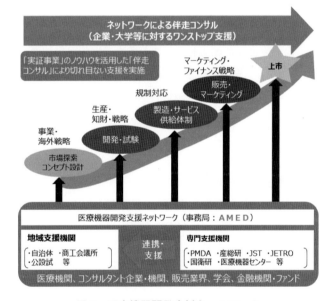

図3　医療機器開発支援ネットワーク

業者が直面する事業戦略，知財対応，薬事規制対応などのさまざまな課題への対応をサポートするため，AMED が事務局となって約 70 の地域支援機関がワンストップ窓口を設け，事業者からの各種相談に対応しながら医療機器の事業化に向けた支援を行っている。

また，「国産医療機器創出促進基盤整備等事業」は，医療機器に関する研究開発実績のある 11 医療機関において，医療機器開発分野における人材育成を行っている。具体的には，大学病院内のルール整備などの環境整備を行って，臨床現場に企業人材が参加する機会を作ることにより，医療機器開発におけるニーズ発掘のための現場研修などを行うことを通じて，関連人材の育成を図っている。

3. 未来医療事業

さて、こうした医療機器の研究開発支援の各種事業の中核となる事業の1つが「未来医療事業」である（図4）。本事業は、まさに日本の医療研究開発の強化の必要性やその実施体制について政府内で活発な議論が行われていた時期（＝AMEDが設立される直前）に、経済産業省が主導して立ち上げたものである。

わが国の医療機器の国際競争力の強化、増大する医療コストの抑制などを問題意識として、診断/治療技術の精度向上、低侵襲化、医療システムの効率化などを実現するため、ロボット技術、IT、画像解析技術など、わが国が強みを有する技術を用いて、日本発の革新的医療機器システムを開発することを目的としている。このため、開発の初期段階から実用化、国際展開を見据えた一気通貫の取り組みを行うことが、本事業の基本思想となっている。

本事業の立ち上げにあたっては、医療機器/医療機器産業界の課題解決に向け、具体的にどのような技術開発の方向性を目指すべきかをNEDO（国立研究開発法人新エネルギー・産業技術総合開発機構）を中心として、産官学の多くの関係者による真剣かつ熱心な検討が行われた。

当初、対象疾患領域とその技術課題として、①心疾患（次世代スマーターICUシステム技術）、②脳血管障害（ロボットアシスト多次元機能回復技術）、③代謝疾患（クローズドループ人工膵臓）、④がん（微細細胞を標的にしたオンデマンド統合的がん治療技術）、⑤スマート治療室、の5つのテーマ候補が挙げられた。各々のテーマに関するワークショップが開催され、さらにテーマごとに医療研究者と産業界による研究会が行われ、医療上の課題の分析、技術的に解決すべき課題、研究開発コンセプトなどについて熱心な議論が行われたうえで、最終的には大きく3つの研究開発テーマを実施する方向性が打ち出された。具体的には下記の3テーマとなる。

〔先端医療機器の開発〕

①高い安全性と低侵襲化、高難度治療を可能にする軟性内視鏡手術システム
　→高精細内視鏡に複数の手術用内視鏡ロボット鉗子を備えることにより、術野を俯瞰しつつ高精度な手術を可能にする、軟性内視鏡手術システムを完成する。

②麻痺した運動や知覚の機能を回復する医療機器・システムの研究開発

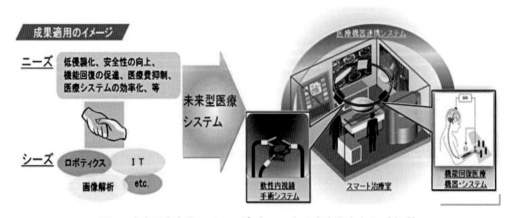

図4　未来医療事業のイメージ（2014年の本事業立ち上げ当時）

→脳組織損傷による運動または知覚の麻痺を,脳の可塑性を誘導するリハビリテーションにより実用機能に回復する医療機器を開発し,リハビリテーション効果の定量的評価技術を確立する。

〔スマート治療室の開発〕

③安全性と医療効率の向上を両立するスマート治療室

→多様な医療機器が医療機器連携システムに接続可能となり,画像・音声情報などを統一した手段で扱うことができ,高度な手術を安全に効率よく実施できるスマート治療室を完成する。

この中で,例えばスマート治療室(**図5**)については,

1)医療機器のパッケージ化と治療室のネットワーク化
2)術中画像と術中情報の統合提示・解析に基づく意志決定支援

を行うことにより,

- さまざまな医療機器によって手術情報が可視化,デジタル化され,手術スタッフ間で情報が共有される。
- 機器の寄せ集めではなく,ミドルウェアにより統合された手術室をパッケージ化する。
- 機器稼働状況のモニタリングなども可能であり,本邦の高いクオリティの医療サービスを輸出することにもつながる。

として,治療室そのものの産業化を図ることとしている。

なお,未来医療事業は上記に掲げた3テーマを中核テーマとしてスタートし,その後,低侵襲がん診断機器,ICTを活用した診断支援技術研究開発など,**図6**に示す各種研究開発支援にテーマを拡大しつつ,革新的医療機器の開発に向けた支援が進められたところである。

本事業は2014年度からの5年間にわたって実施された。2018年度で「未来医療事業」としては一旦終了しているが,支援を行った研究課題のうちの多くは,さらなるフェーズでの研究開発などが進められている。

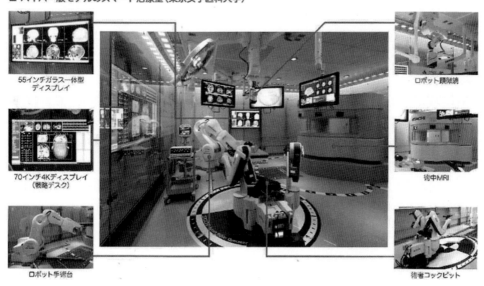

図5 スマート治療室の概要

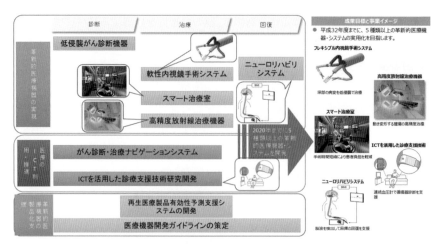

図6 未来医療事業の全体像の概要

4. 先進医療機器事業

　未来医療事業の終了後，2019年度からは未来医療事業の事業目的を引き継ぐ後継事業として，新たに「先進的医療機器・システム等技術開発事業」が始まっている。

　本事業の立ち上げに先立っては，AMEDが事務局となり2018年度に「医療機器開発の重点化に関する検討委員会」（委員長：故北島政樹　国際医療福祉大学副理事長）が設置され，先進的医療機器・システムなど技術開発事業を中心としたAMEDの医療機器技術開発の支援の今後の方向性についての検討が行われた。

　本委員会は，グローバルな展開を目指す新しい医療機器の開発を進めていくことを目的としたもので，国内の医療機器開発リソースが限られている中でAMED医療機器開発事業の成果最大化を図っていくため，「重点分野の選定」を行うとともに，これらの重点分野において「医療上対応すべき課題の整理」を行うことを目的としたものである。

　医療機器開発支援の重点分野を検討するにあたっては，「医療上の価値（対応すべき課題）」が高く，かつ「わが国の競争力ポテンシャル」がある分野を候補とするとの考え方で検討が行われている。

　「医療上の価値」については，具体的には，健康寿命延伸のための課題の解決，患者QOLの向上，医療費適正化の観点から検討を行うとともに，「わが国の競争力ポテンシャル」としては，グローバルな競争力を持つプレイヤーの有無，日本企業の市場占有率，日本国内の研究の活性度などについて，具体的なファクトを整理しながら検討が行われた。その検討結果として，疾患別の課題とわが国の競争力ポテンシャルの関係を整理し，重点分野を抽出したチャートを図7に示す。

　上記検討経過の詳細はAMEDの委員会報告書を参照願いたいが，本委員会では5つの重点分野を選定している。

　①検査・診断のより一層の早期化，簡易化

　体外診断，リアルタイム診断などによる早期・簡易な診断，在宅医療の増加に対応した簡易・高精度な診断の対応

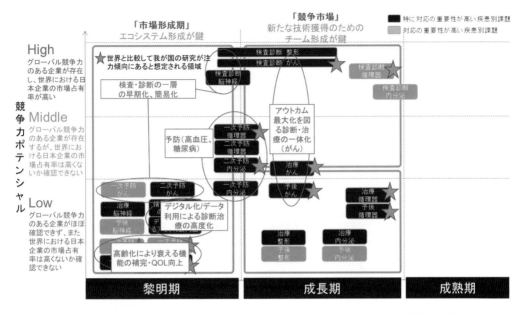

図7　疾患別の課題とわが国の競争力ポテンシャル（AMED委員会検討結果より）

②アウトカム最大化を図る診断・治療の一体化（がん）

アウトカムの向上，医療効率の向上につながる早期診断・徹底的低侵襲化などによる診断・治療の一体化による医療対応

③予防（高血圧，糖尿病など）

生活習慣病やフレイル，認知症の予防，重症化予防に向けた経時的なセンシングや行動変容を促す対応

④高齢化により衰える機能の補完・QOL向上

高齢化などにより衰えた機能（感覚機能，運動機能など）の補完・向上を目的とした対応

⑤デジタル化/データ利用による診断・治療の高度化

最適な医療提供に向け，患者などに関わる大量の生体情報を連続的に把握，データを利活用した医療機器・システムの高度化および実装への対応

なお，医療機器の研究開発においてはシーズに捉われすぎず，医療現場のニーズをいかに解決するが重要であることから，上記委員会ではこれらの5分野各々についてワーキンググループを設置して，各分野で医療機器で解決を図るべき医療上の課題について整理を行った。5分野の1つとして「デジタル化/データ利用による診断・治療の高度化」分野の医療上の課題についての検討結果（概要）を，参考までに図8に示す。本委員会の議論の詳細は紙面の都合上割愛する。詳細については委員会の報告書を参照されたい[2]。

未来医療事業の後継事業である先進医療機器事業は，上記の検討結果も踏まえつつ2019年度からスタートしており，今後の成果が期待されるところである。

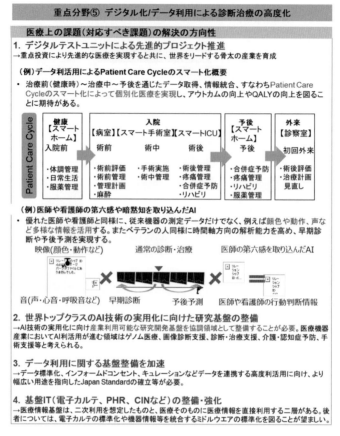

図8 「デジタル化/データ利用による診断治療の高度化」分野の医療上の課題（AMED委員会検討結果より）

5. おわりに

　以上，政府の医療研究開発の大まかな動き，AMEDの医療機器開発支援事業，その中で特に未来医療事業/先進医療機器事業についての概要の紹介，さらにAMEDで行われた医療機器研究開発支援のあり方についての検討結果などを紹介をさせて頂いた。

　医療機器関連の研究開発は，従来の医療機器対応分野における改善・改良はもとより，新しい疾患領域への対応，AI，IoT，ロボット技術その他の革新的な技術を取り込んだ機器の開発，診断・治療に加えて予防や予後も含めたトータルな医療への挑戦など，今後ともアグレッシブな研究開発を行っていくことが必要な分野である。アカデミア，医療現場，産業界，国による一層強力な取り組みを期待したい。

文　献

1) https://www.kantei.go.jp/jp/singi/kenkouiryou/suisin/suisin_dai25/gijisidai.html
2) https://www.amed.go.jp/news/other/20171226_report_00002.html

第2編　スマート手術室と手術デバイス開発

第1章　スマート治療室 SCOT の構築

第2節　スマート治療室開発概要と今後の展望

東京女子医科大学　**岡本　淳**　　東京女子医科大学　**正宗　賢**　　東京女子医科大学　**村垣　義浩**

1. はじめに

　現在，治療室の機器は単独としては著しい発展を続けているが，手術や治療を施行する治療室は機器を搬入して手術を行うただのスペースという役割から変化していない。さらに，治療室内で使用される手術機器は病院や科ごとで異なり，数十年前の古い機器から最新機器まで共存している。このため，医師やスタッフがすべての機器の使用に精通することは不可能な状態である。発展した新規機器の導入により，手術や手技自体のリスクは低減できるが，システム化されていない新規機器の導入は管理機器の増加となるため，スタッフのストレスと手術室全体のシステムリスクを増加させることになる。

　また現在，手術において医師・看護師などの医療行為とその結果である患者の生体情報を，機器単独の時系列データ，画像情報，手書きなどで記録・収集しているが，タイムスタンプはほとんど統一されておらず，時系列情報の客観性に問題が生じている。そのため，医療情報として信頼性，有用性および客観性に乏しく，医療過程を第三者の目で客観的に評価できない問題がある。これは「見える化」を推し進め，分析と改善のサイクルを繰り返す現代のネットワーク化されたファクトリーオートメーション（FA）の世界と対照的である。この作業工程の改善による品質向上という作業は，わが国の産業が最も得意とする分野であり，治療室に同様のシステムを導入することは，治療のリスク低減・効率化・標準化に極めて有効であると考えられる。

　これら従来の治療室の問題を解決するために，治療室で使われるさまざまな機器を統一的にオンライン管理し，データを時間同期して記録・再レイアウトすることが可能な「治療室通信インターフェース」の開発が求められている。治療室が単なる部屋としての存在ではなく，明確な機能を持つ1つのシステムとしてインテグレーションされることで，リスクが少なく高い治療効果の得られる精密医療が実現できる。

2. スマート治療室「SCOT」

　筆者らは，治療室に世界トップレベルであるわが国の FA の方法論を導入し，スマート化された治療室の実現を目標とし，医師，医療現場，工学研究者，医療機器メーカー，自動車部品メーカー，治療室施工企業のコラボレーション（産学・医工連携）体制を構築した。2014年から NEDO 未来医療事業として「安全性と医療効率の向上を両立するスマート治療室の開発」が開始

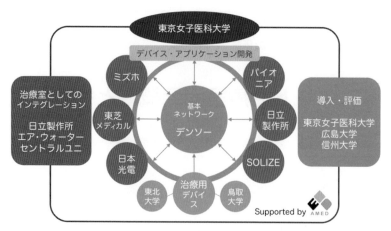

図1　オール・ジャパンで取り組むスマート治療室開発

され，2015年にAMED（国立研究開発法人日本医療研究開発機構）発足とともに移管された。東京女子医科大学先端生命医科学研究所，広島大学医学部，信州大学医学部，東北大学工学部，鳥取大学農学部（獣医学），㈱デンソー，ミズホ㈱，パイオニア㈱，日本光電工業㈱，㈱日立製作所，キヤノンメディカルシステムズ㈱，㈱セントラルユニ，グリーンホスピタルサプライ㈱，エア・ウォーター㈱，エア・ウォーター防災㈱，SOLIZE㈱が医工連携・産官学連携体制を整備し，開発に取り組んでいる（**図1**）。普段は明確に競合するメーカー同士が参加するオール・ジャパンの体制であり，事業参加企業以外でもオリンパス㈱，テルモ㈱，フクダ電子㈱，㈱島津製作所，富士フイルムメディカル㈱，三鷹光器㈱，㈱メディカロイドなどの協力を得て機器の接続を行っており，ほぼすべての国内大手メーカーが参加するプロジェクトに発展している。さらに，国内企業に限らず，外資6社の機器との接続も行った。

本プロジェクトでは，これまで女子医大で臨床応用を進めてきた「インテリジェント手術室[1)-3)]」をベースとし，各機器を新たにネットワーク化した，次世代スマート治療室「Smart Cyber Operating Theater[4)]；SCOT」を開発している。治療室を明確な機能を持つ1つのシステムとしてインテグレーションすることにより，リスクが少なく高い治療効果が得られる精密治療の実現を目指している。

これまで未接続であった治療室の機器をネットワークに接続するため，デンソーと共同で治療室用インタフェース「OPeLiNK」を開発している。OPeLiNKはそのコア技術として，産業用ミドルウェアORiN（Open Resource interface for the Network）[5)6)]を用いている。ORiNは日本ロボット工業会によって開発されたFA機器に対する標準インターフェースであり，国内外の産業界で普及している。さまざまな通信規格への柔軟な対応ができること，産業の現場ですでに十分に稼働しており信頼性に関する実績があること，ORiNと接続するためのさまざまな機器のプロバイダ（接続ソフトウェア）がすでに数多く開発されていることなど，治療室への応用に適していると考え，本プロジェクトで採用した。

図2に，プロジェクトの全体像を示す。産業界で話題になっているIndustry 4.0と同様に，実際の現場（Physical空間）のすべての機器をネットワークでつなげ，これらのデータを一旦コン

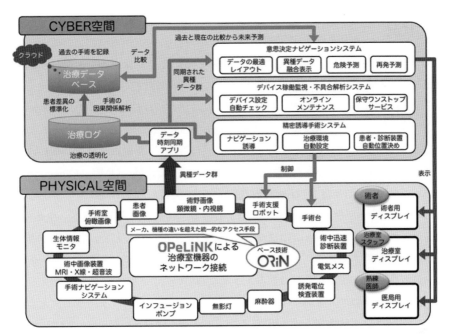

図2 スマート治療室プロジェクトで実現を目指すPhysical空間（治療室）とCyber空間の連携

ピュータのデジタル空間上（Cyber空間）へ読み込み，解析・分析を加えて現場にフィードバックするCyber Physical System（CPS）[7]の概念がベースとなっている。

SCOTは，膨大な種類から必要機器のみをパッケージ化したBasic SCOT（2016年広島大学導入，市販開始），医療機器同士をネットワーク化したStandard SCOT（2018年信州大学導入，2020年市販予定），ロボット化された機器とAI開発基盤を実装したHyper SCOT（2019年東京女子医大導入，2021年市販予定）と3段階開発・3機種ラインナップ販売を目標とし，一部を達成している。またSCOTの主な対象は悪性脳腫瘍の摘出であったが，骨腫瘍や腹部腫瘤などへの応用が始まり，血管病変や管腔臓器への横展開が計画されている。将来すべての侵襲的な手技・治療・手術がSCOTにより超低侵襲精密治療へと展開することが目標である。日立製作所が本事業で関連企業をまとめ，Basic SCOTを国内4施設に販売しており，海外6カ国以上の施設で導入検討中である。

OPeLiNKは，各機器の出力データをミドルウェアで「標準化」し，常に同じフォーマットのデータをデバイス非依存でさまざまなアプリケーションに提供することを可能とする。手術ナビゲーションシステムを核とした異種情報を統合するアプリとともに世界初の臨床をStandard SCOTで実行し，デンソーが2020年販売を計画している。IEC国際標準化も経済産業省事業で国内委員会を開催し，ドイツ規格OR.netとの相互接続も一部完成している。OPeLiNKは手術室からICU，救急現場，病棟に展開する持続可能性があり，通信可能な生体情報を取り扱うSCOT-OPeLiNKフォーマットは，相互運用性が困難と考えられてきた電子カルテに変わり，次世代医療情報基盤となると考える。SCOTとOPeLiNKは，医療機器の輸入超過を解決し，世界の健康医療に貢献し，Society5.0を実現する相互運用性の高い医療情報基盤を構築する。

3. 海外の状況

　SCOTプロジェクトだけではなく，メーカーを問わないオープンなインテグレーションに関する開発は海外でも行われている。代表的なものとして，米国のMD PnP（Medical Device Plug and Play Interoperability Program）プロジェクト[8]，ドイツのOR.netプロジェクト[9]がある。

　MD PnPプロジェクトは，Massachusetts General Hospitalを中心に2004年から行われている。ASTM F2761 Integrated Clinical Environment（ICE）[3)10)]を定めており，それに準拠したプラットフォームOpenICEを無料で公開している[11]。OpenICEは，OMG（Object Management Group）が定めたDDS（Data Distribution Service）を実装したミドルウェアが中心となっており，Philips，Drager，GEなどの麻酔科で使用する機器（麻酔器，人工呼吸器，生体情報モニタ）と接続できるようになっている。このプラットフォームを用いることで，各機器の複合的なパラメータから判断するスマートアラームや，クローズドループの麻酔システム，データの可視化，臨床データの収集機能などの開発ができるようになっている。

　OR.netプロジェクトはハイデルベルク大学，ライプツィヒ大学，リューベック大学，ミュンヘン工科大学，アーヘン工科大学などが中心となって活動している。OR.netプロジェクトの特徴は，通信仕様とデータモデルの規格化により，ミドルウェアのような中心システムを持たずに機器やアプリケーション同士で自律的に連携を行うことを目指している点である。Webの世界で用いられているSOA（Service Oriented Architecture）をベースにしたSOMDA（Service Oriented Medical Device Architecture）という概念をベースに，IEEE 11073 service oriented device connectivity（SDC）の策定を行った[12]。IEEE 11073 SDCは，データ通信規格のIEEE 11073-20702（Medical DPWS）とデータ記述方法に関するIEEE 11073-10207（Domain Information and Service Model），それらを統合するためのIEEE P11073-20701（Service Oriented Medical Device Exchange Architecture and Protocol Binding）の規格から構成される。ネットワークの中に機器をつなぐと，機器やアプリケーション同士がお互いの持つサービスを自動的に認識し（Dynamic Discovery），メタデータが付与されたSemanticなデータを用いて連携する方式である。OR.netプロジェクトは2016年でナショナルプロジェクトを終えており，現在は非営利団体としてIEEE 11073 SDCの普及を進めている。

4. SCOTプロジェクトの今後の展開

　SCOTプロジェクトで接続した機器は21社，40機種以上であり，海外事業と比較しても類をみない規模である。OPeLiNKシステムは治療室だけでなく，ICUや病棟にも展開が容易であり，働き方改革に対応する病院経営の効率化のための基盤システムとしての普及も期待される。SCOTでの意思決定支援のため，AMED事業「AI Surgery実現のための基盤となる臨床情報解析装置—C.I.A.の開発」も実施しており，700例以上の予後データと術中データのリンクにより，術中の生存予後の予測や機能予後の予測，術中の危険予測，熟練医の臨床智のモデル化，手術効率向上のアドバイス，機器の故障予知などを行うシステムの基盤に構築し，2024年市販予定である。

今後，OPeLiNKは治療室の共通プラットフォームとして，可能な限り低価格で提供し，オープンイノベーション環境としてアプリ開発企業，治療室をインテグレートする大企業，治療室データを解析するアカデミアへ普及させていく予定である．さらにはDICOM規格のように相互運用可能な共通データ形式を開発し，セキュリティの担保も実施する．これまで患者の予後に"劇的に"影響する手術室・治療室の情報化は進んでこなかったが，今後は最新のテクノロジーを安価で提供し，新産業分野の構築を目指す．また筆者らはすでに，インテグレートされたシステム全体の基本的性能と安全性を評価する試験方法の策定を厚生労働省事業で着手しており，国際標準への提案準備中である．システムの効果検証だけでなく，レギュレーションへ対応するための仕組みづくりを同時進行で行い，治療室のスマート化から始まり，ICU，病棟，そして病院のスマート化を推進していきたい．

※ SCOT，Smart Cyber Operating Theaterは東京女子医科大学の，OPeLiNKは㈱デンソーの登録商標である．

文　献

1) H. Iseki et al.: Tokyo Women's Medical University experience, min-Minimally Invasive Neurosurgery, **51**, 05, 285-291（2008）.
2) Y. Muragaki et al.: *Medical Technologies in Neurosurgery*, 67-75（2006）.
3) M. Tamura et al.: *Neurologia medico-chirurgica*, **55**, 5, 383-398（2015）.
4) J. Okamoto et al.: *Biomedical Engineering/ Biomedizinische Technik*, **63**, 1, 31-37（2018）.
5) ORiN協議会ホームページ，ORiN協議会 http://www.orin.jp/
6) M. Mizukawa et al.: Proceedings of the 41st SICE Annual Conference, **2**, 925-928（2002）.
7) E. A. Lee: 11th IEEE International Symposium on Object and Component-Oriented Real-Time Distributed Computing, 363-369（2008）.
8) http://www.mdpnp.org/
9) http://www.ornet.org/
10) https://www.astm.org/Standards/F2761.htm
11) https://www.openice.info/
12) M. Kasparick et al.: *Biomedical Engineering/ Biomedizinische Technik*, **63**, 11-30（2018）.

第2編　スマート手術室と手術デバイス開発
第1章　スマート治療室 SCOT の構築

第3節　術中 MRI とナビゲーション開発

株式会社日立製作所　阿部　信隆

1. はじめに

　日立製作所では，2000年に東京女子医科大学病院脳神経外科手術室にオープン MRI を提供したのをきっかけに，同大学病院と共同研究でデジタル技術による手術支援に関するノウハウを蓄積してきた[1)-3)]。その経験はスマート治療室 SCOT[4)-6)] においても高精度な手術を実現するための礎の一部となっており，それらをもとに当社がデジタル手術支援ソリューションとしてパッケージ化したのが OPERADA である。導入から実際に使われるまでの支援，使われ始めてからのメンテナンスなどを一貫して提供することができる[7)]。

　本稿では，デジタル手術支援ソリューション OPERADA を構成する「術中 MR イメージング装置 OPERADA Open」と「手術ナビゲーションシステム OPERADA Arrow」について解説する。また，これらをスマート治療室 SCOT において一連のシステムとして効果的に運用するための開発を行ったので紹介する。

2. 術中 MR イメージング装置 OPERADA Open

　OPERADA Open は，手術室内に設置可能な"術中"MRI である。当社製のオープン型 MRI とミズホ㈱製の手術台および頭部固定具を1つのシステムとして組み合わせ，"術中"を標榜して2018年4月に薬機認証を取得した（図1）。術中利用に最適化されており，安心・安全な術中 MR イメージング装置である。

　OPERADA Open の大きな特長は以下の3点が挙げられる。

　1つ目は，MRI を含めた手術室をワンルーム化できることである（図2）。OPERADA Open は漏えい磁場の範囲が狭いため手術室内に設置することができ，同時に他の機器も通常どおり使用することができる。ワンルームのため，術中 MR 撮像時の患者の移動距離・移動時間が短く済むのでリスクが少ない。患者の負担を軽減するとともに，医療スタッフの負担軽減にも貢献することができる。

　2つ目は，患者の安全確認が容易なことである。オープン型のため，患者の容体の視認性が高く，MR 撮像中も常に見守ることができる。

　3つ目は，高画質な MR 画像を提供できることである（図3）。頭部固定具と一体化した高感度コイルを開発し，低磁場でありながらクリアな画質を得られるようにしている。

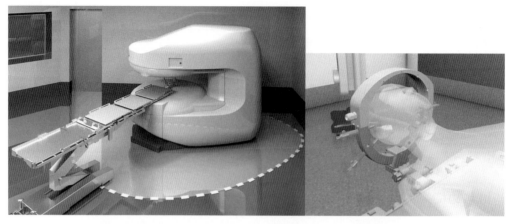

図1　OPERADA Open（左：システム外観，右：頭部固定具）

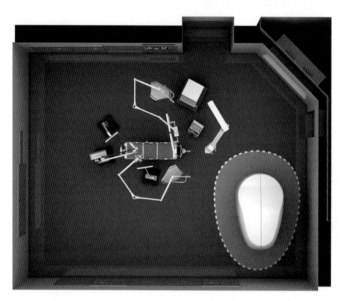

図2　オープンMRIによる手術室ワンルーム化

　OPERADA Openで撮像した画像はOPeLiNKを通じ，ナビゲーションへ即時にインプットされる。術中に画像をアップデートすることで，SCOTが提唱する高精度な手術を実現することができる。また，手術室内の情報を共有し，ベテラン医師が俯瞰した立場からの助言を執刀医に対して行う"手術戦略デスク"を実現するには，画像に対しても高い画質が求められるが，OPERADA Openはそれらの要求を満たすものであり，SCOTにおける「術者支援」のためのベースとなる情報も提供できる。

　このような特長を持った術中MRIを使用することで，術中に残存腫瘍の確認を行うことが可能となった。機能を温存しつつ切除率向上を目指すことで，臨床結果として全生存率や無増悪生存率の向上が報告されている[8)-10)]。

第 1 章　スマート治療室 SCOT の構築

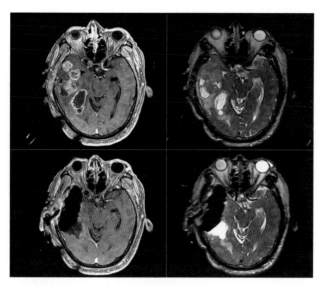

図 3　術中 MR 画像（上段：術中摘出前撮像，下段：術中摘出後撮像，それぞれ，左：造影 T1 強調画像，右：T2 強調画像）

3. 手術ナビゲーションシステム OPERADA Arrow

　OPERADA Arrow は，術具の位置を光学式センサーで計測し，取得した医用画像上にその位置をリアルタイムに表示することで，対象となる関心領域の 3 次元的位置関係の把握を支援する高精度な手術ナビゲーションシステムである（図 4）。新設された認証基準をもとに，医療機器クラスⅢの手術ナビゲーションシステムとして，2018 年 1 月に薬機認証を取得した。

　OPERADA Arrow の大きな特長は以下の 3 点である。

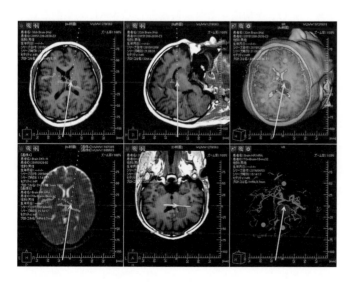
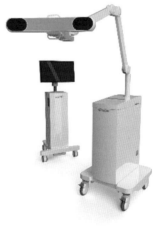

※口絵参照

図 4　OPERADA Arrow（左：画面表示例，右：システム外観）

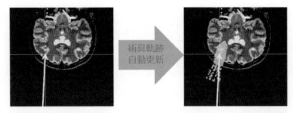

※口絵参照

図5　術具軌跡記録機能（図中，黄色が術具，緑色が術具軌跡）

　第1に最も重要な特長は，誤差±1 mm以下という位置精度の高さである。例えば，脳神経外科での手術においては，正常な脳組織の損傷を防ぐため腫瘍と正常脳組織の境界の判断が重要となる。OPERADA Arrowは正確に術具の位置を提示することで，特に精度が求められる脳神経外科の手術を支援する。

　2つ目の特長としては，術具軌跡記録機能が挙げられる。本機能は，術具の先端が通過した位置を医用画像上にリアルタイムにプロットし記録する機能である（図5）。これによりすでに術具が触れた部分とそうでない部分がひと目でわかるため，未治療領域の把握が簡便にできる。加えて，手術の手順や進行状況をデジタルデータとして取得することができるため，手術記録として利用することも可能である。

　3つ目の特長は，術中MRIとの併用を考慮した非磁性・軽量ポインタである。これまでのポインタは重量があり，術具に装着すると術者への負担となる場合もあった。OPERADA Arrowのポインタは，磁場環境下での使用も想定してアルミニウム合金を採用しており，非磁性であるのみならず，非常に軽量で術者への負担軽減を実現している。

4．SCOTでの機能開発

　これらシステムの役割や特長を踏まえ，SCOTを構成する医療機器としてさらに効果的な運用の実現を目標として，以下に示す連携接続の機能試作をそれぞれ実施した。

4.1　OPeLiNK Eyeとの連携接続

　OPeLiNK EyeへOPeLiNKを介して手術ナビゲーションが保持・生成する情報を共有し，他機器から取得した異種情報を統合表示することを目的として，OPERADA ArrowにOPeLiNK用通信インターフェースを開発した。共有する主な情報は以下のとおりである。

- ナビゲーションが取得済みの患者情報
- 上記患者情報から指定された画像情報
- ナビゲーション中の術具の位置情報

　これにより，これまでは接続する機器が相互に個別の通信仕様を取り決めなければ実現が困難であったが，OPeLiNKが各機器からの情報をプロバイダとして抽象化し，複数異種の機器から発生する情報を同時統合する役割を担うことにより，ナビゲーション側は統合する相手機器を意識することなくSCOTとしての上記目的を達成することができるようになった。東京女子医科大

第 1 章 スマート治療室 SCOT の構築

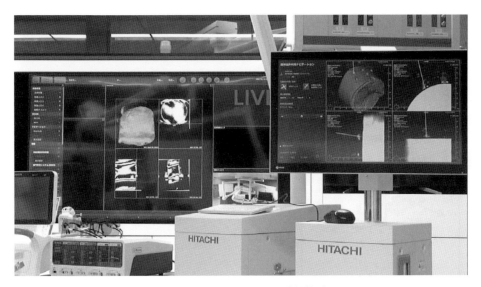

図 6　OPeLiNK Eye との連携接続

学に整備された Hyper SCOT にて，OPERADA Arrow を OPeLiNK へ接続し，大型ディスプレイに OPeLiNK Eye の統合映像を表示した結果を図 6 に示す。

　特に脳腫瘍摘出術においては，ナビゲーション画像と腫瘍悪性度の重畳表示が有用である。術中迅速フローサイトメトリーを用いて得た脳の任意の位置の腫瘍悪性度の情報を，ナビゲーションから得た画像上に重畳表示することで，その部分を摘出すべきかどうかという執刀医の意思決定に必要な情報を提示することが可能になる。このように複数の機器からの情報を複合的に処理して提示できる点が OPeLiNK を用いた SCOT の最大の特長である。また，複数の機器から時間同期した各種情報を取得・保存することで，どのような施術であったかという正確な手術記録となり得る。さらに，保存した情報を利活用することで，術者のスキルや経験値の定量的評価や，患者の予後予測をする 2 次アプリケーション開発へと広がるであろう。

4.2　ロボティック手術台との連携接続

　Hyper SCOT で導入するロボティック手術台へ手術ナビゲーションが病変の位置を共有し，病変が常に術野中心にポジショニングできるように，OPERADA Arrow にロボティック手術台用通信インターフェースを開発した。

　これまで，術中 MRI 撮像時は，撮像ポジションと手術ポジションの間で手術台を手動で移動させる必要があった。しかし，ロボティック手術台を導入することで，各ポジション間の移動は自動化され，常に同じ位置に再現性よく戻ることができるため，医療スタッフは手術台の上の患者に意識をより集中させることが可能となる。このとき，問題となるのは，よりよい画像を得るためには，描出したい病変部近傍を MRI ガントリの磁場中心に位置させるが，それによって撮像ポジションでの手術台の位置は常に同じではないことである。つまり，手術台の移動を自動化し，手術室にあらかじめ定めた術野中心に病変を位置させるには，病変の位置がどこなのかを手術台が知る必要がある。

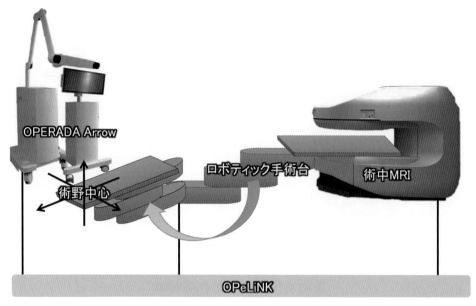

図7 ロボティック手術台との連携

上記の問題は，以下に示す方法で解決を図った。まず，OPERADA Arrow が術中 MRI から画像を取得する。次に，OPERADA Arrow で画像上の病変位置をポインティングする。最後に，ロボティック手術台は MRI ガントリに対する病変の位置を OPERADA Arrow から取得し，それを自身に対する位置へと変換し，既定された術野中心へと移動させる（図7）。

OPERADA Arrow，術中 MRI，およびミズホ－メディカロイドが製作したロボティック手術台（シミュレータ）を接続し，HyperSCOT にて動作検証を行い，自動で病変が術野中心となるよう移動できることを確認した。今後，実機での評価へ移るが，これにより，術中 MR 撮像後，術者は速やかに手術に移行し，また最適な位置で手術を行うことができると期待される。

5. おわりに

本稿では SCOT における「術中 MR イメージング装置 OPERADA Open」と「手術ナビゲーションシステム OPERADA Arrow」の役割と特長について概説し，また SCOT をさらに効率的なものにするために実施した開発内容について触れた。SCOT では，各種の統合・記録した情報を用いた，術者の意思決定支援や効果的な手術記録のための2次アプリケーションの開発も視野に入っており，今後もますます進化を遂げていくと考える。筆者らの取り組みであるデジタル手術支援ソリューション OPERADA を通じて SCOT を進展させ，データの利活用により術者を支援し，医療のさらなる高度化や均てん化に貢献できればと切に願う。

文　献

1) H. Iseki et al.: *Magnetic Resonance in Medical Sciences*, **4**, 3, 129-136 (2005).
2) Y. Muragaki et al.: *Medical Technologies in Neurosurgery*, 67-75 (2006).
3) H. Iseki et al.: *min-Minimally Invasive Neurosurgery*, **51**, 05, 285-291 (2008).
4) 吉光喜太郎ほか：*MEDIX*, **65**, 4-9 (2016).
5) 岡本淳ほか：*MEDIX*, **66**, 4-8 (2017).
6) 正宗賢ほか：*MEDIX*, **67**, 4-7 (2017).
7) http://www.hitachi.co.jp/products/healthcare/about_us/special/vol04/index.html
8) Y. Muragaki et al.: *Intraoperative Imaging*, 67-72 (2011).
9) A. Fukui et al.: *World neurosurgery*, **98**, 73-80 (2017).
10) Y. Fujii et al.: *Journal of neurosurgery*, **129**, 1, 1-9 (2018).

第2編 スマート手術室と手術デバイス開発
第1章 スマート治療室SCOTの構築

第4節 IoTによって実現する手術戦略デスクの開発

株式会社デンソー　山北　博士　　株式会社デンソー　黒澤　慎也

1. はじめに

　第1編第4章第2節で紹介した機器連携ソフトウェア「OPeLiNK」を活用して，従来にない手術戦略デスクアプリケーション（**図1**）を開発した。本稿では，そのポイントとアプリケーションの機能を紹介する。

　手術室内には多種多様な機器が入り交じり，スタッフはそれらを確認し，操作して回る忙しい状況下に置かれている（**図2**）。これらの全情報を1画面にまとめて見ることができれば効率的であるが，メーカーや機能，情報が異なるため，統合は難しく進んでいない。ただ，ADMENIC（カリーナシステム㈱）のような手術映像記録・配信システムの導入により，手術管理だけでなく，指導医が手術室に出向かなくても自席PCなどから助言をすることができるようになってきており，記録された手術映像はカンファレンスにも使われている。

　しかし，実際の手術室には術野カメラといった映像情報だけでなく，酸素飽和度や呼吸数，血圧といった生体情報や麻酔情報，さらに脳外科領域においては神経モニタの情報も欠くことはできず，あらゆる情報を複合的に判断して意思決定をしている。そのため術野カメラの映像だけか

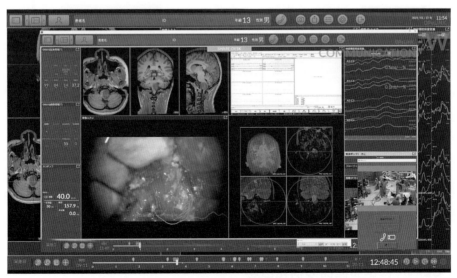

※口絵参照

図1　手術戦略デスクアプリケーションによる医局－手術室の画面共有例

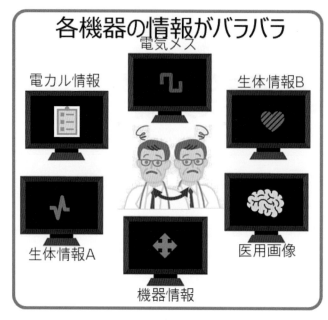

図2 従来の手術室
機器ごとに独立した画面を持つ。

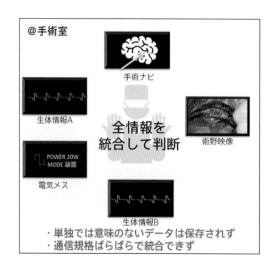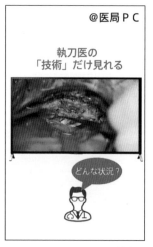

※口絵参照

図3 映像システム（＋通話）による手術室−医局コミュニケーション

らではそのときの判断に至った理由を知ることはできず，適切な指導・カンファレンスを行うことが難しいなどの課題があった（**図3**）。

2. OPeLiNKによる機器の情報伝達

先の論文にも述べられているように，OPeLiNKは手術室のあらゆる機器のネットワーク化,

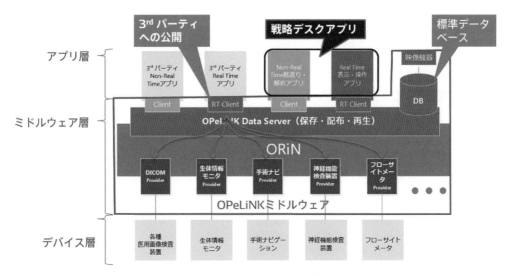

図4　OPeLiNK システム構成

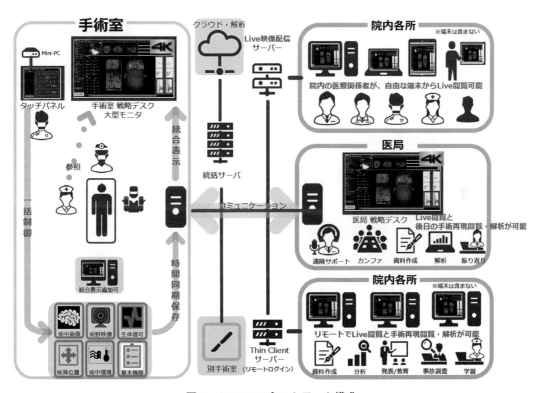

図5　OPeLiNK ネットワーク構成

標準データベースへの保存を実現する（**図4**）．機器情報がデータ化されることで，手術室内のスタッフは情報共有のみならず，**図5**に示すように手術室外との情報共有・コミュニケーションをも容易に実現できる．これまで広島大学，信州大学，東京女子医科大学に構築されたシステムでは，病院ポリシーやセキュリティー面を考慮して，院内ネットワークから切り離されたスタンド

アローンのネットワーク体系となっているが，図に示すようにクラウド解析や遠隔からの情報参照も技術的に可能となっている。

3. 手術戦略デスク OPeLiNK Eye

手術戦略デスクアプリケーション OPeLiNK Eye は，OPeLiNK に接続された機器情報を参照し，1画面中の統合表示を実現する（図6）。OPeLiNK により時間同期され保存されたデータベースを参照するため，手術室と遠隔の医局，別々の環境において見たい情報を自由に変更可能なレイアウト上に配置し，閲覧することが可能であり，今の処置を行う前の状態はどうだったかなど，リアルタイムに振り返ることもできる（図7）。

指導医が手術室の執刀医へ助言する際にも，従来の電話などを利用した音声による指示では，詳細な情報伝達は難しかった。戦略デスクにより指導医が俯瞰的に手術の状況を検討した結果は，手術室の大型モニタで画面共有されながら，手書きツールなどを用いてより詳細な情報伝達を可能とする。以下に手術戦略デスク OPeLiNK Eye の機能を一部説明する。

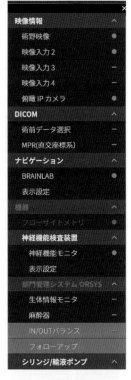

図6　接続機器リスト

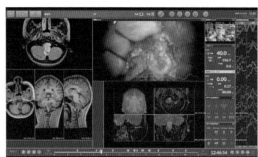 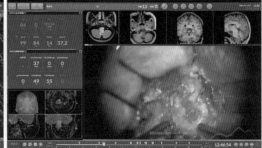

(a)医局レイアウト例（すべての接続機器情報を表示）　　(b)手術室レイアウト例（術野カメラを中心）

※口絵参照

図7　戦略デスクアプリによる統合表示画面

3.1　イベント登録

神経モニタリング（MEPなど）の測定やフローサイトメーターの測定など，術中に発生したイベントもデータベースに自動的に登録される。また，任意のタイミングで手動によるイベント登録も可能で，これらはアプリケーション上のタイムライン，またイベントリストの形で表示されるようになっている（図8）。この機能の結果，後日の振り返りの際にすべてのデータを振り返るのではなく，特定のイベント時の映像情報や生体情報，機器情報の同期表示を確認していくことで，時間効率のよい詳細な振り返りを容易とする。

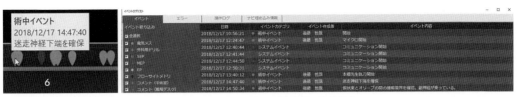

(a)タイムライン　　　　　　　　　　　　　　(b)イベントリスト

図8　イベント表示

3.2　ナビゲーション

　脳神経外科の手術では，ナビゲーションシステムによって手術具が現在どこにあるかという位置情報は欠くことのできない情報である．しかしながら，これらの位置情報のデータは保存されていないため，どのようなアプローチで手術が行われたかを振り返ることはできない．また，病理組織を採取した際，術中はナビゲーションの位置情報によりどこから採取したかは明確であるが，これらの位置情報は保存されていない．戦略デスクでは，OPeLiNKが集めたナビゲーションのDICOM画像，位置情報に加え，その際の病理検査イベント（フローサイトメーター）を登録することで，術中に病理組織を採取した位置情報と測定結果が対応づいて記録されるため，術中の意思決定の共有，振り返りが格段に向上する．そのほか電気メスの出力情報をナビゲーションの位置情報と併せて記録しているため，その軌跡を表示することで，どのようにアプローチしていったかの振り返りも可能となる（図9）．

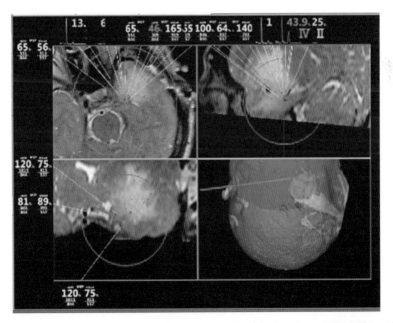

図9　成長するナビゲーション画像（MEPやフローサイトメーターの記録を重ねて表示）

4. おわりに

　OPeLiNK によって実現される，統合情報の有用性を戦略デスクアプリケーションとして紹介したが，これは OPeLiNK を使って拓かれる一片でしかない．ソフト開発に強いメーカー，研究が進んだ学術機関（サードパーティー）に OPeLiNK に接続するための DataClient プロバイダの提供を進めており，今後サードパーティーによるかつてない未来的な医療機器・システムの実現も期待される．

　さらに，将来的には 5G との連携により，院外とのネットワーク接続の敷居が下がれば，海外を含めた院外のベテラン医師との術中指導の世界も見えてくるだろう．

文　献

1) 椋本豪ほか：計測自動制御学会システムインテグレーション部門講演会（CD-ROM），18th ROMBUNNO.3E6-03（2017）．
2) J. Okamoto et al.: *International Journal of Computer Assisted Radiology and Surgery,* **12**(1), 46（2017）．
3) J. Okamoto et al.: *International Journal of Computer Assisted Radiology and Surgery,* **13**(1), 140（2018）．
4) J. Okamoto et al.: *Biomedical Engineering,* **63**(1), 31（2017）．
5) 岡本淳ほか：日本麻酔科学会　第65回学術集会（2018）．
6) 後藤哲哉ほか：日本コンピュータ外科学会誌，**20**(4), 365（2018）．
7) 岡本淳ほか：日本コンピュータ外科学会誌，**20**(4), 303（2018）．
8) 奥田英樹ほか：第58回日本生体医工学会大会オーガナイズドセッション（2019）．

第2編　スマート手術室と手術デバイス開発
第1章　スマート治療室SCOTの構築

第5節　インテリジェント手術台とロボティック手術台の開発

ミズホ株式会社　池田　大作

1. はじめに

　通常の手術室において，手術の進行に合わせた患者体位の変更は多少あるが，術中に大きく患者を移動することはほとんどない。ただし，手術室にMRI装置やCT装置を導入して術中に画像診断を行うことで，腫瘍摘出状況の確認やナビゲーションデータのアップデート，予期せぬ出血の確認などを可能とする画像誘導手術システムでは，術野と各種モダリティ間の患者移動が必要になる。一部モダリティが術野へ移動してくるシステムもあるが，国内で運用されている画像誘導手術システムの多くは，徒手的に患者を移動するシステムが大半を占める[1)2)]。手術中の移動であるため，当然ながら患部をドレーピングして清潔野は維持されている。

　手術台に関しては，東京女子医科大学病院で2001年3月より運用されている術中MRIシステム「Intelligent Operating Theater」[3)4)]において，非磁性の手術台が国内で初めて開発された（図1）。その後，2014年にスタートしたスマート治療室SCOT[5)6)]では，上述の患者移動に関して，患部が手術室の中心となることがコンセプトの1つに挙げられ，手術台に患部を中心とする動作を可能とする，より自由度の高い動作が要求されることになった。

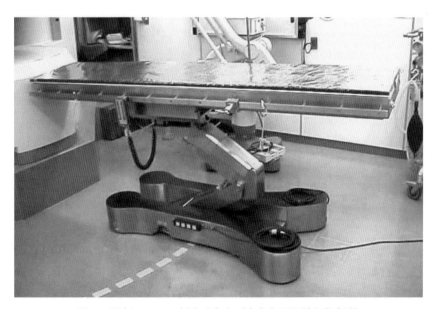

図1　国産初のMRI対応手術台（東京女子医科大学病院）

2. インテリジェント手術台の開発

　スマート治療室SCOTでは，患部中心動作と外部通信可能なI/Fを有するインテリジェント手術台が要求された。標準的な手術台は，患者が載るテーブルトップ部分が昇降，縦転（ピッチ），横転（ロール）し，背板や脚板が屈曲可能となっている。特に顕微鏡手術向けの機種は，水平面にスライドする機能も有しているが，それぞれの駆動は単独動作するため，例えばテーブルトップが横転動作する場合，患者は横転軸から150〜200 mm上部に位置していることから患者が円弧状に回転移動することとなる。このとき，テーブルトップを患者の移動と逆方向に水平スライドさせることができれば，患者の任意の部位を中心とした横転動作を行うことになり，患部の移動を極力抑えることが可能となる。この動作は横転アイソセンターとしてすでに製品に実装されているが，同様の考えを縦転動作に反映することで，縦転アイソセンターが実現可能となる。つまり，テーブルトップを縦転動作するとき，患者が縦転軸を中心に円弧状に回転移動するのに対して，逆方向に昇降動作と水平スライドさせることで，患者の任意の部位を中心とした縦転動作が可能となる。

　ベースとなる手術台（MST-7300BX）は油圧駆動であり，油圧弁のON/OFFによる油圧シリンダーの伸縮で動作するため，油温・油圧の変化に敏感であり複数の油圧回路を同時に精密に制御することは非常に困難である。本研究開発では，昇降・縦転・縦スライド（頭脚方向）の各動作軸に具備されたエンコーダーによるセンシングで動作量を検知し，各動作の油圧回路を精密に制御する方式を検討した。患者頭部を患部中心とした場合，縦転動作では移動量が大きく，昇降と縦スライドの動作レンジから最大で+15°〜−15°の動作範囲を目標の動作範囲として開発を進め，+16.7°〜−16.0°の範囲で縦転アイソセンターの動作を実現することができた。しかしながら比較的動作速度の速い鉛直方向は最大20 mm程度，水平方向でも8 mm程度の変位が生じ，動作時の微小な振動が発生するなど，実際の臨床使用には不適と判断し，残念ながら製品への実装は見送ることになった。

　インテリジェント手術台に要求される外部通信は，スマート治療室SCOTの中核を成すミドルウェアOPeLiNKと接続することで，手術室のデータを標準化することが可能となる[7]。本手術台ではPLC制御が採用されており，手術台の動作やエラー履歴など販売後のメンテナンス向けにUSBポートからデータを抽出することができる仕様となっている。このUSBポートを使ってOPeLiNKと接続できるように手術台側のプログラム変更とプロバイダ設定を実施した。インテリジェント手術台は各動作軸のセンシングにより姿勢情報を表示することが可能であり，任意の患者体位（手術台の姿勢）を記録することができ，再現することも可能である。これら手術台の姿勢情報や記録された患者の体位情報だけでなく，エラー情報も含めてOPeLiNKを経由してサーバ上の任意メモリーに書き込まれる。これら手術台の情報を必要とするアプリケーションはこのメモリーの情報を読み取って，手術台の姿勢をモニタなどに表示するなど2次利用することが可能となる。なお，本通信は双方向で開発されており，外部からの操作信号を受けてインテリジェント手術台を操作することも可能であるが，安全性の観点から臨床での使用は行われていない。

本研究開発では，信州大学医学部付属病院にスマート治療室SCOT（Standard SCOT）として術中MRIシステムが導入された。このため，**図2**に示すインテリジェント手術台は前項で説明したとおり，術野とMRI装置間で患者を移動する必要があり，脱着式の患者移載天板と**図3**に示す手術室床に固定される手術台回転装置によって，徒手的に安全に患者を移動させられるシステムとなっている。強磁場であり，電磁波が照射されるMRIガントリー内部に挿入される患者移載天板は，非磁性・非導電性が求められるため，ガラス繊維で強化された樹脂（GFRP）が採用されている。

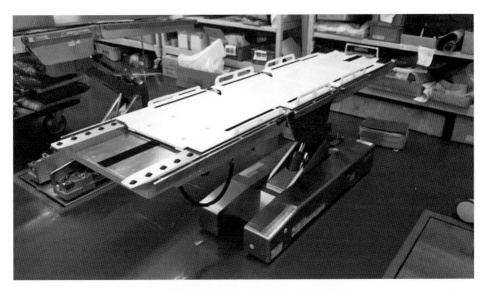

図2　開発されたインテリジェント手術台

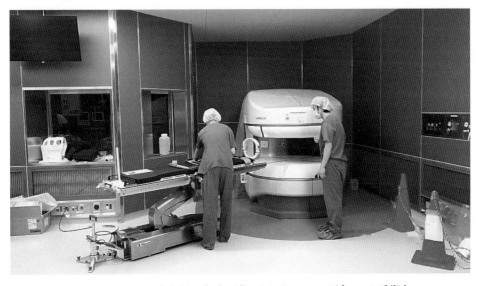

図3　信州大学医学部付属病院に導入されたインテリジェント手術台

3. ロボティック手術台の開発

前項で解説したインテリジェント手術台の開発と並行して，より自由度が高く患部中心動作の実現が可能なロボティック手術台が研究開発された。

図4に示すロボティック手術台は，ロボットアーム部と脱着式の非磁性天板を含むテーブルトップから構成される。

ロボットアーム部は，㈱メディカロイドによって先行して開発・製品化されたSOT-100 Verciaヴェルシア手術台がベースとなっており，スマート治療室SCOT向けに新規に設計されている。昇降・横転・平面の動作を6軸のアームで，縦転を2軸の鉛直スライドで動作することにより，非常に自由度の高い手術台動作を実現することが可能である。また，すべての動作が電動であり，動作量も常にセンシングされ，同時に複数の動作・速度をコントロールすることも容易である。このため，従来の手術台では不可能であった3次元的に複雑な動作や速度調整も可能となる。

開発のベースとなったヴェルシア手術台はハイブリッド手術室向けに開発され，天板には軽量でX線透過性に優れたカーボン繊維強化プラスチック（CFRP）が採用されている。それに対して，ロボティック手術台はインテリジェント手術台と同様に脱着式の患者移載天板が必要とされ，その天板を支え，また天板を確実に固定する機構を装備する必要もあることから，強度と軽量化を担保するアルミ合金製フレームが採用された。このため，テーブルトップ重量はヴェルシア手術台のCFRP製テーブルトップから大幅に増加しており，さらにロボットアーム部も可能な限り非磁性化の必要があることから，ロボティック手術台のロボットアーム部は，ヴェルシア手術台のそれと基本的な構造は同じであるものの，すべての部品を見直した別物になっている。

ロボティック手術台の最大の利点は，術野と各種モダリティ間の患者移動を極めて簡便に行えることである[8]。現今の画像誘導手術システムでは，麻酔の掛かった状態で患者を移動することも多く，麻酔用蛇管やバイタル用ケーブル，輸液チューブなどが外れないように医療スタッフが目視で注意しながら徒手的に患者移動を行っているのが現状である。この患者移動には多い場合5～7名の医療スタッフが必要である。対してロボティック手術台を用いれば，1人の医療スタッフによる手術台のコントローラ操作で患者移動が可能となり，他の医療スタッフは，離れた場所から全体を注視してドレーピングや各種ケーブルの絡まりなどを確認することができ，労力軽減

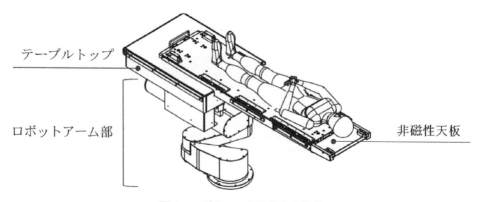

図4 ロボティック手術台の構成

と安全性の向上を実現可能とする。また，手術台の位置を正確に記憶でき，再現性にも優れているため，医療スタッフの経験に影響され難い同じ運用が容易となる。2019年にロボティック手術台のプロトタイプが東京女子医科大学病院のスマート治療室SCOT（Hyper SCOT）に設置され，実際の運用をシミュレートした画像を図5に示す。右側の手術エリアである程度の処置が完了したあと，患者を載せたロボティック手術台は水平位へ姿勢を戻しながら回転して，MRI装置へ患者を安全に搬送することが可能である。MRI撮影を終えた患者は同様の経路で手術エリアへ戻され，必要に応じて手術が再開される。

現状は術中に得られたMRI画像情報から病巣の大きさ・位置・残存を確認後，ナビゲーションや体位，顕微鏡の再セッティングに時間および労力を費やしているが，スマート治療室SCOTではOPeLiNKと接続することで，ロボティック手術台がネットワークから患部の位置情報を取り込み，患部中心を術者の待つ術野中心へ正確に戻すことが可能となり，手術時間の短縮，医師・スタッフの疲労軽減，手術へ集中することによるヒューマンエラーの予防で，患者の術後QOLの向上に対しても大きく寄与することが期待される[8]。

ロボティック手術台のもう1つの利点は，スマート治療室SCOTに要求される患部中心動作である。一例として，患者の頭部を中心に手術台の姿勢を変更するロボティック手術台を図6に示す。脳神経外科の手術では，手術の進行によってアプローチの方向を変更するため，顕微鏡や手術台の姿勢を変更して手術を継続する。このとき，術者も患者に対する位置や姿勢の変更が必要になる場合が多く，無理な姿勢を強いられることも少なくない。このようなときに，患者の患部を中心に手術台が3次元的に自由な姿勢へ変更できることで，術者や顕微鏡の姿勢変更は最小限に抑えられ，疲労軽減と手術時間の短縮から，より安全な手術が可能となる。現在のところ，こ

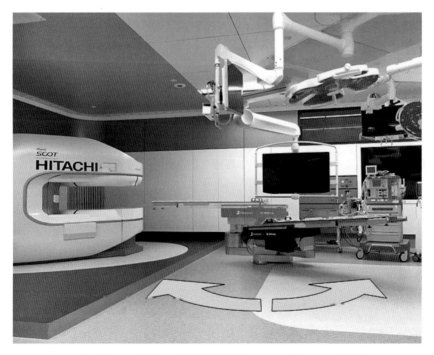

図5　東京女子医科大学病院に設置されたロボティック手術台

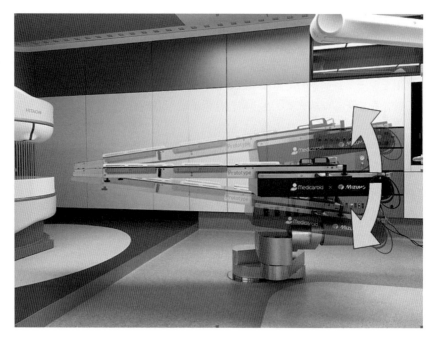

図6　患部中心動作を可能とする高い自由度のロボティック手術台

のロボティック手術台はプロトタイプまで完成し，非臨床での有用性確認まで行われている。近い将来製品化され，臨床での有用性が示されることが期待されている。

4. おわりに

近年のIoT技術の急激な進化に伴い，手術室にもさまざまな先進技術が導入され，手術手技も大きく変わろうとしている。その代表的なシステムの1つがスマート治療室SCOTであり，そこでは手術台に対する要求仕様も大きく変化しようとしている。画像誘導手術システムから，各種医療機器をネットワークで接続してすべてのデータを集約し，必要に応じて提示・配信する手術室インテグレーションシステムへと発展している。従来の手術室インテグレーションシステムは，内視鏡・顕微鏡画像や術前のMRI・CT画像などの映像配信がメインであったが，一部には手術室の照明や空調のほか，無影灯や手術台の操作を可能とする，デバイスコントロール機能を有する手術室インテグレーションシステムも出てきた。スマート治療室SCOTはさらに一歩二歩進んだ手術室インテグレーションシステムであることは間違いない。

さらに超高齢化社会を迎える日本では，医師だけでなく看護師を含む医療従事者も減少傾向となっているだけに，医療現場における省力化は喫緊の課題である。その課題解決にIoT技術やロボット技術を活用することが注目されている。本研究開発では，その医療スタッフの省力化という課題を具体的に解決するために，手術台にロボット技術を導入し，その可能性を示すことができた。日本が抱えるさまざまな課題を解決するために，引き続き日本が得意とする先進技術を医療現場に導入し，新しい医療機器の提供を続けることが国産メーカーの使命である。

文　献

1) 池田大作ほか：医器学, **76**(9), 9 (2006).
2) 松前光紀：新医療, **6**(378), 67 (2006).
3) 中村亮一ほか：医器学, **75**(5), 248 (2005).
4) H. Iseki et al：*Int. J CARS*, **1**, 293 (2006).
5) 岡本淳：*J JSCAS*, **18**(3), 143 (2016).
6) 村垣義浩, 吉光喜太郎：新医療, **4**, 32 (2017).
7) 岡本淳ほか：*J JSCAS*, **20**(3), 130 (2018).
8) 岡本淳ほか：新医療, **5**, 89 (2016).

第2編 スマート手術室と手術デバイス開発
第1章 スマート治療室SCOTの構築

第6節 術者用統合情報表示装置の開発

パイオニア株式会社　加園　修　　パイオニア株式会社　松井　裕

1. はじめに

　現状の手術室環境において，医療情報は患者を取り囲むように置かれた医療機器，および手術室壁面に設置された大型モニタに表示されている。そのため，執刀医はこれらの情報を参照する際，必要な情報が表示されているモニタの方向を振り向き，またときには周囲のメディカルスタッフに口頭で確認することになる。これらの動作は手技に集中している執刀医にとっては，心身ともに負担となっている。そこで，術中情報の参照に伴う，執刀医の負担軽減を目的として，Smart Cyber Interface を開発した（図1）。

　Smart Cyber Interface は，音声認識により術者が自在に操作できるユーザーインターフェース（以下，UI部）と，顕微鏡上に載置し容易にアクセス可能な表示装置（以下，表示部）から構成されており，これらのシステムは，主に脳神経外科手術での利用を想定し，手術のプロセスおよび環境の分析から最適化を図っている。

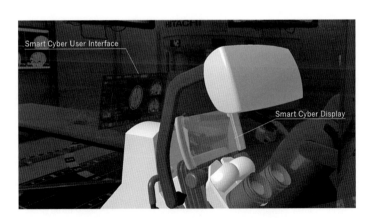

図1　Smart Cyber Interface の概念図

2. 術者用統合表示装置（UI部）の開発

2.1 コンセプトデザイン

　ユーザーインターフェースのコンセプトを検討するため，医療従事者と患者のユーザー要件を明確化し，受容性の高い医療用機器の仮説を導くためにインクルーシブデザインによる活動を実

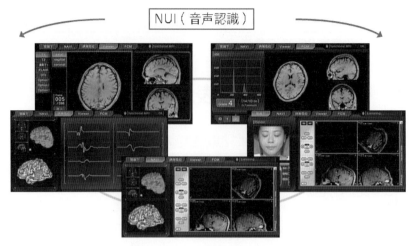

図2　NUIによる操作イメージ

施した．

　まずは，術中の執刀医およびメディカルスタッフの動き，各種医療機器が使用されるタイミング，スタッフ間のコミュニケーションの内容を調査し，手技の邪魔にならない動線や機器との干渉に配慮しながら，術者にとって認知的・身体的負担の少ないHuman Machine Interface（HMI）要件の策定を行った．また，医療機器の表示情報や使用頻度の情報などを構造化し，手術における作業工程を分析することで，現状の手術室環境の課題を抽出し，以下のような顕在的および潜在的なニーズを明らかにした．

- 腫瘍摘出において必要な情報は，ある程度限定的である
- それぞれの情報は同時に参照するのではなく，独立して確認している
- 医療情報を参照する際，手元は患部から離したくない

　次に，これらのニーズをもとに「画面構成の異なる複数のモードを手術シーンによって切り替える情報表示装置」とユーザーインターフェースのコンセプトを決定した．また，術者の負担の軽減を実現するために，モニタは術者が振り返ることなく参照できること，モードの切り替えは術者がハンズフリーに行えることを必要条件とした．モニタに関しては［3.］で詳細を述べるが，Head-up Display（HUD）を顕微鏡に装着することで，術者が視線の移動のみで参照できるものとした．ハンズフリーな操作方法はNatural User Interface（NUI）と呼ばれる，人間にとって自然で直感的な動作で操作可能な仕組みを目指し，音声認識による画面の切り替えを採用した（図2）．

2.2　プロトタイプ

　本コンセプトを実現するためのシステムを開発した．医療情報の取得にはSCOTの中で開発された手術室ネットワークOPeLiNKに接続することで，各機器からの情報を時間同期した形式で取得することが可能となった．ただし，プロトタイプ作成時にOPeLiNKもプロジェクト内で開発中であったため，一部の情報についてはOPeLiNKに対応できなかったため，機器の画面を直

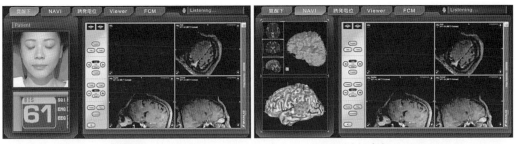

(a)覚醒下　　　　　　　　　　　　(b)ナビゲーション

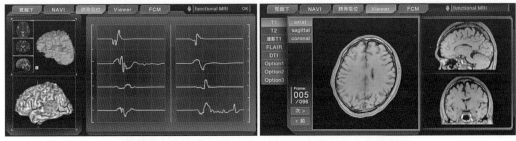

(c)神経検査　　　　　　　　　　　(d)術前画像

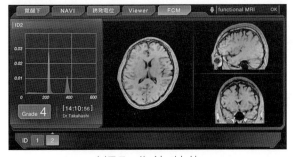

(e)フローサイトメトリ

※口絵参照

図3　各種モード

接キャプチャするなどの対応を講じることとした。

　音声認識のマイクについては顕微鏡に設置することで，術者が顕微鏡から振り返ることなく音声操作をできるようにした。マイクは指向性マイクを使用することで，周囲のメディカルスタッフの話し声や医療機器の動作音の影響を受けることなく，音声認識ができるようにしている。また，音声認識の役割としては，自然言語処理をするのではなく，音声コマンドとして定義した特定の語にのみ反応することで，認識率を向上させている。

　表示画面については，実際の手術で必要となる情報を，シーンごとに分類して，最終的に**図3**に示す「覚醒下」「ナビゲーション」「神経検査」「術前画像」「フローサイトメトリ」の5つのモードを定義した。

2.3　検証・課題

　上述のプロトタイプの十分な安全性を確認したうえで，術中の実用性評価を実施した。使用を

重ねる中で見えてきた本システムの使用方法は，①基本的には1つのモードで固定して参照し，②必要に応じて他のモードを使用する，というものであった。①に関しては，今回はモニタリング装置の画面を確認するための神経検査モードであったが，他にはナビゲーションモードがこれに該当すると考えている。②に関しては，腫瘍の位置などを確認したいときの術前画像モード，機能マッピングを実施する際の覚醒下モード，フローサイトメトリの結果を確認するためのフローサイトメトリモードが考えられる。

一方，音声認識については，特定の語（今回の検証ではDICOM画像のスライスを送る際の「次」）の認識率が悪かったことと，音声認識から画面の切り替えまでの遅延が大きいことが課題となった。そのため，音声認識を用いて画面を切り替えるという操作方法についての利便性は確認できたものの，臨床での実用性を考えるとさらなる検討が必要であるといえる。

2.4 総括

術者にとってハンズフリーに見たい情報を参照できることは非常に有用である。しかし，ハンズフリーな手法はときに煩雑な操作となり，操作者の負担となり得る。音声認識は，比較的簡便な方法で操作が可能であったが，認識精度や応答速度などストレスフリーを目指すうえで解決すべき課題が散見される。より簡便に，より高精度に，操作できる手法を確立することが本システムにおいて非常に重要な役割を果たすこととなると考えられる。

3. 術者用統合表示装置（表示部）の開発

3.1 術場調査

脳外科手術では顕微鏡を用いた微細な作業が行われる。顕微鏡には従来型の光学顕微鏡およびビデオ顕微鏡とが存在する。ビデオ顕微鏡の進展は目覚ましいものがあるが，色再現性やダイナミックレンジなど光学顕微鏡の性能に達していないものもあり，さらに医師の慣れの問題もあることから光学顕微鏡が主に使用されている。しかしながら光学顕微鏡では術者の眼を接眼レンズの特定の位置（アイポイント）に配さなくては，つまりは術者が顕微鏡を覗かなければその顕微鏡像を見ることができないという特性がある。

前述のように，脳外科手術ではさまざまな情報を参照しながら手術が行われる（**図4**）。特に脳腫瘍の摘出手術においては，電気メスの先端でスライスしたMRI画像と実際の腫瘍とを比較参照しながら摘出が進行していく。実際の術場においては顕微鏡を覗いている医師がいったん顕微鏡観察状態から目を外し，振りかぶってMRI像を観察する必要があることから医師への負担が大きい。その負担を低減するための装置が望まれている。

3.2 装置形態の検討

現状のMRI像を参照するモニタの代替として，小さなモニタを顕微鏡上に載置する装置が提案されている[1]。しかしながら顕微鏡上へ載置できる重さ・大きさは限られているため，自ずと表示される像の大きさにも限界が生じる。さらに光学顕微鏡の顕微鏡像（虚像）の距離は，遠方

第1章　スマート治療室 SCOT の構築

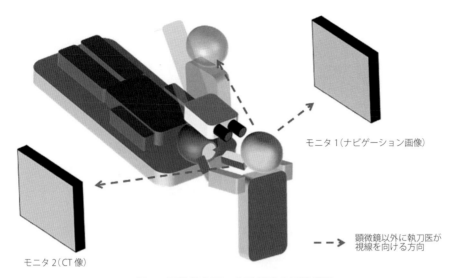

モニタ1(ナビゲーション画像)
モニタ2(CT像)
顕微鏡以外に執刀医が視線を向ける方向

図4　顕微鏡を用いた手術時の情報参照

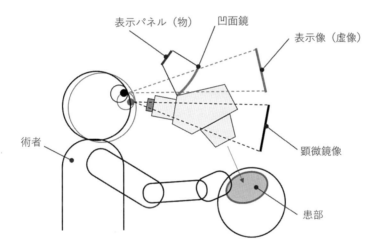

表示パネル（物）
凹面鏡
表示像（虚像）
術者
顕微鏡像
患部

図5　術者用統合表示装置の表示像（虚像）イメージ

に調節されることが多いため，近い距離に置かれたモニタの観察には医師の眼の焦点調節の負担も生じていた．

さらに顕微鏡像にはさまざまな情報を重畳して表示する顕微鏡のオプションも存在している．しかしながら重畳することにより本来の像からの情報量を少なくしてしまうという特徴もあるため，必ずしも脳腫瘍摘出手術に適しているわけではない．

これらの課題を解消するために，凹面鏡により像を拡大する光学系を採用した．本構成により顕微鏡上に載置可能な小型・軽量を保ったままより遠くにより大きな虚像を生成し医師に示すことができる．なお，本構成では目の位置を設計上の観察可能位置であるアイポイントから外すと像は見えなくなってしまうが，載置する顕微鏡のアイポイントと本装置のアイポイントとを近接，もしくは一致させることで問題は発生しない．さらに観察者に正しい画像を見せるためには，画像を鏡像反転させるのみでなく，斜め入射による歪曲を補正する必要がある（図5）．

187

3.3 プロトタイプ

本開発案件の主体が東京女子医大とパイオニアであったことから，東京女子医大に導入されている三鷹光器製のMRIに対応した手術用顕微鏡MRI80に載置する装置とした。顕微鏡の構造に合わせて付属品などを避けるようなプロトタイプを作製し，通常環境下でのデモンストレーションから医師のアドバイスを受けつつ，詳細な設計を進めた（**図6**）。

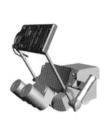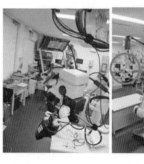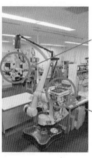

図6　術者用統合表示装置プロトタイプ

3.4 検証・課題

術場での使用に耐えうるプロトタイプを作製し，執刀医師からの聞き取り調査を実施した。検証時点ではスマート治療室としての統合以前であったため，電気メスの先端位置でスライスしたMRI画像の三面図を常時リアルタイムで表示することとした。医師は顕微鏡で腫瘍を観察している状態から，わずかに視線をずらすだけでMRI像を観察し手術を進行することができる（**図7**）。

手術直後の医師へのインタビューにより装置の評価を実施した。**表1**に評点を示す。当初の目的どおり，視線移動角度の低減，焦点調整範囲の低減により医師への負担感の低減を確認できた。

しかしながら，像の大きさに関してはさらなる大きな像が求められる結果となった。その時点で医師に必要な情報を選別して表示するといったスマート治療室としての統合が行われれば改善

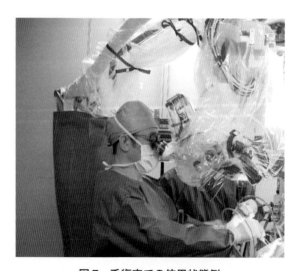

図7　手術室での使用状態例

表1 術者用表示装置評点

評価項目	平均評価点	評価点の意味	備考
像の大きさ	−0.59	小さすぎ−1，大きすぎ+1	要改善
視線移動角度	0.66	大きい0，十分小さい1	表示装置としての効果が発揮されたと判断
焦点調整（ピント）	0.78	調整大きい0，気にならない1	
輻輳（寄り目）	0.98	調整大きい0，気にならない1	

表2 残留課題と対策案

評価項目	対策	備考
表示像サイズの拡大	光学系の再設計（現状の顕微鏡に対して載置する構造では限界）	顕微鏡メーカーの協力が必要
装置と額との距離が近い		
装置サイズのさらなる小型化		
ドレープ越しの見づらさ	専用ドレープの開発	
ドレープ装着のしづらさ		

すると考えられる．さらに，表示装置としてのさらなる像サイズの拡大や，細部の使い勝手などに関しては顕微鏡そのものとの統合が必要になってくるため，顕微鏡メーカーとの共同開発が必要になってくる（**表2**）．

文献

1）平野朝士ほか：第24回脳神経外科手術と機器学会，1-6，152（2015）．

第2編 スマート手術室と手術デバイス開発
第1章 スマート治療室SCOTの構築

第7節　がん迅速診断支援装置の開発
―術中フローサイトメトリー―

日本光電工業株式会社　　塩山　高広

1. はじめに

　腫瘍摘出術において，摘出領域を判断し手術の方針を決定するために，目視による腫瘍位置の確認はもちろんのこと，各種画像情報をもとにしたナビゲーションや腫瘍浸潤を病理組織学的に判断する術中迅速病理診断など，さまざまな手法が用いられている。ある程度の拡大摘出が許される臓器，もしくは腫瘍位置であれば，腫瘍の部位から正常部位にかけてマージンをとった摘出が行われるが，術後の機能温存を考えれば余分な正常組織を摘出せず，腫瘍のみを摘出するほうが望ましい。しかし，腫瘍の境界ギリギリを摘出するとなると，腫瘍細胞の残存による局所再発の可能性もあるため，術者は限られた時間の中での判断を迫られる。

　脳腫瘍の中でも神経膠腫は頭蓋内に発生し，悪性度が高くなるに従って正常組織に対し腫瘍細胞が浸潤することが特徴の腫瘍である。脳が機能的な臓器であるために，術者は正常脳組織と腫瘍の境界を見極め，正常組織の損傷をできるだけ少なくし，術後の神経症状を最小限に抑えながら，腫瘍を摘出しなければならない。近年の研究において，腫瘍摘出率の向上が生存率向上および再発率低下につながることが示されており[1)-3)]，最大限の腫瘍摘出と術後神経症状を最小限にすることの両立が脳外科医には求められている。そのため近年，ニューロナビゲーション[4)]や5-ALAによる術中光線力学診断[3)5)6)]により摘出率の向上が目指されている。しかしながら，ニューロナビゲーションにはブレインシフトによる誤差の問題があり，また，画像上の異常部位と組織学的な異常部位・悪性度と相違する場合もある。さらに，術中のニューロナビゲーションは，画像の解像度の問題により微小腫瘍組織・細胞の解析には不向きであるため，腫瘍摘出後の残存微小腫瘍組織を見落とす可能性もある。また，5-ALAによる術中光線力学診断では，腫瘍悪性度により腫瘍を検出できないことが多く，Low-gradeの神経膠腫では腫瘍の判定には不向きであることも多い。また，High-gradeであっても腫瘍断端の微弱蛍光領域の判定は困難な場合もある。5-ALAを用いた術中蛍光診断による腫瘍摘出度向上と予後に関する第Ⅲ相試験の結果[1)]によると，6カ月無増悪生存率が改善された（5-ALA：41.0％ vs White light：21.1％，$p=0.0003$）ものの，生存期間の延長には至らなかった（5-ALA：13.5 months vs White light：15.2 months，$p=0.10$）[7)]。このことは，術中蛍光診断に基づく手術摘出の限界を示していると考えられる。さらに5-ALAの無蛍光領域においても組織学的に腫瘍と判断される組織が約半数あったとの報告もあることから[8)]，5-ALAによる蛍光ガイド下手術における，無蛍光領域の判断には何らかの別のアプローチも必要であることが考えられる。

そのような背景から，従来から腫瘍摘出範囲の見極めのための組織学的な情報を得るために，術中迅速病理組織診断が行われてきた。組織学的な悪性度を術中に判断するために，摘出した微小組織から凍結切片を作製し，HE染色による診断を行うものである。術中迅速病理組織診断では，診断をつけるための組織の判断は行うが，手術中に何度も数多くの組織を診断することが難しい施設が多く，腫瘍断端の判断まで十分に行うことが難しいのが現状である。さらに，凍結切片作製上の手技も影響するため，しばしば診断に苦慮する。診断精度を高めるために，術中の迅速免疫染色[9]という手法も用いられるが，迅速染色の装置取り扱いの技術習得，各種染色の条件検討，また，実施にあたり人手を要するため，ルーチンで実施できる施設は限られる。そこで5-ALAや凍結切片による術中迅速病理診断に加え，組織学的な悪性度を定量的に解析する手法があれば，外科医の摘出領域の意思決定に寄与できると考えられる。

2. フローサイトメトリー

フローサイトメトリーとは，流体中を流れる粒子に対し，一定波長のレーザー光を照射することにより生じる散乱光や蛍光を解析することで，その粒子の物理的・化学的特性を解析する手法である。大量の粒子の解析を定量的に高速に行うことが可能という利点から，細胞を対象として医療・バイオ研究において，多くの研究者に使用されている。現在，臨床の分野においては，検査室において血液や骨髄液を対象とした測定で用いられることが多く，細胞表面抗原抗体反応を用いた造血器腫瘍細胞の抗原検査やリンパ球のサブセット検査などは保険収載され，日常検査で実施されている。一方，フローサイトメトリーのもう1つの手法として，細胞核のDNAを染色することにより，DNA ploidy解析・細胞周期解析を行う方法がある。DNA ploidy解析は，各種臓器を対象に研究が行われており，組織増殖度の解析や正常細胞とDNA量が異なる異常細胞であるDNA aneuploidy（異数体）を検出することによる予後予測など，さまざまな事例が報告されている[10)11)]。

神経膠腫においても，DNA ploidy解析が実施され，病理組織学的悪性度とS期とG2/M期の細胞比率に相関があるとの報告や，悪性の神経膠腫において，30～80％の範囲でDNA aneuploidy細胞の検出が可能であるとの報告もされている[12]。数多くの報告がされている反面，このDNA ploidy解析は，臨床の現場では広まってはいない。その理由として，測定のための工程の多くが手作業であり，固形組織からの細胞分散・細胞核DNA染色のための細胞膜通過性亢進操作・二本鎖RNAの消化処理・DNA染色処理といった複数の工程において，施設間や測定者間でのばらつきが発生するという点と，そのためには専任の測定員が必要であるという点，またしばしば判定に苦慮する測定結果に対して一定の解釈基準が定まっていなかったという点が挙げられる。そこで，腫瘍マーカーとしての臨床有用性を高めるべく，本手法を標準化するために，日本サイトメトリー学会から2009年に測定ガイドラインが発表されている[13]。

3. 術中フローサイトメトリーのコンセプトの確立

　前述したとおり，術中に組織学的な悪性度を定量的に解析することは重要であり，細胞の定量解析として，フローサイトメトリーという手法は有用である。そこで，腫瘍摘出手術中に術者へ測定組織の情報をフィードバックするために，フローサイトメトリーによる DNA ploidy 解析の手法に注目した。DNA ploidy 解析の手法としては，日本サイトメトリー技術者認定協議会の講習会でも実施されている「Triton X-100 法」に基づき[13)14)]，必要成分を含む混合染色試薬中にてピペッティングによる細胞分散・細胞膜通過性亢進操作・RNA の消化処理・DNA 染色処理を同時に行うことで，術中に測定可能な迅速性と簡便性を目指した。Triton X-100 法とピペッティングによる前処理法が肺がん組織を対象とした DNA aneuploidy の検出においては，ほぼ同等であることの検証を行った[15)]。

　脳腫瘍摘出術における，術中フローサイトメトリー実現を目指して，迅速・定量的なフローサイトメトリーによる DNA ploidy 解析手法の実現と，DNA content（細胞核内 DNA 量）の新たな解析方法を確立することを目的とした研究を行った[17)]。

3.1 対象

　脳腫瘍摘出術を受ける患者で，各患者にはインフォームドコンセントを行ったのち，術前に B 型肝炎・C 型肝炎・HIV・梅毒・パルボウィルス・HTLV の検査項目がすべて陰性と確認できた症例を対象とした。放射線治療による影響が大きいため，正確な悪性度判定が困難であった症例や，一部組織にのみ腫瘍性細胞が存在した症例などを除き，病理診断にて神経膠腫と確認できた症例 81 症例（15 症例再発）の解析を行った。男性 47 名（44.7±17.2 歳），女性 34 名（42.3±15.0 歳）であった。各症例の確定診断を**表 1** に示す。

3.2 サンプリングと解析

　術者が病理診断の必要があると判断した部位より提出した組織を，病理診断用組織とフローサ

表 1　文献 16）における解析対象（WHO 2009 脳腫瘍分類）

type of CNS tumors	number
grade Ⅱ	
Diffuse astrocytoma	11
Oligodendroglioma	8
Oligoastrocytoma	9
Ependymoma	1
grade Ⅲ	
Anaplastic astrocytoma	7
Anaplastic oligodendroglioma	8
Anaplastic oligoastrocytoma	6
Anaplastic ependymoma	2
grade Ⅳ	
Glioblastoma	29

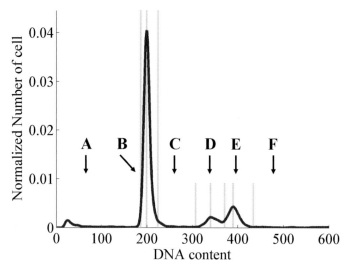

図1 DNA ヒストグラムとそれぞれのエリアの細胞
A：sub-G0/G1 cell，B：G0/G1 cell（diploid），C：S-phase cell，D：DNA aneuploid cell，E：G2/M cell である。この DNA histgram より，正常細胞の G0/G1 期細胞群のピーク（B）を検出し，そのピークよりも DNA 量の多い細胞群の比率（Marignancy Index）を定義した。

イトメトリー用組織に分割した。それぞれの組織は 2～3 mm 角程度のサイズであった。病理診断用組織は，ホルマリン固定後にパラフィン包埋切片を作製し，HE 染色により病理医が WHO 脳腫瘍分類[17]により病理組織学的な診断を行った。本研究では，腫瘍周辺から摘出された浮腫組織で，組織切片上で明らかな腫瘍塊を認めなかった組織を正常組織とした。一方，フローサイトメトリー解析に関しては，以下の手順で測定した。界面活性剤 Triton X-100：0.25 μL/mL PBS，RNaseA：0.25 mg/mL PBS，Propidium Iodide（PI）：0.05 mg/mL PBS，PBS で構成される混合試薬中で，組織をピペッティングにより 200 秒間ほぐす。ピペッティングにより単離された細胞は，界面活性剤の効果により裸核化され，その細胞核は染色される。組織が十分にほぐれたことを確認し，室温にて遮光状態で染色反応させる。組織投入から 5 分後に，懸濁液を 50 μm のナイロンメッシュによりろ過し，組織投入から 6 分後にフローサイトメーターにより測定を開始した。フローサイトメーターは EPICS（ベックマンコールター）を用いて 488 nm のレーザーにより励起して，610 nm±10 nm の蛍光を測定し，サンプルフローレートは Low（15 μL/min）に設定して 4 分間測定を行った。蛍光強度に関しては，ヒト末梢血単核球を上記手法により染色し，DNA ヒストグラム上のヒト末梢血単核球のピーク蛍光強度が，200 となるように機器の設定を行った。測定結果の一例を**図1**に示す。DNA aneuploidy が検出された症例の DNA ヒストグラムであるが，それぞれの区間には次の細胞が主に存在する。A：sub-G0/G1 cell，B：G0/G1 cell（diploid），C：S-phase cell，D：DNA aneuploid cell，E：G2/M cell である。この DNA ヒストグラムより，正常細胞の G0/G1 期細胞群のピーク（B）を検出し，そのピークよりも DNA 量の多い細胞群の比率 Malignancy Index（MI）として定義した。

3.3 統計解析

正常組織と腫瘍組織のMIに関して，t検定を行った。次に各悪性度群（WHO分類）のMIを一元配置分散分析により有意差の検定を行った。その後，TukeyのHSDにより各群間での有意差の検定を行った。また，MIを用いた腫瘍・正常組織の判定に関して，Receiver Operating Characteristic curve（ROC）解析を行った。ROC解析により得られたROC曲線に対して，MIによる判定の正確度の期待値であるArea Under the Curve（AUC）を算出した。そして，Youden indexによりMIカットオフ値の最適値を算出した。

3.4 結果

正常組織と全悪性度を含む腫瘍組織のMIは，$4.61 \pm 2.63\%$と$25.28 \pm 22.01\%$であり，優位差があった（$p<0.001$）。また，MIは病理学的悪性度が高くなるほど大きくなることがわかった（**図2**）。各悪性度の組織群においてMIには有意差が認められ（$13.3\% \pm 11.0\%$，$35.0\% \pm 21.8\%$, and $46.6\% \pm 23.1\%$，分散分析$p<0.001$），MIの有意差検定の結果，すべての群間の組み合わせにおいて有意差が認められた（$p<0.002$）。**図3**のように病理学的悪性度が変化すると，得られるDNAヒストグラムのパターンも変化することがわかった。また，**図4**にMIによる腫瘍組織と正常組織の判別性能に関してROC解析した結果を示す。AUCの値は0.941であり，MIが腫瘍組織と正常組織の判別に優れた指標となることが示された。Youden indexを用いると，MIカットオフ値の最適値は6.75となり，感度が87.9％，特異度が87.9％であった。

以上の結果により，フローサイトメトリーのための新たな組織処理方法によって，10分以内で，従来の迅速診断と比較してより客観的に判定することが可能となった。MIという新たな指標は，腫瘍性病変であることの確認，腫瘍の場合その悪性度，摘出終盤における摘出範囲の意思

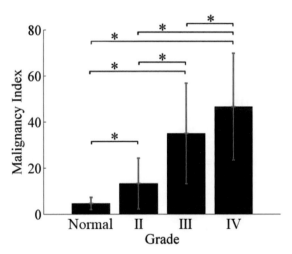

図2　WHO脳腫瘍分類における病理組織学的悪性度とMalignancy Indexの関係[16]

データは各悪性度におけるMalignancy Indexの平均値±SDで示す。悪性度が高くなるほどMalignancy Indexは高値を示し，各悪性度のMalignancy Indexには有意差があった（＊$p<0.01$）。ここで正常組織とは，組織学的に腫瘍塊が認められなかった組織を指す。

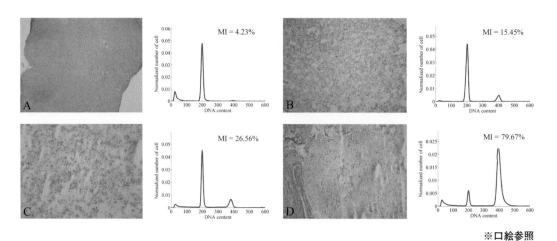

図3　各悪性度の凍結切片病理組織像（左列）と測定されたDNAヒストグラム・Malignancy Index（右列）の例[17]
(A)明らかな腫瘍塊なしと判定された周囲浮腫脳組織，(B) WHO Grade II oligoastrocytoma，(C) WHO Grade III anaplastic astrocytoma，(D) WHO Grade IV glioblastoma H&E 染色は拡大率 200 倍。

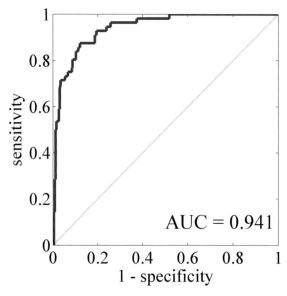

図4　Malignancy Index による正常・腫瘍の判定　ROC 解析の結果[16]
高い精度で正常組織と腫瘍組織の判別が可能である。

決定のために有用なデータが提示できる方法であり，今まで術中に得られなかった新たな情報を提供できる可能性が示唆された。

4. 術中フローサイトメトリーシステムの開発

　前記フィージビリティースタディーの成果を受けて，組織の処理・計測・解析が自動で行われることで，誰でも簡便に安定した測定ができる全自動システムを開発した。DNA ploidy 解析に

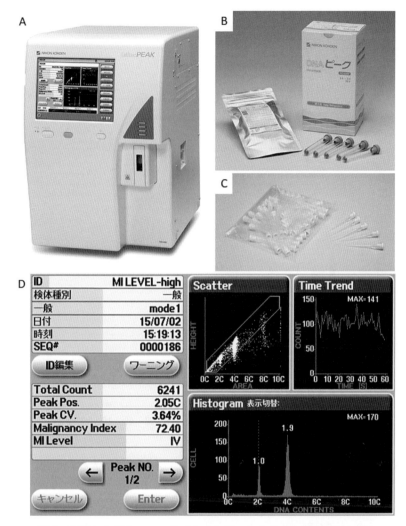

図5 開発した術中フローサイトメトリーシステムと測定結果の例
(A)組織片からの細胞単離, 測定, 解析を全自動で行う解析装置, (B)裸核化, RNA処理, DNA染色を行うための凍結乾燥試薬, (C)ピペッティングによる細胞の単離と細胞塊除去のための濾過を行う細胞単離キット, (D)測定結果画面, DNA aneuploidyが検出され高いMIを示した例。

特化したフローサイトメーターである装置本体と, 専用の凍結乾燥試薬および細胞単離キットから構成されるものである (図5)。1〜2 mm角程度の組織を専用の試薬チューブに投入し, それを細胞単離キットとともに装置にセットすると凍結乾燥試薬はシース液で希釈され, 最終濃度100 µg/mLのPIおよびRNaseA, Triton X-100を含む混合染色液となる。この混合試薬の中で6分間のピペッティングによる細胞の単離・RNaseA処理とDNA染色を行い, その後サンプルをろ過吸引し, 青色レーザー光励起によるPI蛍光測定を60秒間行う。測定にかかる時間は組織投入から結果の表示までで10分である。固定のゲート処理によるダブレット除去後, DNAヒストグラムを描き, 全ゲート内イベント数に対する正常細胞のDNA量である2CピークよりもDNA量の多い部分に含まれる細胞数の比率を算出し, MIを提示する。

表2 文献18)における解析対象(WHO 2016 脳腫瘍分類)

type of CNS tumors	number
grade Ⅱ	
Diffuse astrocytoma	3(0)
Oligodendroglioma	11(2)
grade Ⅲ	
Anaplastic astrocytoma	26(7)
Anaplastic oligodendroglioma	10(3)
grade Ⅳ	
Glioblastoma	37(12)

recurrence number of cases in the parenthesis

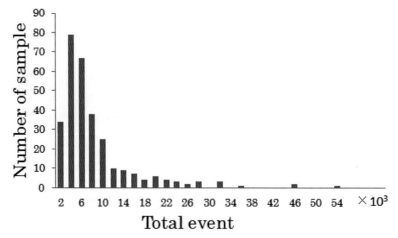

図6 FCM-2200(日本光電工業)で298のサンプルを測定した際の測定イベント数の分布[18]

取得したゲート内イベント数(同時通過など除去)は1測定あたり7212±7256 cell(mean±SD)で,中央値は4957であった。2000カウント以下のサンプルが34サンプルあったが,いずれもDNAヒストグラムの描画に十分なイベント数は確保できていた。

　自動測定の性能比較のため,汎用フローサイトメーターとの測定結果の比較を実施した。対象は87症例,男性50名(47.3±15.5歳),女性37名(42.8±14.4歳)で,298組織サンプルであった。確定診断の情報を表2に示す。開発したシステムによる全自動測定を実施したのちに,測定残サンプルを汎用フローサイトメーターで測定することにより,測定性能を比較した。開発したFCM-2200での1測定あたりの取得細胞数は7212±7256 cell(mean±SD)で,中央値は4957,2000カウント以下のサンプルが34サンプルあったが,解析に十分な細胞は取得できていた(図6)。MIについて,汎用フローサイトメーターとの相関解析の結果は,相関係数がR=0.975で,回帰直線はy=0.98x−0.68となり,優位な相関関係があった(p<0.0001,図7)。2C以外のピークが検出できたサンプルは119サンプルあり,いずれの装置でもDNAヒストグラム上でピークが検出できていたことから,DNA aneuploidyの検出にも問題ないことが示された[19]。

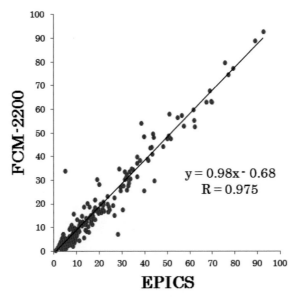

図7 FCM-2200（日本光電工業）と EPICS（Beckman Coulter 社）における Malignancy Index の比較[18]

Malignancy Index は 2 C ピークより右側，つまり DNA 量の多い部分に含まれる細胞数を全ゲート内イベント数で除したものである。相関係数は R=0.975，回帰分析の結果 y=0.98x−0.68 であった。

5. 術中フローサイトメトリーの可能性

術中フローサイトメトリーの有用性を示すデータについて，いくつかの論文をもとに特徴的だった症例などを紹介する。術中に得られる情報が増えれば，手術方針の決定に寄与できる可能性があるとともに，予後の予測につながれば，術中の判断やその後の後療法についても選択できる可能性を秘めている。神経膠腫だけでなくその他の腫瘍についての報告もまとめる。

5.1 摘出部位の MRI 画像所見と病理所見，Malignancy Index との関連

神経膠腫が heterogeneity な組織であることは周知の事実であり，腫瘍組織内でも腫瘍細胞の比率や細胞密度などは部位ごとにさまざまである。腫瘍の周辺になれば，腫瘍細胞比率は低下していくが，浸潤する細胞を術中に目視で確認することは困難であるため，ニューロナビゲーションや 5-ALA による術中光線力学診断などの手法が用いられることは前述した。同一症例内で，複数部位から摘出した組織において，HE 染色による病理診断結果と MI による判定が一致した一例を紹介する。膠芽腫で Mib-1 index が 36.7％であった症例であるが，**図 8**(A)のガドリニウム造影領域においては，病理組織学的には grade Ⅳ相当の組織との判定だったのに対して，MI は 45％となり，本症例のサンプルの中では最高値を示した。図 8(B)はガドリニウム造影の周辺領域で，病理は grade Ⅲ相当，MI は 27.9％。図 8(C)は T1 強調画像の低信号領域で腫瘍の辺縁と思われるが，病理は grade Ⅱ相当，MI は 12.3％であった。また，図 8(D)の T1 強調画像でほぼ正常と思われる領域では，病理は明らかな腫瘍塊なしで，MI は 4.9％であった。以上のように，DNA

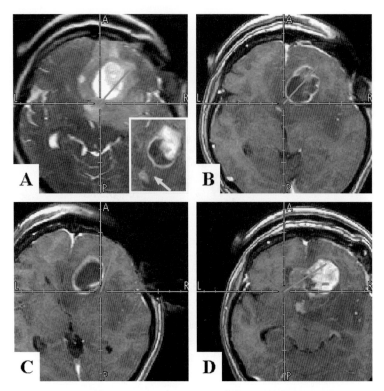

図8 摘出部位と Malignancy Index の関連（膠芽腫の症例）[17]
(A)ガドリニウム造影領域，(B)ガドリニウム周辺領域，(C) T1 強調画像低信号領域，(D) T1 強調画像でほぼ正常と思われる辺縁部．

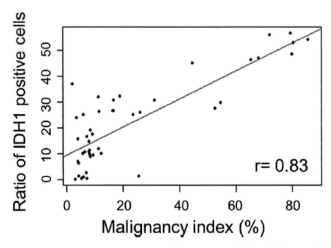

図9 Malignancy Index と IDH1 免疫染色による陽性細胞比率の関係[20]

ploidy 解析による MI は同一症例内では，細胞の増殖度や腫瘍細胞の比率を反映し，その数値による摘出領域の判断の支援になる可能性が示唆される[17]．低悪性度神経膠腫に対する術中分子生物学的検査による摘出戦略を検討した論文では，腫瘍辺縁の組織において，フローサイトメト

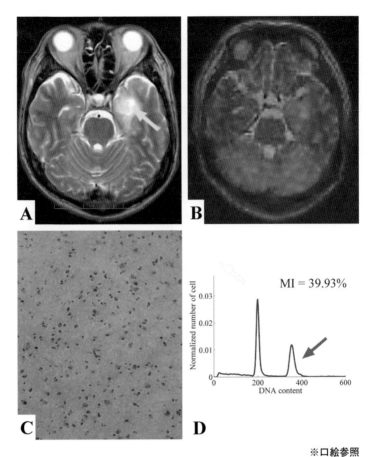

図10　MIにより腫瘍性病変が疑われた症例[17]
(A) MRI画像（矢印が摘出部位），(B) PET画像，(C)術中迅速病理診断（凍結切片HE染色像），(D)フローサイト解析結果（矢印で示す明確なDNA aneuploidyが検出されている）。

※口絵参照

リー解析結果と術後のIDH1免疫染色による陽性細胞数結果を比較し，相関関係（相関係数0.83）が認められたことから，術中の摘出腔の残存腫瘍の判断に有用であると報告されている[20]（図9）。

　MIにより腫瘍性病変が疑われた症例についても報告されている。術前のMRIおよびPET診断において，Low-gradeの神経膠腫か皮質の形成異常か断定できず，生検による検査か摘出を行うか判断に迷う症例であった（図10(A)(B)）。術中の迅速診断においても，ナビゲーション上で腫瘍中心から摘出した組織（図10(A)矢印部分）が病理組織学的には腫瘍周辺様の組織で（図10(C)），明らかな腫瘍とは認められなかった。しかし，本手法で解析した結果，DNA aneuploidyが検出され（図10(D))，明確なDNA量異常の細胞が検出されたことから腫瘍性病変と疑われる症例であった。術後の病理診断結果は，びまん性星細胞腫（gradeⅡ）であり，細胞の形態や細胞密度だけではわからない，細胞核DNA量の測定をすることで，DNA aneuploidyを検出する本手法が非常に有効であった症例である[17]。

5.2 DNA ploidy パターンと神経膠腫の予後との関連

　DNA ploidy パターンと予後との関連を示唆する論文を紹介する。1つ目が，低悪性度神経膠腫において，DNA aneuploidy の有無が予後を予測できる可能性を示唆するものである[21]。DNA aneuploidy を DNA Index（正常 2C ピークと DNA aneuploidy ピークの比）が 1.9 以下と定義したうえで，102 例の低悪性度神経膠腫の患者を分類したところ，DNA aneuploidy の検出された症例の患者が全生存期間（**図 11**(A)）および無増悪生存期間（図 11(B)）がいずれも優位に延長することが示された。さらに，特徴的な症例についても紹介されている。初発時に左側頭部に造影されない腫瘍でびまん性星細胞腫（grade II，Mib-1 index 4.3%）と診断された症例において，フローサイトメトリー解析では DNA aneuploidy が検出され，MI も 41.6% と非常に高値であった症例であるが，各種免疫染色などの検査でも低悪性度が示唆され，補助療法を行わなかった。しか

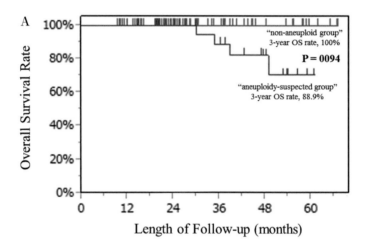

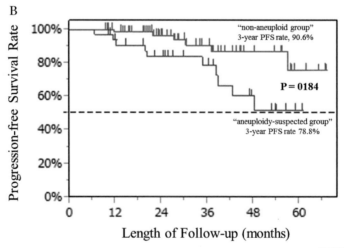

※口絵参照

図 11　低悪性度神経膠種における，DNA aneuploidy 有無と予後との関係[20]
　(A)全生存期間，(B)無増悪生存期間（いずれも赤線が aneuploidy が検出されなかった群で，青線が DNA aneuploidy が検出された群）。

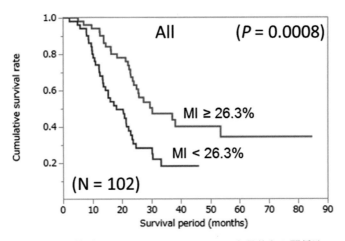

図12 膠芽腫における Malignancy Index と予後との関係[21]

し4年後に再発し再摘出されると，同様のDNA aneuploidy が検出され，膠芽腫の診断がついた。これは，フローサイトメトリー解析の結果がその後の再発や悪性転化を予測する可能性があると論じている。

一方，膠芽腫に関しても，MIと予後との関連が報告されている[22]。膠芽腫では標準治療としてテモゾロマイドと放射線による後療法が行われるが[23]，標準治療を行った102症例の膠芽腫患者のフローサイト解析の結果，MIの中央値は26.3％であり，そこを境にMIの大きい群と小さい群で全生存期間に差がみられたというものである（図12）。MIが大きいということはDNA aneuploidy の存在や増殖中の細胞の比率が高いということを示唆するが，これらの細胞が放射線感受性・薬剤感受性が高いことは報告されており[24]，今回の全生存期間の差はこのような結果を反映したものと考察している。

以上の結果より，病理診断の結果とフローサイト解析の結果から予後を予測し，摘出戦略やその後の治療戦略を立てられる可能性がある。

5.3 その他，脳腫瘍での有用性

膠芽腫と中枢神経原発リンパ腫は，画像診断上の共通点がみられるため，鑑別に苦慮することが多い。定位脳生検により病理組織を検査した場合も，両症例における所見には共通点が多い。免疫組織学的な検査を実施すれば症例は確定するが，術中に実施するのは困難な場合が多い。そこで，フローサイトメトリー解析の結果から膠芽腫と中枢神経原発リンパ腫の鑑別をするための判断基準について検討され，報告された[25]。222症例の膠芽腫，28症例の中枢神経原発リンパ腫，計250症例のデータを解析し，DNA aneuploidy の有無と細胞周期S期の比率をもとに判別すると，感度89.3％，特異度93.7％，正確度93.2％で中枢神経原発リンパ腫を鑑別できるアルゴリズムが構築できた。術中迅速病理診断とフローサイトメトリーの組み合わせで，診断精度が向上できると結論づけている。

髄膜腫においても研究報告がある。髄膜種治療において画像上の全摘出が予後を改善することは報告されているが，WHO grade I 髄膜腫に比べ，よりアグレッシブに増殖する grad II もしく

はⅢの髄膜腫では予後が悪いので，悪性度に応じた摘出戦略をとる必要がある。そのためには術中に髄膜種の悪性度を知る必要があることから，術中迅速フローサイトメトリーを行い，MIによりgrade Ⅰとgrade Ⅱ/Ⅲの判別がどの程度の精度で可能か検証した[26]。その結果，感度64.7%，特異度85%で良・悪性の髄膜種の判別が可能であった。MIと再発率や予後との関連を引き続き調査する必要があるが，術中に腫瘍の良悪性の判断ができれば，脳・血管・神経などへの浸潤に対処することで予後改善の可能性があると結論づけている。また，髄膜腫の評価としては，術中フローサイトメトリーの結果が，WHOグレードとの相関だけでなく，術後のMIB-1や術前の腫瘍成長率とも相関していたとの報告もあり，術中に迅速測定・定量解析ができるフローサイトメトリー法が，MIB-1染色における迅速に検査できない・定量性に欠けるといった欠点を克服し，腫瘍摘出を行う外科医に大きなアドバンテージとなりうると述べている[27]。また，髄膜腫にも腫瘍内の増殖能の不均一性が存在し，再発リスクを正確に推定するためにも，サンプリング部位などの標準化が必要ということも言及している。

6. まとめと今後の発展性

フローサイトメトリーは大量の細胞を解析し，定量評価するうえで優れたツールであるが，特に固形組織となると前処理の煩雑さや作業者によるばらつきなどが問題となり，臨床の現場には広まっていなかった。開発したシステムは前処理を自動化することでそれら問題を解決し，術中に10分という短時間で測定を完了することで術者に有益な情報を提供することに成功した[19]。脳腫瘍，特に腫瘍細胞が浸潤する神経膠腫において評価し，病理学的な悪性度との関連[17]，術中の摘出支援[20]，予後との関連[21,22]などの有用性の報告について紹介した。脳腫瘍に限らず，術中に迅速測定が求められる，センチネルリンパ節の検査や乳がんの切除断端の検査などへの応用も期待され，細胞核DNAの染色だけでなく特異的マーカの検出も可能となれば，感度・特異度の向上も見込める。

スマート治療室の中では，各種画像情報・ナビゲーション情報などと合わせて，摘出位置とその組織のMIを結びつけることが可能である。そうすることで腫瘍の進展方向や局所再発時の腫瘍発生部位など，今までは十分な検討が難しかった細胞のアクティビティーと再発・予後との関連を示していくことができるであろう。そして，その情報を蓄積してさらに術中に術者へフィードバックすることも可能となれば，他のがん種に比べ予後不良の神経膠腫治療の一助となるかもしれない。術中フローサイトメトリーが，さまざまな腫瘍摘出術において，組織・細胞の迅速解析による摘出率向上・予後改善に寄与することを期待する。

文献

1) M. Lacroix et al.: *J Neurosurg*, **95**, 190-198 (2001).
2) M. Salvati et al.: *J Neurosurg*, **117**, 204-211 (2012).
3) W. Stummer et al.: *Neurosurgery*, **62**, 564-576 (2008).
4) H. Iseki et al.: *Minim Invasive Neurosurg*, **51**, 285-291 (2008).
5) T. Ando et al.: *Brain Tumor Pathol*, **28**, 43-51

6) H. Liao et al.: *Med Image Anal,* **16**, 754-766 (2012).
7) W. Stummer et al.: *Lancet Oncol,* **7**, 392-401 (2006).
8) K. Barbara et al.: *J Neurosurg,* **129**, 341-353 (2018).
9) Rapid Immunohistochemistry Study Group (2012) Rapid Immunohistochemistry Study Group, Japan; c2017. Available from: http://www.rihc.jp/. Accessed 1 Dec 2016.
10) W. Olszewski et al.: *Cancer,* **48**(**4**), 980-984 (1981).
11) M. Pradhan et al.: *Ann Oncology,* **23**, 1178-1184 (2012).
12) K. Kawamoto et al.: *Acta Neuropathol,* **46**(**1-2**), 39-44 (1979).
13) 高本滋ほか：*Cytometry Research,* **19**(**1**), 1-9 (2009).
14) 村上知之ほか：TritonX-100 による分散法 フローサイトメトリー入門, 日本サイトメトリー学会, 天神美男編, 15-18（1993）.
15) 近藤智子, 小賀厚徳：スタンダードフローサイトメトリー 第2版, 日本サイトメトリー技術者認定協議会編, 60-62（2017）.
16) 三村由香ほか：*Cytometry Research,* **27**(**2**), 1-8 (2017).
17) T. Shioyama et al.: *J Neurosurg,* **118**, 1232-1238 (2013).
18) D. N. Louis et al.: ed 4. Lyon, IARC Press (2007).
19) 塩山高広ほか：*Cytometry Research,* **27**(**2**), 9-15 (2017).
20) S. Koriyama et al.: *Brain Tumor Pathology,* **35**(**3**), 159-167 (2018).
21) A. Suzuki et al.: *Clinical Neurology and Neurosurgery,* **168**, 46-53 (2018).
22) T. Saito et al.: *Neurosurgery,* **84**(**3**), 662-672 (2019).
23) R. Stupp et al.: *N Engl J Med.,* **352**(**10**), 987-996 (2005).
24) T. Saito et al.: *Vritish Journal of Cancer,* **98**, 345-355 (2008).
25) S. Koriyama et al.: *World Neurosurgery,* **112**, e261-e268 (2018).
26) G. Matsuoka et al.: *World Neurosurgery,* 120, 320-327 (2018).
27) S. Oya et al.: *Cancer Medicine,* **8**(**6**), 2793-2801 (2019).

第2編　スマート手術室と手術デバイス開発

第1章　スマート治療室SCOTの構築

第8節　集束超音波治療装置の開発

東北大学　吉澤　晋

1. 強力集束超音波治療

　強力集束超音波（high-intensity focused ultrasound；HIFU）治療は，非侵襲にがんなどを治療できる方法である。**図1**にHIFU治療の概念図を示す。一般的なHIFU治療では，球面状の超音波トランスデューサによって体外で超音波を発生させ，これを体内の対象部位に集束させる。**図2**に集束超音波音場の一例（数値計算結果）を示す。図2では，左下方向から集束してきた超音波が，原点付近（球面トランスデューサの曲率中心）で高い圧力を有す焦点領域を形成していることがわかる。

　図1に示すように，一般的なHIFU治療機器ではトランスデューサと生体表面の間は水（脱気冷却水であることが多い）で満たされている。水は生体軟部組織に音響インピーダンスが近いため生体表面での反射が大きくなく，かつ超音波透過性がよい媒質である。また，トランスデューサおよび皮膚の過度の温度上昇を抑制する冷却効果も期待できる。HIFUが生体組織を伝播する際，超音波エネルギーの一部が吸収されて熱となる。このため，超音波強度の高いHIFU焦点領域において著しく温度が上昇し，組織の加熱凝固が起こり治療される。現在，HIFUによる加熱凝固治療としては前立腺がん[1]，膵がん[2]，骨転移[3]，本態性振戦[4]などの治療がある。本態性振戦などの経頭蓋治療を除けば，HIFUの周波数は対象部位での超音波吸収が効率的になるよう，前

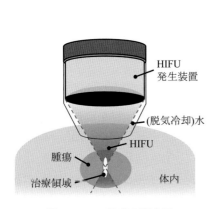

図1　HIFU治療の概念図

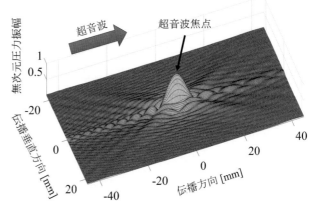

図2　直径148 mm，焦点距離120 mmの球面形状の超音波トランスデューサによって形成される，周波数1 MHzの集束超音波音場の数値計算結果

立腺の経直腸的治療などの浅い部位で4 MHz，腹部腫瘍などの深い部位で1 MHz程度が選択されることが多い[5]。照射されるHIFUのエネルギーは数十Wから数百Wであり，これを数秒から数十秒照射することで数十〜数百mm^{3}の体積を加熱凝固させる。このHIFU照射を繰り返して対象組織全体を熱凝固させる。

2. 気泡援用HIFU治療

　HIFUを用いた加熱凝固治療法は，非侵襲で繰り返し治療が可能な治療であるというメリットを持つ一方で，治療時間が長いということが課題の1つとして挙げられる。治療時間を大幅に削減するためには，発生させた熱を効率的に利用すること，熱を効率的に発生させることの2つのアプローチが重要となる。前者のアプローチとしては，HIFUの焦点領域を走査しながら広範囲を加熱し，治療領域の温度分布を均一化するとともに治療領域外に拡散する熱の割合を低減する手法が研究されている[6)7)]。後者のアプローチとしては，気泡による超音波加熱増強効果[8]を用いる手法がある。生体内に気泡を導入する方法は3つに大別できる。①超音波造影剤としても使われるマイクロバブルを導入，②超音波照射などによってマイクロバブル化するナノ粒子（100 μm前後のものが多い）を導入，③非常に強力な超音波によってキャビテーション現象（減圧沸騰による発泡現象であり，MHzの超音波で引き起こすためには−10 MPaを超える負圧が必要なことが多い）によるマイクロバブル生成，である。HIFU焦点走査とキャビテーション気泡のアプローチを組み合わせた方法として，HIFUの焦点領域を走査しながら多数点にキャビテーション気泡を発生させ，それを利用して広い範囲で超音波加熱を増強するHIFU照射方法がある[9]。

　6点の焦点を走査する場合のHIFU照射方法の概念図と，そのときに用いられる典型的な照射パラメータを**図3**に示す。2次元アレイトランスデューサを用いてHIFU焦点を高速に走査し，非常に強力な気泡生成パルスによってキャビテーション気泡を生成する。なお，キャビテーション気泡群はトランスデューサ側に遡るように生成する現象があることが知られており[10]，それを補正するために気泡生成パルスは本来の焦点よりも数mm程度奥側に照射している。気泡生成パルス照射直後に，一般的なHIFU治療と同程度か低いエネルギーの気泡維持超音波を照射し，続いてHIFUを休止して超音波イメージングを行う。このシーケンスを繰り返し行うことで治療する。今回は，この照射方法を採用することを基本として集束超音波治療装置の開発を行った。

　気泡に対して超音波を照射すると，気泡は非線形な体積振動をして気泡近傍でのエネルギー散逸を増強する。これによって超音波の加熱効果が増強されるわけであるが，ほかに重要な2つの効果が作用し得る。1つは機械的な効果であり，もう1つは化学的な効果である。気泡は非線形な体積振動によって急速に収縮してリバウンドする，いわゆる「気泡の崩壊」現象を繰り返す。この崩壊時に気泡から衝撃波が放出されたり，ジェット流が生じたりする。これらは，ときには細胞を破壊するほどの機械的な作用を持つ[11]。また，細胞破壊に至らないまでも，気泡振動により血液脳関門（Blood Brain Barrier；BBB）を一時的に開いたり[12]，物質の細胞膜透過性を高めたりする作用がある。また，気泡が急速に収縮するとき，内部気体は断熱的に圧縮され，数千℃

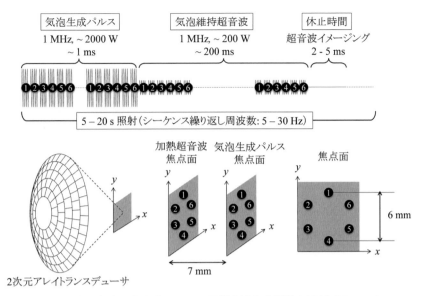

図3　6点の焦点を走査するHIFU照射方法と典型的な照射パラメータ

もの高温状態となる。そのため，ヒドロキシラジカルなどの活性酸素種（Reactive Oxygen Species；ROS）が生成され得る。この音響化学的な効果を主たる治療機序とした治療法を音響化学治療と呼ぶ。この分野では，その治療効果のメカニズムや音響活性を持つ薬剤との併用効果などに関する研究が行われている[13]。

気泡振動による熱的，機械的，化学的作用を積極的に利用する超音波治療を音響力学治療（Sonodynamic Therapy；SDT）と呼ぶ[14]。音響活性を持つ薬剤を併用することが多いなど，音響化学治療と極めて近い概念ではあるが，SDTは音響化学以外の効果（例えば，がん細胞の薬剤取り込みの増強効果など）も積極的に利用することを意味する。今回開発した装置は図3に示したように，広範囲で生成した気泡を援用して治療する。したがって，音響活性を持つ薬剤と併用することで活性酸素種の生成を促し，SDTを実施することが可能である。実際に，焦点の高速走査を行わないHIFU照射装置を用いてキャビテーション気泡を援用するマウス実験を行っており，薬剤併用によるSDTの治療効果が示されている[15]。SDTを行うことにより，単なる熱治療を行う場合に比べて小さいHIFUエネルギーで治療が行うことができる。したがって，例えば皮膚熱傷などのHIFU治療の副作用リスクを低減することができる。また，周囲の健常組織における損傷を考慮すると，単なる熱治療では適用が困難であった治療対象に対しても，SDTであれば有効な治療となる可能性がある。もちろん，薬剤の投与量は薬剤単体での治療時よりも低減することができ，薬剤の副作用も抑えることができる。

3. 開発したHIFU治療装置

開発したHIFU治療装置の概要を**図4**に示す。HIFUトランスデューサは焦点の電子走査を可能とするため，128素子で構成されている。HIFUトランスデューサは，128chの出力を持つ

HIFU駆動装置に接続されている。HIFUトランスデューサとHIFU駆動装置については，後で詳しく述べる。HIFUトランスデューサの中心には穴が空いており，そこに超音波イメージングプローブが設置され，超音波画像診断装置に接続されている。HIFU治療は非侵襲治療であるため，現在のHIFU治療機器は非侵襲なイメージガイド機器と組み合わせて用いられている。イメージガイドのモダリティとしてはMRか超音波が選択されている。MRでは水を主成分とする軟部組

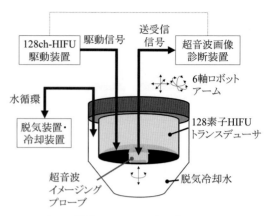

図4　開発したHIFU治療装置の概要

織については温度マッピングが可能であるという大きなメリットがある一方で，フレームレートが低く，システムが大型化するというデメリットがある。

　超音波では，現状では温度マッピングは実装されていないというデメリットがある一方で，フレームレートが高く，システムが小型化できるというメリットがある。また，イメージガイドに治療と同じ超音波を用いるため，同時に使用すると超音波画像にHIFU成分が干渉して画質が大幅に劣化する（ただし，それを低減するための技術も開発されている[16]）が，超音波画像もHIFUも同様に屈折するため，ターゲッティングにおいて屈折補正が自動的になされるメリットがある。また，気泡検出においては，検出感度，空間・時間分解能の点で超音波が有利である。したがって，今回のHIFU治療装置では超音波イメージガイド方式を採用した。HIFUトランスデューサと超音波イメージングプローブは，水袋に覆われており，外部に設置された脱気装置および冷却装置によって脱気冷却水が循環するようになっている。また，水袋，HIFUトランスデューサ，超音波イメージングプローブが一体化されたユニットは6軸ロボットアームで保持され，PC上のソフトウェアを操作することで位置，姿勢を制御できるようになっている。

3.1　HIFUトランスデューサ

　開発したHIFUトランスデューサ（ジャパンプローブ社製）の外観写真と128素子の素子配置図を図5に示す。有効開口直径は図中に示すように147.8 mmで，焦点距離は120 mmである。このHIFUトランスデューサは多数の微小な圧電セラミックス柱と，その間を埋める合成樹脂で構成された圧電コンポジットである。このため，トランスデューサ裏面の電極を分割すると，機械的クロストークの少ない多数素子からなるアレイトランスデューサとして用いることができる。すなわち，図5に示す素子配置図はトランスデューサ裏面の電極パターンである。この素子配置では，1 MHzの超音波において焦点の電子走査範囲（ここでは－3 dBまでの範囲とする）は，HIFU伝播方向に約30 mm，それと垂直方向に約15 mmである。

　HIFU用のアレイトランスデューサは，素子1個あたりの面積が小さくなるために電気インピーダンスが大きくなってしまうため，大出力を得るためにマッチング回路を搭載することもある。しかしながら，今回の開発においては汎用性と小型化を重視し，マッチング回路を非搭載と

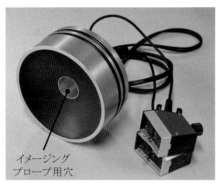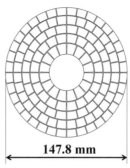

図5　開発したHIFUトランスデューサの外観（左）と128素子の配置図（右）

している。その分，後述するHIFU駆動回路では高電圧駆動に対応している。また，トランスデューサ側では通常よりも音響インピーダンスが高く，かつ厚い音響整合層を用いている。これにより，1 MHzと2 MHzの2周波数において共振し，高いQ値と低い電気インピーダンスを実現することができる[17]。実際に128素子トランスデューサの1素子あたりのコンダクタンスは1 MHzにおいて約8 mS，2 MHzにおいて約7 mSであった。これは，後述する駆動回路と組み合わせた場合に，生体内でキャビテーション気泡を生じさせる強力な超音波を発生させるのに十分な値である。

3.2　HIFU駆動装置

開発したHIFU駆動装置（アサヒ社製）の前面パネルを開けた状態での外観写真と駆動波形の一例を**図6**に示す。256 chまでの出力に対応している。正負の電圧で3段階ずつにグランドを加えた7値の階段波を疑似正弦波として出力する装置である。トランスデューサの特性として，奇数倍の高調波でも共振するため，駆動波形に含まれる奇数倍の高調波成分を低減することは重要である。7値またはそのうちのいくつかを適切なレベル，適切な持続時間に設定することで，これらの高調波を低減することができる[18]。

階段波は，それぞれの電源レベルに対応するMOSFETを順次オンにすることで生成する。負

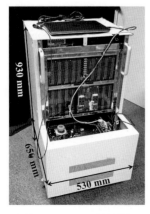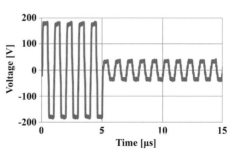

図6　開発したHIFU駆動装置の外観（前面パネルを開けた状態）と駆動波形の一例

荷が誘導性であっても容量性であっても，負荷に合わせて電流を流すように設計されている[19]。高耐電圧の MOSFET が用いられており，図6に示すように，気泡生成パルス用の高電圧駆動波形（0-5 μs）が生成でき，またそこから気泡維持超音波用の中程度の電圧駆動波形（5-15 μs）に瞬時に切り替えることができる。非常に似たような駆動装置として，Vantage 256 HIFU システム（アメリカ Verasonics 社製）がある。こちらは190 Vp-p までの駆動であり，電圧レベルはグランドを入れて3値である。したがって，基本的にトランスデューサに合わせたマッチング回路を搭載することが想定されていると考えられる。比較すると，どのようなトランスデューサを接続しても低出力から高出力まで柔軟に対応できるのが本駆動回路の特徴となっており，SDT などのキャビテーション気泡援用 HIFU 治療において有用性が高い。

4. おわりに

キャビテーション気泡援用 HIFU 治療を実現する国産の HIFU 治療システムを開発した。HIFU 治療全体としては，前立腺がんでの部分治療が開始されてその普及が期待されたり，薬剤難治性本態性振戦に対する治療の保険適用が始まったりするなど，明るい話題も多い。しかしながら，それ以外の単なる HIFU 加熱治療では曲がり角に来ていると感じられる分野もあり，HIFU 治療の今後の活路の1つとしてキャビテーション利用が期待されている。ここで開発したシステムは，キャビテーション気泡援用 HIFU 治療システムとして高い汎用性を持つ。今後，さらなる安全性・安定性を追求した臨床対応モデルと，さらなる汎用性・ユーザビリティを追求した開発用モデルの両方が発展し，HIFU 治療の未来を担っていく存在になることを大いに期待している。

文　献

1) T. Uchida et al.: *Int. J. Urol.*, **19**, 187-201 (2012).
2) A. Sofuni et al.: *World J. Gastroenterol.*, **20**, 9570-9577 (2014).
3) M. D. Hurwitz et al.: *J. Natl. Cancer. Inst.*, **106**, dju082-1-9 (2014).
4) L. Bretsztajn and W. Gedroyc: *Br. J. Radiol.*, **91**, 20170481 (2018).
5) 梅村晋一郎：*IEICE Fundamentals Review*, **8**, 168-176 (2015).
6) J. Enholm et al.: *IEEE Trans. Biomed. Eng.*, **57**, 103-113 (2010).
7) C. Mougenot et al.: *Magn. Reson. Med.*, **61**, 603-614 (2009).
8) R. G. Holt and R. A. Roy: *Ultrasound Med. Biol.*, **27**, 1399-1412 (2001).
9) S. Yoshizawa et al.: *Appl. Sci.*, **7**(3), 288 (2017).
10) A. D. Maxwell et al.: *J. Acoust. Soc. Am.*, **130**, 1888-1898 (2011).
11) Z. Xu et al.: *Ultrasound Med. Biol.*, **35**, 245-255 (2009).
12) N. Lipsman et al.: *Nat. Commun.*, **9**, 2336 (2018).
13) 梅村晋一郎：生体医工学，**43**, 203-210 (2005).
14) M. Lafond et al.: *J. Ultrasound. Med.*, **38**, 567-580 (2019).
15) M. Maeda et al.: *Ultrasound Med. Biol.*, **43**, 2295-2301 (2017).
16) R. Takagi et al.: *Jpn. J. Appl. Phys.*, **55**, 07KC10 (2016).
17) Z. Zaini et al.: *Jpn. J. Appl. Phys.*, **55**, 07KF15 (2016).
18) K. Moro et al.: *Jpn. J. Appl. Phys.*, **49**, 07HF02 (2010).
19) S. Tamano et al.: *Jpn. J. Appl. Phys.*, **56**, 07JF21 (2017).

第2編　スマート手術室と手術デバイス開発
第1章　スマート治療室SCOTの構築

第9節　3タイプSCOTの開発

東京女子医科大学　齋藤　太一　　東京女子医科大学　村垣　善浩

1. はじめに

　Smart Cyber Operating Theater（SCOT）は，従来の滅菌空間を提供する手術室と異なり，部屋全体が1つの単体医療機器として治療を遂行する目的で構築された治療室である[1]。具体的には，術中画像診断装置を核とした基本機器を選定し（パッケージ化），各医療機器同士の情報を産業用ミドルウェアORiNによってネットワークに接続する（ネットワーク化）。そして可視化したデータをネットワークによって統合表示し，術中意思決定に必要な情報を提示する（インフォメーション化）。そして，開発したロボットによって，超低侵襲で再現性の高い精密誘導治療の実現を目指す（ロボット化）。パッケージ化で上記手術のエラーとリスクを低減し，現実とサイバー空間を結ぶ"モノのインターネット化"（Internet of Things；IoT）によって，データを統合しインフォメーション化する。そして機器をロボット化することにより，診断から治療までを一体化することで治療効果の向上を図ることが可能になると考えている。
　2014年からの5年間のAMEDプロジェクトであるが，開発要素ごとに異なるSCOTを設置検証している。2016年に基本医療機器をパッケージ化したBasic SCOTを広島大学に導入，2018年に全機器をネットワーク化したStandard SCOTを信州大学に導入した。また，ロボット化したHyper SCOTはそのプロトタイプを2016年に東京女子医科大学に設置し，臨床研究版が2019年に完成し，今後実臨床での使用を行っていく予定である。

2. 3タイプのSCOT

2.1 Basic SCOT

　スマート治療室の最初のステップは機器のパッケージ化であるが，東京女子医科大学では術中MRIを核とするインテリジェント手術室でパッケージ化を経験している[2]。悪性脳腫瘍の摘出率向上のために，残存腫瘍の有無を術中MRIで判断できる手術室であるが，実際の手術遂行のためにMRI対応の手術台，麻酔器，顕微鏡やモニタリング装置などを用意する（パッケージ化）必要があった。2000年から2019年6月までに神経膠腫を中心に2000例の脳神経外科手術を施行した。このインテリジェント手術室では，従来の経験と勘による判断ではなく，客観的な可視情報からの判断による手術―情報誘導手術―を施行することが可能である。具体的には，術中MRI（AIRISII, 0.3Tesla, 日立製作所）や術中画像でアップデートしたナビゲーション装置による解

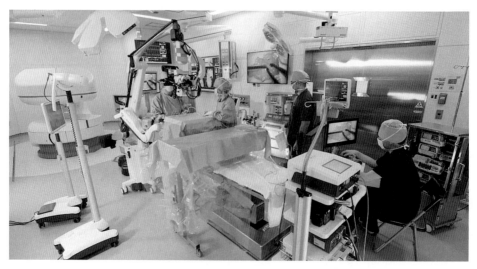

図1 広島大学病院に導入された Basic SCOT
治療室のスマート化をコンセプトとし，基本機器（手術台，麻酔器，電気メスなど），術野映像機器（手術顕微鏡），術中画像診断機器（術中MRI），術具位置情報機器（ナビゲーションシステム），患者生体信号機器（生体情報モニタ，神経機能検査装置など）がパッケージ化され導入された。

剖学的情報を核として，覚醒下手術によるマッピングや運動誘発電位（Motor Evoked Potential；MEP）によるモニタリングなどの脳機能の温存を確認するための機能的情報，そして術中迅速診断や術中フローサイトメトリーなどの腫瘍組織か周辺組織かの判別のための組織学的情報である。結果，初発神経膠腫の平均摘出率は89％であり，WHOグレード2，3，4それぞれの5年生存率は89％，74％，18％という治療成績を得た。

インテリジェント手術室は，一品生産で術中MRIとMRI対応機器をパッケージ化したが，システムとしてパッケージ化した基礎版SCOT（Basic SCOT）を開発し，2016年に広島大学脳神経外科（栗栖薫教授，齋藤太一医師ら）に導入した（図1）。これまで41例の手術を行い，神経膠腫（22例）のみならず，てんかん10例，良性脳腫瘍2例，整形外科領域での骨疾患7例（骨腫瘍6例，化膿性骨髄炎1例）に使用した。さらに2019年7月には，開腹手術による肝臓腫瘍への使用が予定されており，他科展開にも力を入れている。また，プロジェクト外でも民間病院を含めて数施設に導入された。

2.2 Standard SCOT

従来の手術室では，機器同士は独立しておりネットワークで接続されていない。データは機器内にとどまり，機器の内部時計も異なっており，データの統合は極めて困難であった。そもそも多企業からの多品種の医療機器が導入される環境では，ネットワーク化は不可能である。一方，Basic SCOTでは，対象機種が選定され各種の情報は取得できるが，ネットワーク化はされていない。そこで，工場で多数のロボットをネットワークに接続し効率よく制御する産業用ミドルウェア（Operating Systemとアプリケーションの間に入るソフトウェア）であるORiN（Open Resourse Interface for Network）に注目した。パソコン周辺機器におけるデバイスドライバに

あたるソフト（プロバイダ）を作成すれば機器の内部を変更することなくネットワークに接続し，データの入出力やロボットを制御することも可能である．筆者らはSCOTプロジェクトで医療用ミドルウェアとなるOPeLiNK（デンソー）を開発し，これまで30以上の機器を接続した[3]．このOPeLiNKは世界標準化を目指しており，将来は手術室にとどまらずICUや病棟に広げていくのが目標である．

各機器をネットワーク化できれば，独立していた情報を時間同期して統合することができ，ナビゲーションの位置情報と組み合わせれば，空間情報も付与できる．各情報単独とこの統合情報を合わせて表示できる戦略デスクのシステムを開発し，悪性脳腫瘍摘出のためのアプリケーションを作成した．ナビゲーション上の操作部位に，機能的情報としてMEPの値，組織学的情報として術中フローサイトメトリーの値を付与した．機器同士のデータが時間同期されているので，術後麻痺のリスクが高いMEPの値が低下した操作部位をナビ上に記録でき，またフローサイトメトリーで増殖期の細胞割合が高い，すなわち悪性度が高い部位をナビ上に提示できる．前者は機能的情報と解剖学的情報との統合，後者は組織学的情報と解剖学的情報の統合である．

2018年にほぼすべての機器をOPeLiNKによりネットワーク化したStandard SCOTが信州大学（本郷一博教授，後藤哲哉講師ら）に導入された（**図2**）．これまでに臨床研究として14例の手術を行い，神経膠腫6例，下垂体腫瘍6例，良性脳腫瘍2例に使用した．

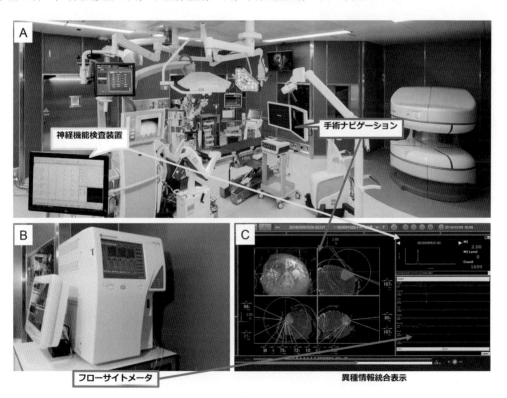

図2　信州大学病院に導入されたStandard SCOT
治療室のパッケージ化に加え，OPeLiNKにより手術ナビゲーション（(A)）情報，神経機能検査装置（(A)）から得られた機能的情報（MEPの値），組織学的情報として術中フローサイトメトリー（(B)）の値がネットワーク化され，さらに機器同士のデータが時間同期された統合表示（(C)）が可能となった．

2.3 Hyper SCOT

パッケージ化した基礎版，ネットワーク化した標準版は，情報を取得し統合することが中心である。すなわち外科医の新しい目と新しい脳となるべき機器やシステムの開発であるが，将来は手術・手技が外科医の新しい手としてロボット化された新たな治療法に置き換わっていくと考える。Hyper SCOT では，ロボット化した手術台や外視鏡を導入し，さらには術者をサポートする手台ロボットなどを導入した。自動的に病変を手術室の中心にロボット手術台が患者をセッティングし，道具の先端が外視鏡視野の中心にくるようにロボットが外視鏡を移動させ，手台ロボットは術者の震えや疲労の軽減をする。2016 年にアイデアを具現化したプロトタイプを開発した。

さらに Hyper SCOT では IoT を利用し，医療機器自体をネットワークにより操作する（携帯から遠隔で家電を操作するように）ことを目指している。最初は無影灯の on，off や手術ベッドの移動であるが，将来はロボット化した治療機器を操作することも可能になると考える。

臨床で使用可能な Hyper SCOT が 2019 年 3 月に完成した（**図 3**）。今後実臨床での使用を行っていき，その有用性の検証を進めていく予定である。

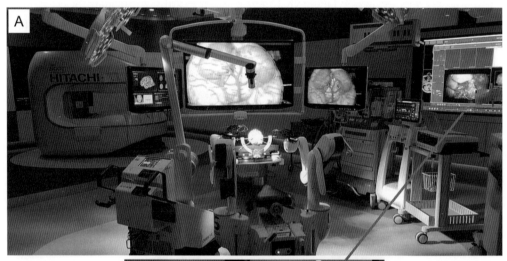

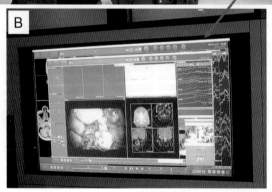

※口絵参照

図 3　東京女子医科大学病院に導入された Hyper SCOT
外視鏡などの最先端の医療機器を導入された（(A)）。各医療機器間のネットワーク化に加え，今後医療機器のロボット化も目指している。OPeLiNK によりネットワーク化された各医療機器情報の統合表示（(B)）。

3. おわりに

　21世紀の外科が目指すべきものとして，筆者らは精密誘導治療を掲げている。これは，さまざまな可視化した情報（外科医の新しい目）を，戦略デスクで統合解析して意思決定を支援し（外科医の新しい脳），ロボット化した新規治療機器で超低侵襲治療を行う（外科医の新しい手）ことであり，スマート治療室はこの精密誘導治療を行う場所である。

　スマート治療室は，悪性脳腫瘍のように実質臓器を対象とする術中MRIを核とした手術や治療のみならず，血管病変対象の血管内手術や治療，そして胃や腸のような管腔臓器を対象とした手術や治療に応用可能である。また，異なる企業の医療機器を接続できるOpeLiNKは，手術室のみならずICUや病棟そして病院全体に広がる可能性を秘めており，今後国際標準化がそのカギを握っている。

　スマート手術室ではなくスマート治療室としたのは，この治療室は手術のみならず，医師がすべての侵襲的な手技や処置そして治療を行う，あるいは行いたくなる単一治療機器になるべきと考えたからである。各専門家の医師がスマート治療室で効果が見込める疾患を抽出し，筆者らとともにどのような情報を取得して治療を最適化するかを検討し，さまざまな横展開が拡大することを希望している。

謝　辞

　本スマート治療室プロジェクトは，AMED未来医療を実現する医療機器・システム研究開発事業「安全性と医療効率の向上の両立するスマート治療室の開発」の助成を受けている。

文　献

1) 村垣善浩ほか：日本医師会雑誌，**147**(8)，1614 (2018).
2) 吉光喜太郎ほか：メディックス，**65**, 4(2016).
3) J.Okamoto et al.: *Biomed Tech (Berl)*., **63**(1), 31 (2018).

第2編　スマート手術室と手術デバイス開発
第1章　スマート治療室SCOTの構築

第10節　SCOTのモバイル化

株式会社NTTドコモ　奥村　幸彦

1. はじめに

　本稿では，前節において紹介されている東京女子医科大学（以下，女子医大）が主導して開発・実用化を進めている医療機器のパッケージ化・ネットワーク化・情報化により安全で高度な医療の提供を可能にするスマート治療室SCOT（Smart Cyber Operating Theater）に，超高速・低遅延通信が可能な第5世代モバイル通信システム（5G）[※1]を応用することで，SCOTの利用可能な場所と機会を拡大し，幅広い環境で高い水準の医療を提供可能とする「モバイルSCOT」について紹介する。

2. 5Gで実現する高度医療システム「モバイルSCOT」

　SCOTは，最新のIoT技術を活用した未来指向のスマートな治療室（手術室）で，女子医大先端生命医科学研究所の村垣善浩教授が主導し，5大学，11企業が共同で開発・実用化を進めている。SCOTは大きく3つの要素 "パッケージ化" "ネットワーク化" "情報化" により構成されている。手術室にある多種多様な医療機器を診療科・症例に応じてパッケージ化し，パッケージ化された機器からの出力をネットワーク化によって時刻同期して記録したうえで，これらを意味のある情報に変換（情報化）。執刀医をはじめとする手術スタッフへ提供することで，手術中の意思決定プロセスを的確かつ迅速に行えるようにしている。情報化の対象は，MRIなどの医用検査機器の画像，手術ナビゲーションシステムからの術具位置，4K/8K外視鏡の術野映像，患者の生体情報など多岐にわたるが，これらを統合して表示するアプリケーションを「戦略デスク」と呼び，その統合表示画面は手術室内に加えて手術室の外にも送ることができ，経験豊富な熟練医師が同画面をリアルタイムに参照しながら手術室内の執刀医を外からアドバイスすることが可能である。熟練医師が管制塔として手術全体を監視することにより，均一かつ高水準な医療の提供を目指している。

　2018年に，女子医大とNTTドコモは，SCOTの新たな展開として，5Gを活用してSCOTの

※1　国内において2020年の本格的な商用サービスの開始を目指している次世代のモバイル通信システムで，高速化モバイルブロードバンド（enhanced Mobile Broad Band；eMBB），超高信頼・低遅延（Ultra Reliable and Low Latency Communication；URLLC），超多数接続（massive Machine Type Communication；mMTC）などの特長を持つ。第1編第4章第1節において関連事項を紹介。

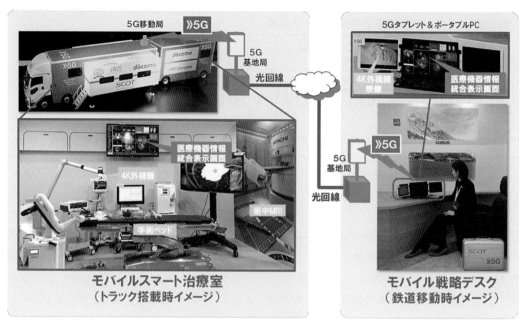

図1　モバイルSCOTのシステムイメージ

　モバイル化を図り，"いつでも""どこでも"SCOTを提供・利用できるようにすることを目指した「モバイルSCOT」コンセプトを提案し，国内外において模擬試験（デモンストレーション）を実施してきている。モバイルSCOTは，スマート治療室を5Gによりモバイル化した「モバイル治療室」と，戦略デスクを5Gによりモバイル化した「モバイル戦略デスク」のどちらか一方，または両方を導入するSCOTのモバイルバージョンであり，図1にモバイルSCOTのシステムイメージを示す。図1の左側は，モバイル治療室を拡幅機能付きのトラックに搭載するイメージを示しており，移動先で拡幅部分を展開して，必要な治療スペースを確保するとともに，トラックに搭載された5Gモバイル端末を介してネットワーク接続し，モバイル戦略デスク（または従来の戦略デスク）との間で治療に必要な情報をやりとりする。一方，図1の右側は，鉄道で長時間移動中の熟練医師がモバイル戦略デスクを客車内で使用するイメージ（使用シーンの一例）を示しており，5G通信機能を搭載したタブレットやポータブルPC上に治療情報（統合表示画面，術野映像ほか）を伝送・表示しつつ，マイク付きヘッドホンを介してスマート治療室内の執刀医へ音声により指示またはアドバイスを行う。

3. モバイルSCOTの模擬試験

　これまでに実施したモバイルSCOTの模擬試験では，図2に示すように統合表示画面を5Gで伝送した映像と4G品質で伝送した場合の映像を比較した結果，5Gのほうがより鮮明な映像で患部の立体的かつ細かい形状を把握可能で，SCOTの戦略デスクに要求される基本品質をクリア。モバイルSCOTにおける5Gの有用性を示すことができた。

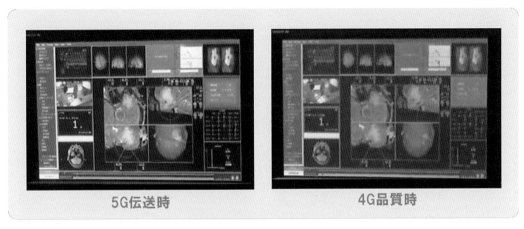

図2　医療機器情報統合表示画面の映像比較

4. モバイルSCOTの実現に向けて

このようなモバイル治療室のユースケースとしては，多数の人が集まる大規模なイベントやスポーツ競技大会などへ派遣することが考えられるとともに，高度医療の提供が可能な病院や専門医が不足している地域を巡回することで，地域における医療格差の解消も期待される。また，大規模災害時には，多くの人が負傷し，現場周辺の病院が機能ダウンした際の代替機能を提供することで，傷病者が遠くの病院へ行くことなく現場で迅速かつ的確な治療を受けることが可能となる。一方，モバイル戦略デスクの利用シーンとしては，熟練医師が出張先や移動中であっても，タイムリーに手術支援を行うことが可能となり，SCOTの適用機会の拡大につながるものと想定される。

上述したモバイルSCOTの有用性を確実に引き出し，かつ，システムとしての安全性・信頼性を確保するためには，より実践的な運用環境においてさまざまなシステムの課題を抽出し，各課題を着実にクリアしていく過程が今後必要である。

5. おわりに

超高速・低遅延通信が可能な5Gの特長を活かした高度医療分野における新しいソリューション実現に向けた取り組みとして，5Gを活用するモバイルSCOTの構想と模擬試験の状況を紹介した。モバイルSCOTは，今後段階的により実践的な検証を進めながら開発・実用化されることで，タイムリーかつ高度な医療を受けられる場所と機会を拡大し，医師不足，地方と都市部での医療格差，災害現場での医療の提供といった各種社会課題の解決へつながることが期待される。

第2編　スマート手術室と手術デバイス開発
第2章　手術デバイス開発

第1節　手術用顕微鏡システム「ORBEYE（オーブアイ）」の開発

オリンパス株式会社　星野　義亜

1. はじめに

　近年，高齢化社会の進展に伴い脳神経外科手術などでは難易度の高い症例が増えている。そのため脳神経外科手術で不可欠な手術用顕微鏡には，基本性能である画質の性能向上に加え，付加機能の追加，低侵襲手術の実現，執刀医の疲労軽減への対応など，さまざまな技術的改良が求められている。

　そこでこれらの要望に応えるために，オリンパスとソニーではそれぞれが得意とする技術の融合を図り，4Kの高画質と3Dのリアルな立体視を同時に実現した，接眼レンズを必要としない新しい手術用顕微鏡システム「ORBEYE（オーブアイ）」を開発した。

　製品化に必要とされる技術開発は，ソニー・オリンパスメディカルソリューションズが行った。同社はオリンパスとソニーイメージングプロダクツ＆ソリューションズの合弁会社で，オリンパスの医療事業ノウハウと，ソニーのデジタル画像技術の融合を図り，医療に貢献できる新技術を開発するというミッションを背負っている。

　今回紹介する4K 3D技術を搭載した「ORBEYE」の製品化・製造・販売はオリンパスが担当し，2017年10月から米国と日本で，翌18年10月からは欧州でも市場導入を開始した（図1）。

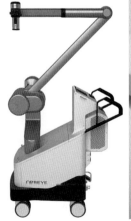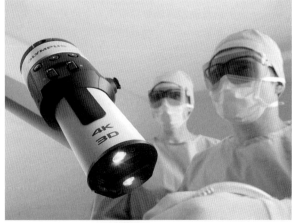

図1　手術用顕微鏡システム「ORBEYE（オーブアイ）」
（写真は使用イメージ）

2. 従来の手術用顕微鏡における課題

　周知のように手術用顕微鏡は脳神経外科，脊椎・整形外科，耳鼻咽喉科，眼科などの領域で，脳動脈瘤クリッピング，腫瘍摘出，脊椎神経減圧術，鼓室形成術，眼内レンズ挿入術など，肉眼では見えにくい微細な組織の拡大3D画像を提供することで手術をサポートしている。

　最近の傾向として，例えば脳神経外科では放射線治療，抗がん剤治療，血管内治療などの急速な発達に伴い，比較的難易度の低い症例は手術以外の低侵襲適応が進む一方で，手術にはそれらの治療では困難な難易度の高い症例が数多く集まるようになっている。また低侵襲へのニーズは手術に対しても高まっており，執刀医はより繊細で高度な手術を行うことを求められている。

　したがって手術用顕微鏡には，基本的性能である画質の向上に加え，付加機能の追加，低侵襲手術，執刀医の疲労軽減への対応など，多様な要望が寄せられている。しかし従来の光学式手術用顕微鏡では，以下の課題が解決できなかった。

- 執刀医が接眼レンズを覗いて処置を行うため，術部へのアプローチの方向に限界があり，またアプローチができたとしても長時間無理な姿勢を強いられながら手術を行っていた。
- 助手が観察する接眼レンズ画像は執刀医のものよりも品質が低いため，介助作業が限定され，また教育的にも高い効果が期待できるとは言いがたいものであった。
- 光学式手術用顕微鏡は大型であり，手術空間の多くを専有してしまうため，手術用顕微鏡専用の手術道具など限られた鉗子類しか使用できない場合が多かった。また術前のドレープ掛けやバランス調整などの準備に手間がかかり，手術スタッフの手間も大きく，また経済的な負担なども大きかった。
- 光学式手術用顕微鏡は肉眼での観察に最適化されており，新たな観察モードへの要望に十分に応えられるシステム自体が存在していなかった。

3. 新しい手術用顕微鏡の開発コンセプト

　以上の光学式手術用顕微鏡の課題を克服するために，筆者らは今までとは全く異なる手術用顕微鏡の開発コンセプトを策定した（図2）。

執刀される先生に
　拡大観察が必要な難しい症例を行っている執刀医に対して，煩わしかった接眼レンズを覗くことなく，より高精細・高倍率での術野画像を提供する。

手術スタッフの皆さんに
　執刀医，手術スタッフのチームとしての役割効率化，もしくは効果的な教育ツールとしての価値を提供する（図3）。

手術室環境を考える経営者の方に
　術前セットアップ時間の短縮化，複数診療科目での共有化による稼働率向上など，効率化を推進する。

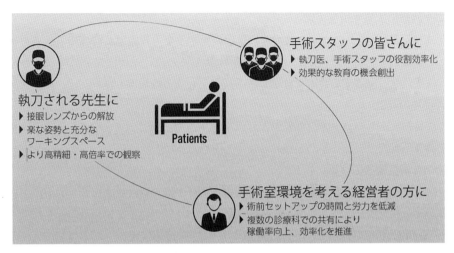

図2 新しい手術用顕微鏡システム「ORBEYE」の開発コンセプト

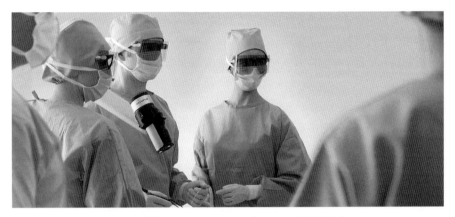

図3 手術スタッフのチームとしての役割効率化
(写真は使用イメージ)

4. コンセプトを具現化する7つのポイント

ORBEYEの開発コンセプトを具現化するための主なポイントは以下の7つである。

(1) 接眼レンズからの解放

接眼レンズを除去し,無理のないリラックスした姿勢での手術の実現。これにより執刀医への負担低減を目指した。また従来の光学式手術用顕微鏡ではアプローチが難しかったさまざまな方向からの手術の可能性も提供。

(2) 高倍率観察と電子ズームの実現

従来の光学式手術用顕微鏡では実現できなかった高倍率観察を可能にするために光学ズームと電子ズームを併用し,最大倍率26×の観察を実現。また電子ズームならではのメリットとして,焦点深度が犠牲にならないこと,瞬間的な倍率変更ができることがある。

（3）モニタ観察による手術を実現

55 インチ 4K 3D モニタにより，執刀医に従来の光学手術用顕微鏡と同等の没入感を提供．また執刀医のみならず，助手や手術スタッフもクオリティの高い手術画像を同時に観察可能であり，例えば複数執刀医による共同手術などで手技効率改善の可能性も提供．

（4）色再現性の向上

自然界に存在する色の 99.9% を再現する，4K 以上の解像度規格（BT.2020）を存分に活かした色再現を実現，組織の視認性を向上させる．

（5）手術の作業空間を広げる

手術空間を広く取ることができるため，手術の自由度が高まり，従来の光学式手術用顕微鏡手術では使えなかった処置具類を使用可能にする．

（6）低照度照明と新たな観察モードへの対応

デジタルならではの専用レンズ設計，各観察モードに適した素子を搭載した LED 光源，そして高感度 CMOS イメージセンサーとを組み合わせることにより大幅な光量低減を実現，意図しない光や熱による術中合併症を減らす可能性を提供．同時に従来の光学式手術用顕微鏡よりも明るい赤外光観察，青色光観察，NBI 観察など，新しい観察モードへの可能性も提供する（これらの観察モードに関しては，米国において 510(k) を順次申請する予定）．

（7）小型軽量化

顕微鏡部の体積を従来機（OME-9000）の約 1/20（約 19000 cm^3 → 約 820 cm^3）に小型化し，本体重量も約 1/2（450 kg → 216 kg）にまで軽減した（図 4）．これにより以下の利便性を提供する．

①顕微鏡部を清潔に保つための滅菌ドレープが大幅に小さくなり，装着作業の簡素化，少人数化，効率化などが期待できる．

②顕微鏡部がシンプルになったことから，各種ユニットの着脱や位置変更，それに関わる煩わしかったアームのバランス調整が一切不要になるため，セットアップ時間の短縮が期待できる．

③本体の小型化により，手術室内での設置自由度の向上，手術室間の移動も容易になり，手術スタッフの労力削減，稼働率の向上，設置台数の削減などが期待できる．

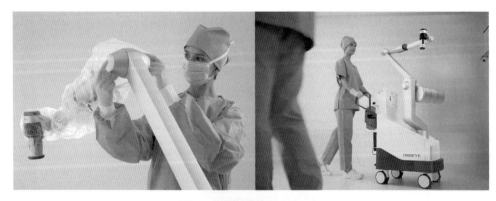

図 4　小型軽量化のメリット
（写真は使用イメージ）

第2章 手術デバイス開発

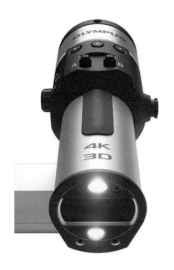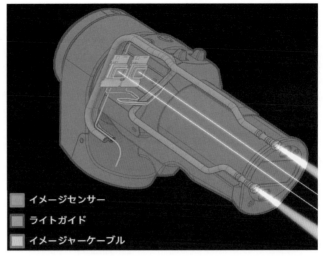

図5　顕微鏡部

5. 4K 3D 映像の仕組み

次に ORBEYE の中核となる映像技術の仕組みを簡単に紹介する。（**図5**）

①顕微鏡部に2個の 4K イメージセンサーを人間の目のように左右に配置し，

②2方向からのライトガイドにより照らされた術野の情報は左右で独立した光学系からそれぞれのイメージセンサーに導かれ，

③左右のイメージセンサーで電気信号に変換された術野画像情報は，それぞれのイメージャーケーブルを通じてプロセッサーに到達し立体映像として処理を行い，

④専用モニタで 3D 映像を再現するものである。

仕組みはシンプルだが，開発には4年の歳月がかかった。光学式手術用顕微鏡を超える高品質，かつ低遅延のままで 4K 3D 映像をモニタ上で再現することは容易ではなく，何度も試行錯誤を繰り返した末にようやく完成に漕ぎ着けた。

6. 執刀医の接眼レンズを通した映像に匹敵する 3D 映像をモニタで実現

従来の光学式手術用顕微鏡では，執刀医には接眼レンズ経由で高画質の 3D 画像を提供している一方で，助手が観察すべき接眼レンズ画像は，画質のクオリティが低い，暗い，3D 感が不足しているなど，とても執刀を行えるレベルの画質ではなかった。

そこで筆者らは執刀医が観察する，接眼レンズからの画像に匹敵する 3D のモニタ映像の実現を目指した。オリンパスの 3D 技術は，すでに光学式手術用顕微鏡と外科手術用内視鏡システムに採用されていたが，その 3D 技術ノウハウに加えソニーのデジタル画像技術を今回，4K 3D 技術を搭載した手術用顕微鏡システムに凝縮させた。これにより自然で見やすく，疲れにくい 3D 映像が実現できた。長時間の処置や観察をサポートできるものと考える。

図6 4Kとハイビジョン（Full HD）の解像度比較

7. 4Kの超高解像画像と豊かな色再現性の実現

　ORBEYEでは，3Dに加え4Kの超高解像映像を目指した。4Kはハイビジョンの4倍の画素数を持っており（ハイビジョン，Full HD：1920×1080 pixel，4K：3840×2160 pixel），それを手術用顕微鏡に採用すれば，微細な神経や血管が見やすくなる。（図6）

　さらに4Kがもたらした利点は，再現できる色域が広がったことも大きい。4K以上の解像度専用色域規格であるBT.2020に対応することにより，HDTV（BT.709）では自然界に存在する色のわずか74.4％しか再現することができなかったのに対し，4Kでは規格として最大で99.9％まで色鮮やかに再現する可能性を獲得した。再現できる色域が広がったことで，静脈と動脈の色の識別，出血直後と少し時間が経っている血液の認識など，さまざまなシーンで組織の識別がより容易になると思われる。

8. 新たな観察モードである赤外光，青色光およびNBI観察を実現

　難易度の高い手術症例の増加は，通常観察だけに留まらず，肉眼では見えにくい新たな観察モードに対する強いニーズにつながっている。ORBEYEでは，専用レンズ設計，LED照明と高感度CMOSセンサーを組み合わせることにより，新たな可能性の提供を実現した。

（1）ビデオ顕微鏡に特化したシンプルで明るい専用光学設計

　従来の光学式手術用顕微鏡では術野から得られた観察光を，執刀される先生方のみならず，助手の先生方および記録のために搭載されているビデオカメラにも届ける必要があるため，複雑なレンズ系が必要だった。一般的には執刀される先生が最も明るい観察光を必要とするため50％程度の光を，助手の先生には40％，ビデオカメラには10％程度の光がそれぞれ配分されている。一方，肉眼では見えにくい新しい観察方法では，観察光をデジタル処理する必要があるが，現状で

第2章　手術デバイス開発

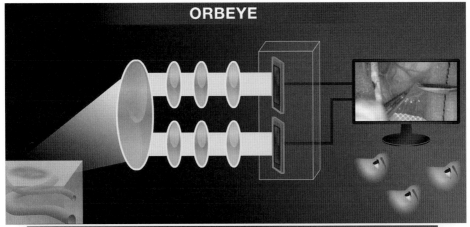
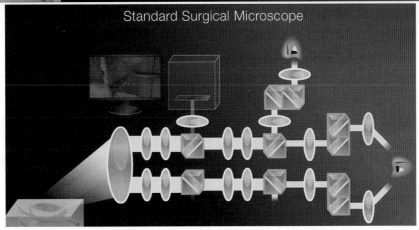

図7　ORBEYEのシンプルな光学系（上）と，従来の光学式手術用顕微鏡の複雑な光学系（下）

はビデオカメラにわずか10％程度の光しか届いていないことから，十分なデジタル処理が難しいという問題があった。

　この問題を解決すべく，ORBEYEでは得られた観察光の全量（100％）をイメージセンサーで活用するためにレンズ系の専用設計を行った。この結果，レンズ系はとてもシンプルになり，明るい観察画像と顕微鏡部の小型軽量化の両立を実現した。（図7）

（2）各観察モードに適した専用LED素子をそれぞれ搭載したLED光源装置

　新しい観察モードでは，非常に狭い特定の光波長領域の照明光照射とピックアップが求められる。従来の光学式手術用顕微鏡では，太陽光に近い広い光波長領域を持つキセノン光源装置と，必要な光波長領域のみを透過させるためのバンドパスフィルタが搭載されている。キセノン光源は広い範囲の光（波長）を持つため，多くの新しい観察モードに対応できる。その反面，電力消費量や発熱量が非常に大きい，紫外・赤外領域の光も同時に発することから，確実な有害光カットフィルタが必須，またその影響で大幅な光量の減衰が避けられないなどの課題があり，大がかりな装置の割には十分な明るさが得られないという問題があった。

　ORBEYEでは通常の白色光観察用のLED素子に加え，各観察モードに特化した専用LED素

229

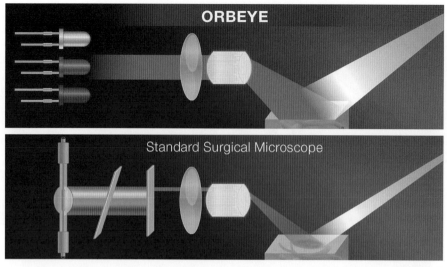

図8 各観察モードに適したLED素子を搭載したORBEYEのLED光源装置（上）と，従来の光学式手術用顕微鏡の光源装置（下）

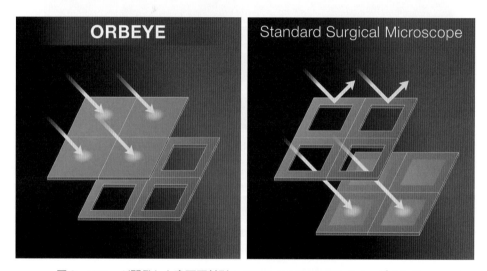

図9 ソニーが開発した裏面照射型の4K Exmor R CMOSイメージセンサー

子を複数搭載，これにより低消費電力と明るさを両立している。（図8）

(3) 従来の2倍の明るさを実現した高感度イメージセンサー

撮像部にはソニーが開発した4KのExmor R CMOSイメージセンサーを採用し，新しい観察モードにおいても高感度でノイズが少ない観察を可能にした。このイメージセンサーは裏面照射型と呼ばれ，通常は製造上の課題から受光素子の全面に配置されている基盤や配線を，あえて受光素子の裏側に置くことにより，限られた入射光をより効率的に受光素子に届ける技術である。これによりORBEYEは，イメージセンサーの観点でも高感度を実現している。（図9）

以上の3つのデジタルならではの技術を搭載することにより，より一層の光量低減と従来の光

学式手術用顕微鏡よりも明るい赤外光観察，青色光観察，NBI 観察をサポート，相反する問題を解決しながら新しい画像表示方法への可能性が広がることが期待される．

9. 4K 3D の高画質を維持したままで低遅延を実現

　現在 TV 放送をはじめさまざまな映像分野で 4K や 8K といった高画質化が進んでいる．しかし手術用顕微鏡への 4K の導入は容易ではなかった．ハイビジョンの 4 倍の解像度を持つ 4K は，情報量も 4 倍になり，映像機器の処理速度は時間がかかるようになる．術野の映像をイメージセンサーがとらえ，その情報を電気信号に変換して伝送し，プロセッサーで画像処理をしてモニタで再現する各過程で少しずつ画像の遅延が蓄積され，術野とモニタの映像の間には少なからずタイムラグが発生する．手術用顕微鏡では，執刀医の手の動きがリアルタイムにモニタで再現されなければ正確で安全な手術はできない．ORBEYE の開発陣は，この遅延を解決するために，イメージセンサー，伝送，画像処理，モニタに到るまですべての要素を大幅に見直した．その結果，ORBEYE では術野の映像を低遅延で 55 インチ大型 4K 3D モニタに表示することが可能となり，執刀医は違和感なくモニタ画像を見ながら手術を行えるようになった．（**図 10**）

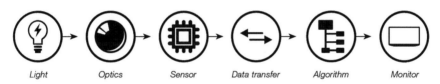

図 10　光源，レンズ，イメージセンサーからモニタに到るまでの全要素を徹底的に見直し遅延を解消

● ORBEYE の由来
ORBEYE は「ORB（軌跡，地球，頭部）」と「EYE（観察する眼）」を合わせた造語．既存の顕微鏡では不可能な角度や方向からのアプローチができることをイメージし命名．また，本製品を地球全域への普及をはかりたいという想いも込めた．

第2編 スマート手術室と手術デバイス開発

第2章 手術デバイス開発

第2節 急性膵炎に伴う膵局所合併症の内視鏡的治療を目的とした専用デバイス「Hot AXIOS System」の導入について

ボストン・サイエンティフィック ジャパン株式会社　前田　卓治

1. はじめに

　ボストン・サイエンティフィックコーポレーションは，患者への負担を可能な限り軽くできる低侵襲治療（インターベンション）に特化し，1979年に米国で誕生した医療機器メーカである。そしてボストン・サイエンティフィック ジャパン㈱は日本において，心血管疾患領域をはじめ，不整脈・心不全疾患領域，末梢血管疾患，消化器疾患，泌尿器疾患，婦人科疾患領域，疼痛管理，パーキンソン病の治療領域で，革新的な医療機器を提供し続けている。筆者が所属するエンドスコピー事業部では，消化器用経口内視鏡下での消化管組織の採取を目的とした生検鉗子などの検査用処置具や，悪性腫瘍による消化管または胆道の狭窄部位を拡げることを目的とした拡張バルーンやメタリックステントなどの治療用処置具を扱っている。本稿の対象製品である「Hot AXIOS System」は，「急性膵炎に伴う膵局所合併症の内視鏡的治療を目的とした専用デバイス」として，世界で初めて開発，発売されたものである。
　本稿ではこの製品の概要と国内に導入した経緯について述べる。

2. 適応疾患について

　2015年に発行された「急性膵炎診療ガイドライン2015　第4版」によると，日本ではアルコールと胆石が急性膵炎の二大成因であり，男性はアルコール性膵炎が多く，女性では胆石性膵炎が多い。急性膵炎とは膵臓の急性炎症であり，死亡率の高い疾患である。合併症としては敗血症などの全身性のものだけでなく，膵臓や膵臓の周囲に浸出液や壊死物質が貯留し，その貯留物が被包化して，嚢胞が形成される局所性の合併症を伴うことがある。
　急性膵炎の膵局所合併症は，急性膵周囲液体貯留（APFC）や膵仮性嚢胞（PPC），急性壊死性貯留（ANC），被包化壊死（WON）があり，これらの病態は改訂アトランタ分類（図1）では，感染のあり・なしに分割されるため，合計8病態が定義されている。この膵局所合併症に対するインターベンション治療の適応はPPC（infected）とWON（infected）となり，治療方法にはドレナージと呼ばれる嚢胞内に貯留している液状物質を嚢胞外へ流す手技と，ネクロセクトミーと呼ばれる嚢胞内の壊死物質を積極的に掻破・除去する手技がある。いずれの手技も経皮的，経内視鏡的および外科的な手技があり，以前は主に外科的に行われていたが，近年では内視

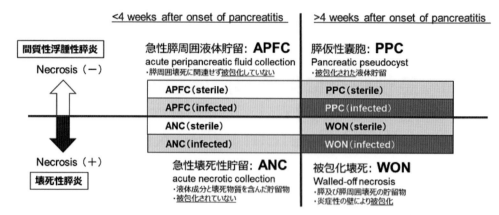

図1　改訂アトランタ分類

鏡的に消化管からアプローチし，消化管と嚢胞の間に瘻孔と呼ばれる孔を形成して，経消化管的に行われることも多い。

3. Hot AXIOS System の開発

　Hot AXIOS System は，ボストン・サイエンティフィックで開発された製品ではない。本稿のタイトルが「Hot AXIOS System の開発について」ではなく，「Hot AXIOS System の導入について」としているのは，そのことが理由である。

　近年，膵仮性嚢胞や被包化壊死，急性胆嚢炎症例に対する超音波内視鏡下ドレナージが行われているが，使用されるデバイスはこの治療のための専用品ではない。この治療を行う内視鏡医は，胆道用デバイスなどを代用して治療を行っていたが，ドレナージのために留置する胆道用プラスチックステントは内腔が狭く，胆道用メタルステントは筒状で長さも適応でないため十分ではない。そこで米国のベンチャー企業である Xlumena 社がこれらの治療に対する専用フルカバーメタルステントの AXIOS を開発した。

　AXIOS（図2）は2つの管腔を2つの大きな張り出し（フランジ）でしっかり把持することをコンセプトに開発されている。さらにこのたび国内に導入した Hot AXIOS System には専用デリバリーシステムに通電穿刺機能が備えられており，本製品のみで一期的に（One Step）で消化管から対象部位（膵仮性嚢胞，被包化壊死）への穿刺および AXIOS の留置を行うことが可能である。

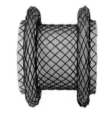

図2　AXIOS：瘻孔形成補綴材

　Xlumena 社は2007年に米国カルフォルニア州において，Kenneth F Binmoeller, M.D.（The Medical Director of the Interventional Endoscopy Service at California Pacific Medical Center）により内視鏡的インターベンション専用処置具の製作を目的に設立されたベンチャー企業である。2015年4月にボストン・サイエンティフィックが同社を買収し，翌16年3月に米国で AXIOS の販売を開始した。

4. 従来の超音波内視鏡下での治療方法

先に述べたように，従来は膵仮性囊胞や被包化壊死に対する内視鏡下治療用の専用デバイスは存在しなかったため，内視鏡的な治療は胆道ドレナージ用などのデバイスを用いて囊胞内の液体を排出（ドレナージ）している。膵仮性囊胞や被包化壊死に対する一般的な従来のドレナージ手技手順は，以下のとおりである。

① 主に胃から超音波内視鏡で対象部位（囊胞）を描出し，経内視鏡的に超音波内視鏡下穿刺針（EUS-FNA Needle）で胃壁から囊胞へ穿刺する。
② 超音波内視鏡下穿刺針に胆道用ガイドワイヤーを挿入し，ガイドワイヤーを囊胞内に十分に進めた後にガイドワイヤーを残して超音波内視鏡下穿刺針を抜去する。
③ 先端テーパー状のカテーテル型ダイレーターや，胆管拡張用バルーン型ダイレーターをガイドワイヤーに沿わせて挿入し，穿刺部位を拡張する。
④ 両端ピッグテール型プラスチックステントや，ENBDチューブをガイドワイヤーに沿わせて挿入および留置する。プラスチックステントは外径7Frのものを使用することが多く，1～3本程度留置する。

注）プラスチックステントの穿刺部位通過が困難な場合は，再度ダイレーターで穿刺部位を拡張する。

上記の手技は非常に煩雑であり，エキスパートの医師でも40～60分を要することが多い。また，被包化壊死の症例で，ドレナージだけでは症状が緩和しない場合は，内視鏡的壊死組織除去術（ネクロセクトミー）が行われる。内視鏡的に囊胞内の壊死組織を除去するためには胃壁から囊胞内へ直径約10 mmの内視鏡を挿入する必要がある。一般的な従来のネクロセクトミーの手順は以下のとおりである。

① ドレナージ目的で留置されているプラスチックステントを内視鏡的に抜去した後，胃壁から囊胞内へガイドワイヤーを挿入する。
② ガイドワイヤーに沿わせて，消化管用拡張バルーンダイレーターを挿入し，瘻孔を10 mm以上に拡張する。
③ 10 mm以上に拡張した瘻孔に内視鏡を挿入し，把持鉗子，ポリペクミー用スネア，胆管結石除去用バスケットなどにより壊死組織を把持し，胃内へ除去する。
④ 1回の内視鏡的壊死組織除去術が終了した後，再度プラスチックステントを留置する。

内視鏡的壊死組織除去術は複数回に分けて施行されることが多いため，治療を行うたびに上記の手順を繰り返す必要がある。

5. Hot AXIOS System の特徴および臨床上のベネフィット

従来のドレナージ手技手順は，デリバリーの入れ替えが多く非常に煩雑なことから偶発症の発生リスクも低くない。また留置する胆道用プラスチックステントは内腔が狭く，胆道用メタルステントは筒状なため脱落の可能性が高い。本システムは，従来の手技方法の課題を解消する以下

の特徴を有している。

- 超音波内視鏡に専用のデリバリーシステム（**図3**）を挿入し，ハンドル部を内視鏡の鉗子口に固定することで，術者がすべての操作を行うことができる。
- 専用のデリバリーシステムの先端に通電カッティングワイヤー（図3）を搭載しているため，本品のみで胃または十二指腸から囊胞への通電穿刺が可能である。
- 通電穿刺を行うと同時に10.8Frのカテーテルを囊胞内に挿入できる。
- 術者が手順に従ってハンドルを操作することにより，デリバリーシステムに収納されているダンベル型の瘻孔形成補綴材（AXIOS）を短時間で留置することが可能。
- 瘻孔形成補綴材の展開は，囊胞側フランジと消化管側フランジを段階的に展開できる（図4～

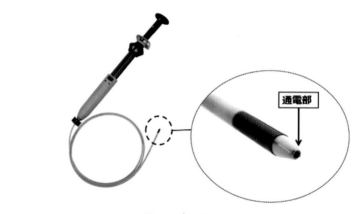

図3 デリバリーシステム

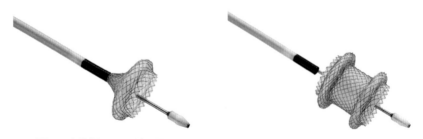

図4 囊胞側フランジ展開 　　図5 消化管側フランジ展開

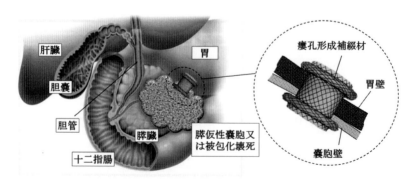

図6 留置模式図

図6）。
- 留置する瘻孔形成補綴材は，内腔 10 mm，15 mm，20 mm の 3 種類から選択できる。
- 留置した瘻孔形成補綴材は，囊胞消失後抜去が可能である。

臨床上のベネフィットについては，以下のとおりである。
- 通電穿刺から瘻孔形成補綴材の留置まで本製品のみで施行が可能なため，穿刺針やガイドワイヤーなどの併用医療機器を使用しない。
- 使用医療機器の入れ替えなどが不要なため手技時間が短く，偶発症のリスクが低いと考えられる。
- 手技は内視鏡画像と超音波内視鏡画像のみで施行できるため，X線透視装置は不要である。
- 広い内腔の瘻孔形成補綴材の留置により排液効果が高く，治療期間の短縮が期待できる。
- 瘻孔形成補綴材は大きなフランジを両端に有するため，瘻孔からの逸脱のリスクが低いと考えられる。
- 留置した瘻孔形成補綴材は内視鏡的壊死組織除去術施行時の内視鏡挿入用ポートとして機能するので，治療のたびにバルーン型ダイレーターで瘻孔を拡張する必要がなく，出血のリスクも少ないと考えられる。

6. 国内導入の経緯および一般名称，販売名について

　AXIOS に，Interventional-EUS に携わる世界の胆膵内視鏡医が興味を示した。2 つの管腔を引き寄せて瘻孔を形成できることから，膵仮性囊胞をはじめ被包化壊死，急性胆囊炎，胆管ドレナージなどへの適応の可能性に期待が集まったのだ。国内では厚生労働省が募集する「医療ニーズの高い未承認医療機器等の早期導入に関する要望の募集」に対し，日本消化器内視鏡学会から早期導入要望書が提出された。Hot AXIOS System は厚生労働省より医療ニーズの高い医療機器等の早期導入に関する検討会にて対象品目に指定され，当社は 2017 年 5 月 30 日に承認申請を行い，同年 10 月 31 日に承認された。

　承認上の一般的名称と販売名は以下のとおりである。
　一般的名称：膵臓用瘻孔形成補綴材
　販売名：Hot AXIOS システム
　承認番号：22900BZX00357000

7. 承認条件などについて

　本製品が承認されるにあたり，下記の承認条件が付された。
　超音波内視鏡下瘻孔形成術に関連する十分な知識および経験を有する医師が，本品の適応を遵守し，講習の受講などにより，本品の使用方法に関する技能や手技に伴う合併症などの知識を十分に習得したうえで，治療に係る体制が整った医療機関において使用目的および使用方法を遵守して本品を用いるよう，関連学会との協力により作成された適正使用指針の周知など，必要な処

置を講ずること．

　この承認条件を受けて，日本消化器内視鏡学会，日本消化器病学会，日本膵臓学会の各学会長をはじめ，薬事・社会保険委員委員長（内視鏡），社会保険審議委員会担当理事（消化器病），社会保険審議委員会委員長（膵臓）の先生方，各学会事務局の担当者にご尽力いただき，適応ならびに留置部位の選択，実施医条件，実施医療機関条件，留意事項を盛り込んだ「適正使用指針」を3学会連名で作成していただいた．特に実施医条件の1つとして，「製造販売業者（当社）が提供する講習プログラムを受講していること」，実施医療機関の条件の1つとして「偶発症が発生した際に迅速に対応できる外科医，放射線医などを含めた診療体制をあらかじめ病院内で構築している施設で実施すること」と記されている．

(1) 講習プログラム

　承認後，承認条件である「講習プログラム」を当社が提供するにあたり，講習プログラムの内容の構築に取り掛かった．米国ではすでに販売を開始しており，実施医に対して行っているトレーニングプログラムを参考にするため，2017年11月に筆者を含めて3名の担当者が渡米し，米国の中でもAXIOSによる膵仮性囊胞，被包化壊死の治療を最も行っている施設の1つであるミネソタ大学で症例を見学した．その後，米国で実施しているAXIOSトレーニングプログラムのメイントレーナーである，ボストン・サイエンティフィックのTom Desimioに切除臓器を使用したハンズオントレーニングのレクチャーを受けた．

　承認以前より，Hot AXIOS Systemの安全使用の観点から米国で使用されているモデルと同様もしくはそれ以上に実臨床に近いハンズオントレーニングが可能なハンズオンモデルの作成が必要だと考えていたので，「プロフェッショナルエデュケーショングループ」と協力してモデルの作成に取り組んでいた．

　「プロフェッショナルエデュケーショングループ」とは当社のエンドスコピー事業部，マーケティング部に所属する切除臓器や人工物を使用したトレーニングモデルを開発し，実臨床に近い形で内視鏡的治療手技（特にESDやEMR，ERCP）のハンズオントレーニングを専門的に行う部署である．

　ハンズオントレーニングの重要ポイントは通電穿刺の感覚，瘻孔形成補綴材を展開させるときの内視鏡操作やデバイスの操作方法の体感である．それを実現するための動物の臓器の種類や部位，偽囊胞の内容物などを何度もテストして，国内で行う「Hot AXIOS講習プログラム」用のハンズオンモデルが完成した．このハンズオンモデルは本システムの臨床経験が豊富な医師からも高い評価を得ている．

　2018年2月より，主に東京と大阪で講習プログラムを実施し，2019年6月現在，全国で200以上の施設で本システムによる膵仮性囊胞，被包化壊死の治療が可能となっている．

　この講習プログラムを受講した医師が所属する施設は，本システムの発注が可能となる．当社は講習プログラムを受講した医師が所属していない施設からの発注は出荷を制限することで管理を行っている．

(2) 国内発売

　2017年10月31日に承認された後，保険適用のための申請を行い，翌18年9月1日に適用と

なり，発売を開始した．現在では国内ですでに数十施設にて多くの症例に使用されている．使用した医師から手技時間の短縮，手技の簡便性，ドレナージ効果などが高く評価されている．

（3）適応の拡大について

国内外の胆膵内視鏡医からは，急性胆嚢炎や胃がんや膵臓がんによる胃・十二指腸狭窄症例に対しての適応拡大が期待されている．これについては新たな治療の可能性と安全性を検討し，今後の医療の発展に貢献できればと考えている．

第2編 スマート手術室と手術デバイス開発

第2章 手術デバイス開発

第3節　臨床不整脈のリアルタイム映像化システムの開発

滋賀医科大学　芦原　貴司

1. はじめに

　心臓は4つの部屋で構成されており，上半分には静脈系の右房と動脈系の左房があり，下半分には静脈系の右室と動脈系の左室がある（**図1**(A)）。洞調律と呼ばれる正常な状態では，右房の上部にある洞結節で電気的な興奮が起こり，それが房室結節（田原結節）を介して心室に伝えられる。その際，右房では洞結節から放射状に興奮が伝えられ，左房ではバッハマン束を介して上部から放射状に興奮が拡がる（図1(B)）。例外はあるが，心臓がこのような正常な状態ではなくなったとき，「不整脈」と呼ばれることが多い。

　臨床的には，脈が不規則であるか，規則的であっても脈の速さが毎分50～100回の範囲を外れるとき不整脈と診断される。不整脈の検査には，一般に体表面で記録される心電図を用いる。それは不整脈が，心臓における異常信号，すなわち電気興奮の異常によってもたらされることにほかならない。

　本稿では心臓，特に心房における異常信号を映像化するシステムの開発の意義とその現状についてご紹介したい。

2. 心房細動とその治療の限界

　心房細動は，わが国だけでも患者数が100万人に上る有病率の高い不整脈である[1]。洞調律のときと違い，心房の電気的な興奮が無秩序に起こり（図1(C)），心房が機械的な収縮をできなくな

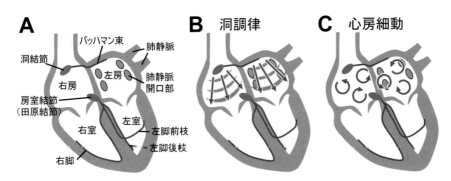

図1　心臓の各部の解剖学的名称(A)および正常洞調律(B)と心房細動(C)のときの心房における興奮波の伝わり方

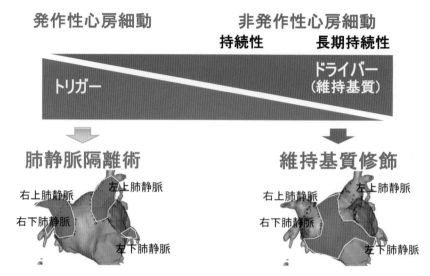

図2　発作性心房細動と非発作性心房細動の発生メカニズムの違い

ることで，心不全に陥りやすくなる。さらに血流が滞って血栓ができやすくなることで，脳梗塞を引き起こしやすくなる。

　心房細動は，その持続性によって大きく2つに分類される。発生から7日未満に自然停止する「発作性心房細動」，そして7日以上持続する「非発作性心房細動」である（以前は慢性心房細動と呼ばれていた）。後者はさらに，持続期間が1年未満の「持続性心房細動」と，1年以上の「長期持続性心房細動」（永続性心房細動と呼ぶ場合もある）に分けることができる。このような分類がなされるようになった背景には，その発生機序と治療有効性（根治率）の違いが挙げられる。

　そもそも不整脈の発生には，不整脈の始まるきっかけを与える異常自動能（トリガー）と，ひとたび始まった不整脈をそのまま続かせようとする機構（ドライバー）の両者が必要である（図2）。発作性心房細動では，前者のトリガーがより重要な役割を果たし，その多くは肺静脈を起源とすることが明らかにされた[2]。そのため，発作性心房細動に対しては，肺静脈が左房につながるところを心臓カテーテルで焼灼（カテーテルアブレーション）して，肺静脈を電気的に隔離する「肺静脈隔離術」が標準術式となった。

　一方，非発作性心房細動，特に長期持続性心房細動には，その術式があまり有効ではない[3)-5)]。それは，非発作性心房細動では，肺静脈起源のトリガーよりも，心房のどこかに存在するであろうドライバーのほうが，心房細動の維持に強く関わっていることを示唆しているといえる。しかし，そのドライバーが心房のどこに存在するのかは，これまでずっと謎に包まれたままであった。

3. 心房細動ドライバーのメカニズム

　そもそも，心房細動における興奮動態がどのようなものかを知ることは非常に困難であった。洞調律における興奮周期は約1秒と長く，全体が同期しているが，心房細動においては平均的な興奮周期が約0.15秒と極めて短いうえに，複数の興奮波が入り乱れる複雑な動態である。そのた

め，体表面の電極や心臓内に挿入した電極カテーテルで記録した心電図の波形を眺めるだけでは，その全貌を理解することはできない。

　心臓内の解剖学的な構造物の周りを旋回する一般的な興奮旋回（解剖学的リエントリー）ならば，従来の技術でも心電図同期でその回路を描くことはできる。しかし，これまでの動物実験やコンピュータシミュレーションなどから推察される心房細動ドライバーの基本メカニズムは，解剖学的構造物がなくても起こる渦巻き型の興奮旋回，すなわち，ローターあるいはスパイラルリエントリーと呼ばれる機能的リエントリーである[6)7)]。ローターは解剖学的構造物に縛られることなく心房内を常に動き回るため，カテーテルアブレーションによる心房細動治療の現場では，最新の3次元心臓ナビゲーションシステム（CT画像から再構築した3次元心臓モデル上にカテーテル位置や記録電位をリアルタイムに表示）を用いても，刻々と変化する心房細動の興奮動態を描き出すことはできなかった。

　それではこれまで，どのようにして心房細動の治療標的を探していたのか。実は，心房細動中に心房内に挿入した電極カテーテルで記録した心内心電図に基づき，その波形の複雑さ[8)]（complex fractionated atrial electrogram），周波数解析で算出された優位周波数の高さ[9)]（dominant frequency），波高の低下[10)]（low voltage area）などを指標に，カテーテルアブレーション（心筋焼灼）を行っていたのである。当然のことながら，これらの指標がローターに基づく心房細動ドライバーを反映している保証はない。実際，それらの指標を標的にカテーテルアブレーションを行っても，追加的な治療効果が得られなかったとの報告もある[11)]。

4．国外におけるローター・アブレーションの試みと限界

　そのようななか，ローターを映像として観察することで非発作性心房細動のドライバーや維持基質を探ろうとする試みが始まった[12)13)]。しかしながら，これまでのところ，かえって医原性の不整脈（心房頻拍）が増えるだけで[14)]，あまり期待どおりの長期的な治療成績が出ていない[15)]。

　心房細動中にローターを検出するにはシグナル密度が4シグナル/cm^{2}以上であることが望ましいとされるが[16)]，既存のローター映像化システムは1～3シグナル/cm^{2}と低く，マッピング精度に問題があった。また，オフライン解析のためリアルタイム性にも限界があり[12)13)]，そうしたことが臨床への外挿性を考えるうえでボトルネックとなっていた。

5．リアルタイム臨床不整脈映像化システム ExTRa Mapping の開発

　このような状況を踏まえ，最近，筆者らの産学連携チームでは，世界初のオンライン・リアルタイム臨床不整脈映像化システム（ExTRa Mapping，日本光電工業）（図3）を開発した[17)]。渦巻き型の20極カテーテルを脚の付け根（鼠径部）の血管から心臓内に挿入し，左房で記録した心内心電図を，特化型人工知能（AI）で解析した。さらに，そのシグナルに基づきコンピュータシミュレーション（*in silico*）で算出したヒト心房筋の活動電位波形を組み合わせて不整脈を映像化した。

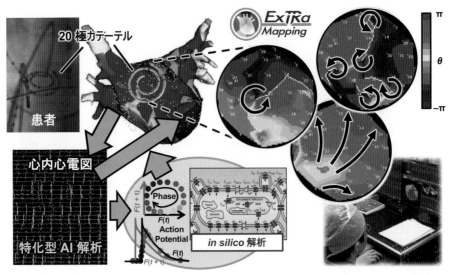

図3　オンライン・リアルタイム臨床不整脈映像化システム（ExTRa Mapping）

　これらのシグナル処理は，従来必要とされた心電図同期を必要とせず，患者の心臓内で得られた心電図シグナルをオンラインで得て，ダイレクトに解析するものであるため，その映像化は瞬時に（1秒ほどで）完了する。

6. ExTRa Mapping におけるシグナル処理とその精度検証

　上述した渦巻き型の電極カテーテル（Reflexion HD, Abbott）は，直径2.5 cmで，20個の電極を備えている（図4(A)）。シグナル処理には，その電極1つひとつで記録された「単極シグナル」（図4(B)，青）をそのまま用いるのではなく，2つの単極シグナルの差分として記録される「双極シグナル」（図4(B)，赤）と，周辺シグナルに基づく演算から得られた「仮想シグナル」（図4(B)，緑）の計41シグナルを用いた。

　心臓内の異なる場所で複数の心電図シグナルを得ることを「マッピング」と呼ぶが，一度に記録されるこのマッピング領域の面積が約5 cm^{2}であることから，単純計算でも8シグナル/cm^{2}と，ローターを検出するのに十分なシグナル密度であることがおわかりいただけよう。

　これらのシグナルを，まず特化型AIで補完処理する。紙面が限られるため，そのすべてをここで述べることはできないが，この補完処理は，単なる空間的補完ではなく，心房における電気生理学的な特性や興奮伝播の様式，双極シグナル記録の限界や，遠方の心室シグナルの除去，さらには高速演算処理などにも配慮した全自動シグナル処理となっている。

　そのうえで三角形メッシュを構成し，非発作性心房細動におけるヒト心房筋活動電位モデル[18]を用いて in silico で算出した活動電位波形を連続的に適用した（図4(C)）。このとき活動電位には，いわゆる「位相マップ」を適用し，興奮の立ち上がり（興奮波前面）を赤，それ以降の興奮が冷めるところを橙→黄→緑→青と順に色を変化させた。ちなみに，位相 θ は $-\pi$ から $+\pi$ まで

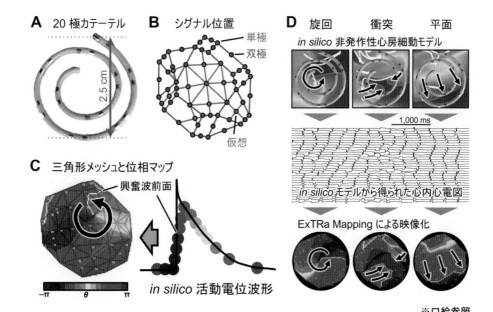

図4 ExTRa Mapping で用いる20極カテーテル(A), シグナル位置(B), 三角形メッシュと位相の概念(C), ならびに in silico 非発作性心房細動モデルを用いた ExTRa Mapping の精度検証(D)

で表され，すべての位相（色）が集まるところがローターの中心であることから，こうした位相マップを用いることで，観察者（術者）はローターを見つけやすくなる。

本システムによる映像化の精度検証は，これまでに動物実験も行っているが，開発の初期段階では in silico を用いた（図4(D)）。非発作性心房細動の in silico モデルから，仮想的な心内心電図を得て，そのシグナルのみに基づき ExTRa Mapping で心房細動のリアルタイム映像を得る。この映像を元の in silico モデルの動画（紙面上では静止画）と比較すれば，本システムが心房細動における興奮動態を，かなり忠実に再現していることがわかる。

実は，このように医療機器の開発段階で，その精度検証に in silico 評価を用いることは，最近の国内外のレギュラトリーサイエンスにおいて，1つの大きな流れとなっている。医療機器の開発にかかる時間の短縮，費用の抑制，そして倫理的問題の回避などの面からも，わが国の関係省庁や関係機関は，それを認める方向で関連ガイドラインを整備しつつある[19]。

7. ExTRa Mapping ガイド下アブレーション

筆者らは，薬機法に沿った承認手続きのほか，特許申請，本学の発明委員会や倫理委員会などを経たうえで，ユーザーインターフェースを整えた ExTRa Mapping システムを，実臨床の非発作性心房細動患者に適用した（**図5**(A)）。筆者らのこの試みが，わが国で初めて実施されたローター・アブレーション（rotor ablation）となった[17]。本稿の目的は，新しい手術デバイスの開発を紹介することではあるが，それを用いた新たな治療戦略も開発したので，これまでに経験した症例の中から，代表的な一例を紹介したい。

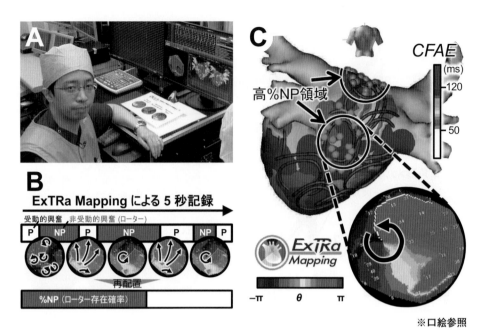

図5 ExTRa Mappingシステムと著者近影(A), 心房細動ドライバーを反映すると考えられる%NPの概念(B), ミニマル焼灼による長期持続性心房細動アブレーションの一例(C)

なお, カテーテルの先端に小さなダイヤモンド粒子を散りばめた高速回転ドリルで, 石灰化した冠動脈狭窄部を削るロータブレーター (rotablator) は, 名称が似ているが, 治療対象となる疾患も異なる全くの別物なので, 混同しないように注意されたい。

〔症例〕

56歳の男性。目立ったリスク因子や家族歴はなかったが, 6年間持続する心房細動があった。その非発作性心房細動に対して, 標準的治療である肺静脈隔離術を中心にカテーテルアブレーションを2回繰り返したが, いずれも1カ月後までに再発した。さらにその1年後となる今回は, 通算で3回目のカテーテルアブレーションとなる。過去2回にわたり実施された肺静脈隔離術そのものには再発を認めなかったが, それでも心房細動が持続していたことから, 原因を探るためにもExTRa Mappingを適用することとなった。

左房に挿入した渦巻き型の20極カテーテルを動かしながら, ExTRa Mappingを用いて左房を十数領域に分けて5秒ずつマッピングした。このとき, 各領域ではローターが観察されない受動的興奮 (passive activation；P) と, 単数または複数のローターが観察される非受動的興奮 (non-passive activation；NP) が代わる代わる観察されたこと, そして総記録時間5秒に占めるそのNP観察時間の割合 (non-passive ratio；%NP), すなわちローター存在確率が時間的再現性を持って, 領域ごとに大きく異なっていたことなどを見出した (図5(B))。そこで, 本例ではこの%NPが74～82%と高かった5領域を, 心房細動ドライバーを含む領域と考え, 筆者ら独自の「ミニマル焼灼法」[17]で巣状に焼灼した (図5(C))。この図5(C)において, 緑や青の球が散在している領域が焼灼領域である。

実は, これまで心房を局所電位が消えるまで「しっかりと焼灼」することが常識となってい

た．しかし，概してそうしたアブレーション後には，術前に観察されなかった医原性の心房頻拍が出現するなどして，治療に難渋することが多い．一方，当施設で実践しているミニマル焼灼法は，それとは逆の論法「しっかりとは焼灼しない」，すなわち局所電位が残るくらいの弱い焼灼ではあるが，ローターの制御には必要十分な焼灼を目指す方法である．その焼灼でローターが制御されたかは，ExTRa Mappingを用いた再マッピングにより，%NPの有意な低下があったかどうかで判断する．こうしたミニマル焼灼法は，従来法よりも焼き過ぎによる新たな不整脈基質を作りにくいと考えられ，実際，筆者らの経験でも医原性心房頻拍の出現は極めてまれであった[17]．

本例でもそのミニマル焼灼法の前後で%NPの有意低下（27ポイント低下）を確認したうえで，電気的除細動を行い，心房細動の誘発性が極めて低くなったことを確認し，セッションを終了している．その後の外来では，数カ月以上にわたり，正常洞調律が維持されており，医原性心房頻拍の発生も認めていない．

8. 本システム開発の経験からいえること

最新のテクノロジーを用いて新たな医療機器を開発することは，新たな術式を編み出すことにつながる．新たな術式は，治療の有効性や安全性を向上させるだけでなく，これまで難治性とされた疾患に対しても，根治の道を切り拓く切札となる．実際，筆者らが産学連携で開発したオンライン・リアルタイム臨床不整脈映像化システム「ExTRa Mapping」は，これまで治療に難渋していた非発作性心房細動のカテーテルアブレーションによる根治率を，約40％から約80％にまで大幅に引き上げ，医原性心房頻拍の発生を激減させた[17]．

こうした医療機器の開発で重要なこととしては，①臨床現場でのニーズを十分にリサーチして吸い上げること，②臨床現場への外挿性を常に意識し，既存の臨床ワークフローに配慮したシステムとなるように作り込むこと，そして③それを売る企業側にとっても，それを買う医療者側にとっても，それで治療される患者側にとっても「三方よし」のビジネスモデルに配慮した設計バランスとなっていることが挙げられる．

筆者らのケースでは，まず，難治性の非発作性心房細動がその有病率の高さから，長年，社会的かつ医学的に問題となっていたことに目をつけた．そして臨床における不整脈アブレーション手術の既存のワークフローを大きくは変えず，安全性も損なわず，かつ手技時間もあまり延ばさないように配慮した．現場の要望や開発者の願望をそのまますべて盛り込むと，シグナル処理に時間がかかりすぎて，結局，臨床現場ではあまり使えない代物となってしまいがちであるが，本システムでは，処理時間の短縮を最優先事項としたものつくりに徹したことで，臨床現場への導入がほとんど無理なく行われた．さらに，既存の医療デバイスをうまく組み合わせたワークフローを描くことで，企業側にとっては恒常的に利益が生まれ，医療者側にとっては相場より低価格で導入でき，患者側にとっては安全性を担保しながら根治率を向上させることにつながった．この筆者らの経験が，今後のわが国の医療機器の開発に活かされることを願うところである．

文　献

1) H. Inoue et al.: *Int. J. Cardiol.*, **137**, 102（2009）.
2) M. Haissaguerre et al.: *N. Engl. J. Med.*, **339**, 659（1998）.
3) R. R. Tilz et al.: *J. Am. Coll. Cardiol.*, **60**, 1921（2012）.
4) A. N. Ganesan et al.: *J. Am. Heart Assoc.*, **2**, e004549（2013）.
5) J. Romero et al.: *Methodist DeBakey Cardiovasc. J.*, **11**, 87（2015）.
6) G. K. Moe: *Arch. Int. Pharmacodyn. Ther.*, **140**, 183（1962）.
7) T. Ikeda et al.: *Circulation*, **96**, 3013（1997）.
8) K. Nademanee et al.: *J. Am. Coll. Cardiol.*, **43**, 2044（2004）.
9) P. Sanders et al.: *Circulation*, **112**, 789（2005）.
10) S. Rolf et al.: *Circ. Arrhythm. Electrophysiol.*, **7**, 825（2014）.
11) A. Verma et al.: *N. Engl. J. Med.*, **372**, 1812（2015）.
12) S. M. Narayan et al.: *J. Am. Coll. Cardiol.*, **60**, 628（2012）.
13) M. Haissaguerre et al.: *J. Cardiovasc. Electrophysiol.*, **24**, 711（2013）.
14) S. Knecht et al.: *Europace*, **19**, 1302（2017）.
15) E. Buch et al.: *Heart Rhythm*, **13**, 636（2016）.
16) W. J. Rappel et al.: *Chaos*, **23**, 023113（2013）.
17) K. Sakata and T. Ashihara: *J. Arrhythm.*, **34**, 176（2018）.
18) T. Ashihara et al.: *Circ. Res.*, **110**, 275（2012）.
19) 芦原貴司ら：*in silico* 評価に関する開発ガイドライン 2019（手引き），経済産業省/国立研究開発法人日本医療研究開発機構（2019）. https://www.meti.go.jp/policy/mono_info_service/healthcare/iryou/downloadfiles/pdf/39_guideline.pdf.

第2編 スマート手術室と手術デバイス開発

第2章 手術デバイス開発

第4節　工作機械を応用した精密な骨移植
—ネジからブロックまでオンデマンドに対応する骨折治療支援システム—

島根大学	今出　真司	島根大学	内尾　祐司
島根大学	真子　卓也	島根大学	若槻　拓也
島根県産業技術センター	古屋　諭	島根県産業技術センター	中澤　耕一郎
株式会社日進製作所	谷口　正郎	株式会社日進製作所	錦織　晃
株式会社日進製作所	大江　裕之	株式会社日進製作所	田中　浩次
		株式会社日進製作所	田中　和宏
ヒカワ精工株式会社	新藤　久夫	ヒカワ精工株式会社	三原　泰正

1. 材料としての「骨」

1.1 金属 vs. 人工骨 vs. 骨

　骨接合用ネジは多種流通しており，その9割以上のシェアを占めているのが金属素材のものである。古くはステンレス鋼が主流であったが，近年は生体適合性がよく耐食性に優れ，かつステンレス鋼に比し高強度・低剛性であるチタン合金が，より骨接合に適した金属素材として主流となっている。金属は骨に対し圧倒的に高強度であり，使用法さえ誤らなければ強固な固定が担保される。しかし，骨癒合後は一転して異物となり周囲組織に物理的あるいは生物学的影響を及ぼす場合がある。例えば金属断端の干渉による腱断裂や金属片によるメタローシスがそれにあたる。そのような場合は抜去術を要するため患者の負担となる。また，金属製ネジはCTやMRIではハレーションを起こすため，骨癒合評価を困難にする。さらに，骨癒合に至らなかった偽関節例では，ネジ抜去部はそのまま骨欠損となり再手術をより困難なものにする。

　これら金属製ネジの問題点を克服することを目的として開発された人工骨（ポリL乳酸など）製ネジが，残り1割程度のシェアを持つ。理論的には，人工骨材は経時的に生体内で分解を受けるので上記のような金属製ネジの問題は生じず，抜去も不要である。確かに，強度は骨とほぼ同等なため，大きな負荷のかかる部位では使用できないなど，適応に制限があるものの，理想的な骨接合部材といえる。しかし，関節など特殊な環境下においては免疫応答による炎症を生じた報告が散見される[1,2]。

　「骨」は強度こそ金属に劣るものの，骨誘導能を有し自家骨であれば異物反応は生じず理論上，骨癒合に最も優れた材料である。しかし，実臨床では骨接合材としてほとんど用いられず，まれに小骨片（骨軟骨片など）を固定するため骨釘として使用される程度である。

　金属（ステンレス），人工骨（ポリ乳酸），骨（牛骨）を素材と考え，生物学的観点でこれらを比較した。各素材からNC（Numerical Control）旋盤を使用して，径3mm，長さ20mmの釘を作製（図1(A)）し，これを日本白色家兎大腿骨顆部へ移植した（図1(B)）。術後1，2，3週で各釘の固定力を調査したところ，骨釘のみ術後2週以降で高い強度を示した（図1(C)）。骨釘-母床

第2編　スマート手術室と手術デバイス開発

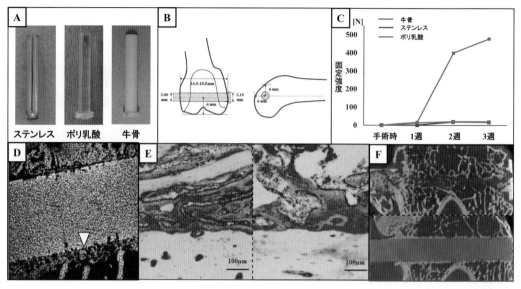

図1　(A)釘三種　(B)家兎大腿骨顆部移植部シェーマ　(C)固定力経時変化グラフ　(D)μCT 中央が牛骨釘　矢頭は新生骨梁を示す。(E)新生骨梁部の組織像　破断試験前（左）後（右）　(F)移植後6ヵ月時　μCT 牛骨釘（上），ポリ乳酸釘（下）

骨（大腿骨顆部海綿骨）間隙の様子を，μCT を用いて週ごとに調べたところ，術後2週および3週において微細骨梁が新生していた（図1(D)）。また，固定力評価試験前後の組織像から，破断は新生微細骨梁で生じており，骨釘と新生骨梁は生物学的に癒合していることが示された（図1(E)）。さらに，骨釘と人工骨釘について，骨再置換過程を比較すると，術後6カ月では，骨釘はほとんど再置換され原型を留めていなかったのに対し，人工骨はほとんど吸収を受けていなかった（図1(F)）。本結果は，骨の骨接合素材としての有効性を示すものであると考える。

1.2　「骨」の問題点

しかし，前述のように骨は固定具としては重視されていない。通常，手術室において術中に医師の手作業で行われる骨形成は，工作機器の使用できない無菌の手術環境下において，精度のばらつきが大きい手作業によってこなされる作業である。そのような状況であるため，骨材の骨癒合における優越性は相殺され，骨固定素材の汎用されない現状がある。もし，手作業ではできない精密な加工が手術環境下でできる工作機械が開発できれば，これまでにない新たな治療法を創出する可能性がある。

1.3　宮大工の概念をハイテクで具現化！

わが国の古い社殿には木組みの技術が用いられている。これは木材を巧みに加工し組み上げることで金属製固定具を用いずに結合する技術であり，日本固有の伝統技術である。宮大工は長い修練の蓄積のうえにその技術を体得して寺社を建立することができるようになる。しかし，整形外科医が骨接合を行ううえで，そのような技術を体得することはおよそ不可能であり，同技術を

直接的に医療応用することは困難である。骨に対し高精度な形状加工が短時間に実現できる環境さえあれば，木組みの技術を骨接合に応用することは，骨と木材がともに異方性を持った脆性材であるという共通点を考えると合理的である。筆者らは医療と精密工学を産官学連携で融合することで問題を解決し，宮大工が木組みで神社仏閣を造るように骨を精密に加工して骨接合する，これまでにない革新的な治療法の確立を目指している。

2. 骨折治療支援システム

2.1 骨ネジによる骨接合術

第1段階として，手術室内で採取した患者自身の骨をその場でネジへ加工して，骨折治療を行うことを目的とする研究開発を2004年から開始した。骨ネジ治療の模式図を示す（**図2**）。骨切削に関する基礎研究[3]，骨ネジに適したネジ形状の開発[4]，軟骨面に使用した場合の効果検証[5]など，臨床応用するうえで不足していた基礎的データを蓄積した。最も重要な問題は，手術室で使用できるNC旋盤を開発することだった。医療機器として既存のものはなく，工業用小型NC旋盤をベースに清潔環境対応，操作性向上を図り，2005年に試作機が完成した。骨加工では工業用の切削油は使用できないため，代替としてヒアルロン酸ナトリウム注射液を使用した。大動物での実用検証実験を経て，2007年に臨床研究を開始した。これまで膝蓋骨骨軟骨骨折症例や手舟状骨偽関節症例など12例に施行し，おおむね良好な臨床成績を得ている[6)-9)]。

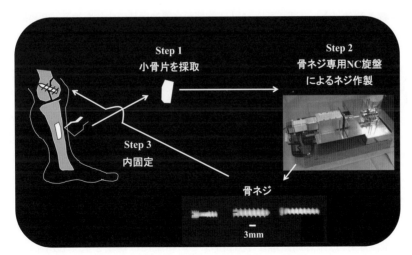

図2　骨ネジ治療模式図と専用NC旋盤

2.2 骨に対する高精度加工の意義

骨移植は実臨床において一般的な手法であり，骨欠損部形状を医師が視覚的あるいは触覚的に認識し，手作業で骨部材（自家骨，同種骨，人工骨）を形成処理し移植している。医師は最大限努力し可能な限り正確に形成しているが，欠損部へ完全に合致する形成は不可能（**図3**）であり，残存した間隙部ではしばしば骨癒合が遷延し，ときに骨癒合不全（偽関節）に至る。骨欠損部に

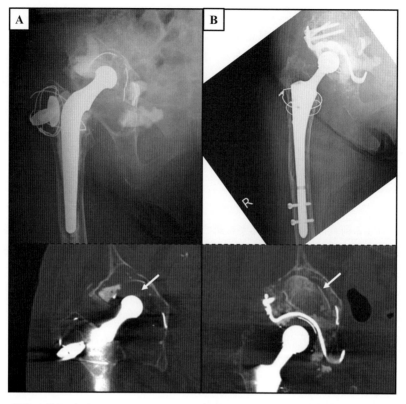

図3 単純X線像（上），CT（下），(A)人工股関節全置換術後に生じた緩み，(B)再置換術後
骨欠損部（白矢印）へ同種骨移植を施行したが，正確な補填はできず間隙が残存している（矢印）。

合致するよう骨部材を精密形状加工し，間隙を作らない骨移植によってこの問題を解決することを目的に，第2段階として骨の任意ブロック形状加工技術の開発を2013年から開始した。

　骨折治療において，完全整復と強固な固定の下では仮骨形成を伴わない直接的癒合である一次性骨癒合を生じることが知られている。これに必要な精度は皮質骨でほぼ0 μm，海綿骨では200 μmまでとされる。筆者らは移植骨においても環境によっては類似した骨癒合を生じることを発見した[10]。一方で同癒合に要求される精度は不明であったため，これを調査した。NC旋盤を用い，牛骨から中央にスロープ状の窪みを設けた骨釘を作製（**図4**(A)）し，これを家兎大腿骨顆部へ移植した。術後2週および4週で移植部を摘出し，μCTで骨癒合の評価を行った（図4(B)）。その結果，骨釘-母床骨間距離が100 μmまでの領域には術後2週で83.3％に，術後4週では98.5％に間隙を架橋する組織形成を認めた（図4(C)）。同組織標本で骨組織を確認し，骨癒合と判断した。非架橋部の組織像は，血管に富む結合組織で骨形成は認めなかった。この結果から，誤差100 μmの精度で骨移植を行えば癒合不全を防ぎ術後成績の向上が期待できることがわかった。手作業でこの精度を出すことは不可能ではないにせよ困難であり，簡易な円筒形状でも平均200 μm，最大500 μmの誤差を生じる[11]。移植骨に対する工作機械による精密形成加工は臨床上有益だと考える。

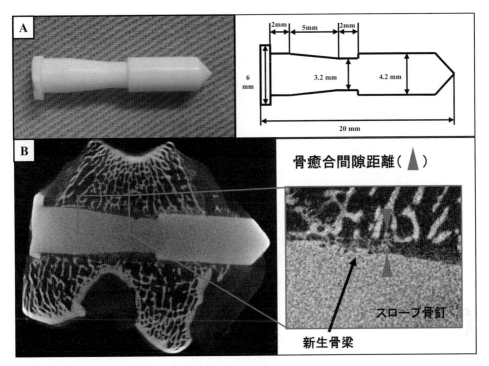

図4 (A)スロープ骨釘（左）と設計図（右） (B)術後2週時 μCT

スロープを這うように新生骨梁が形成されていた（三角印）．架橋を認めた最大距離を骨癒合間隙距離として抽出した。

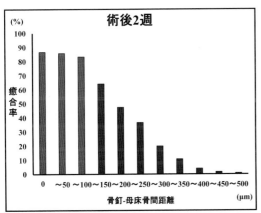
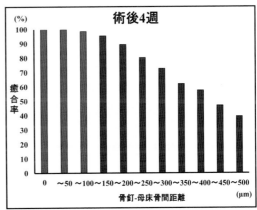

図4(C) 骨釘-母床骨間距離と癒合率の関係

横軸に間隙距離，縦軸に同距離における架橋割合を示す．間隙距離100μm以内では術後2週で83.3%，術後4週で98.5%に架橋を認めた．

2.3 骨折治療支援システム構想

多様な骨部疾患に対応する精密工作機械を軸とした即応性のある骨部材形成システムを考案し，これを「骨折治療支援システム」と呼称して開発を進めている．システムは形状測定装置，精密工作機械，および測定データから切削パスを算出するコンピュータ支援製造ソフト（Computer Aided Manufacturing；CAM）からなり（**図5**），ネジデザインや骨欠損部形状など

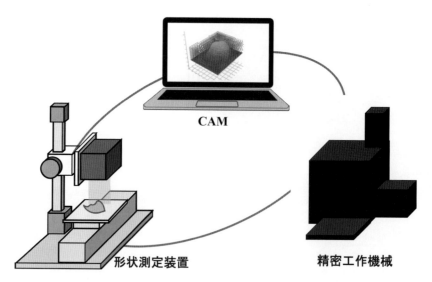

図5　骨折治療支援システム

必要データを工作機械へ送り，骨部材を形状加工し骨移植や固定といった治療を行う。重要な点は，一連の作業を手術中という特殊な清潔環境下で制限時間内に医師が完遂する必要がある，ということである。特に骨欠損部の形状は術中操作により刻々と変化するので，高精度を前提とする場合，事前に準備することは難しく，術中に正確な形状データを取得することが求められる。ゆえに，形状測定では欠損部の転写型を非接触形状測定装置で測定し，点群データとして抽出する手法を考案した（特開2017-196672）。また切削パスの算出にはCAMを要するが，既存の工業用CAMは前提とする環境が異なるため，処理時間や操作性の面で本システムには適合せず，そのまま転用することができなかった。そこで機能を極限まで削ぎ落とすことで処理時間を大幅に短縮し，インターフェースを簡略化することで操作性を高めた，本システムのニーズに合致する機能特化型の専用CAMを新規に開発した。ここに至り，加工工程までのシステムは完成した。

2.4　骨加工に対応した複合加工機開発

これまで運用してきた骨ネジ用NC旋盤では，3次元ブロック形状加工への対応が不可能であった。そこでネジから3次元ブロックまで骨部材を任意形状に加工できる5軸制御加工機を新規に開発すべく，2017年度に新たな産官学コンソーシアムを設立した。骨ネジ開発段階から当教室と連携している島根県産業技術センターに加え，ホーニング盤など工作機械メーカーである㈱日進製作所（京丹後市）および島根県内の同社関連企業であるヒカワ精工㈱（出雲市）の2社が参画している。医工連携での最大の障壁は，医学と工学（企業）の接点が少ない点にあると考えている。一般からみた医療界は閉鎖的であり，医療行為やその環境を理解する者は限られている。手術中の「清潔」という医師にとって一般的な環境も，企業側はにわかに理解できない。他方，医療でもドリルやネジを使用しているが，その仕様や扱いについて工学的な観点で精通する医師は極少数である。精度の認識も，医師は1〜2 mmの誤差でも許容する傾向にあるが，ものづくりの世界では数μmの誤差を議論する。このように医工間の認識のズレは驚くほど大きい。本

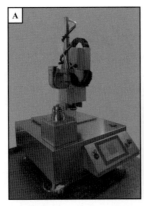
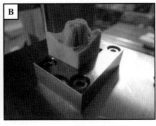

図6　骨用複合加工機　(A)ネジ特化型，(B)3Dブロック対応仕様

プロジェクトでは10年以上にわたり産業技術センター（官）と教室（学）が連携してきたことによって，医工間で認識の共有化は完成しているので，新たに企業（産）を迎えても円滑な連携を取ることができている。2017年9月には，試作機としてネジ加工に特化した新型加工機を完成させた（図6(A)）。また2018年7月には，3次元ブロック形状加工機能を付与した試作機・改を製作（図6(B)）し，前述した形状測定装置および専用CAMと組み合わせることで，骨折治療支援システムを構築するに至った。

3. 展　望

3.1　臨床研究開始に向けた準備

骨折治療支援システムは現在大枠が完成し，詳細を詰める段階にあって，2020年度の臨床研究開始を目標に開発が進行中である。医学的見地から要求される加工精度を設定し，また加工条件に対する制限として加工所要時間や切削熱（高温は被削材の変性を生じる），切削抵抗（強すぎる負荷は被削材の折損を生じる）といった対骨切削に特化した上限を設定した。これに対し，工学的見地において加工パスの効率化，切削速度（工具回転数）・送り速度といった切削条件の絞込み，冷却システム開発など最適な骨加工工程を検討している。本システムの診療応用ができれば，これまで不可能であった高精度な骨折治療を医師の技量に依存せず提供できることとなり，全体の5〜10％に起こる遷延癒合や偽関節など不良例を少なからず減じることが期待できる。

3.2　僻地医療への応用

医療用手術器材は既製品で，種々ある形状やサイズをすべて揃えて納品し，手術中に医師の判断で数個使用され，残りは返品するという在庫を抱えることを前提とした流通形態だが，これは効率的に流通を図り，在庫を極力減らす製造業のあり方に相反するものである。また，器材は医療施設に常備されていないので，例えば僻地など地域によっては治療まで時間を要することがある。これもまた流通の不備（困難性）から生じる不具合である。必要なモノを必要な時に必要な分だけ流通させるJust In Time生産システム（トヨタ生産方式）は世界的に認められた手法であ

り，本邦が得意とする分野でもある。ところが，こういった生産効率的観点は，医療では一切考慮されていない。

骨折治療支援システムは非金属素材を任意形状に加工できるので，ネジやブロックだけでなくプレートも作製できる。言い方を換えれば，システム1台と材料さえあれば骨接合に必要な部材を一通り形状加工することができる。対応するソフトの開発，被削材の新規開発など多くの課題を有するものの，国内だけでなく世界展開を考えるならそのニーズはあると考え，並行して研究開発を行っている。

3.3 医療のロボット化

昨今，人工知能（Artificial Intelligence；AI）の搭載により，ロボット技術の進歩が著しい。従来，高い精度の作業を迅速にこなすロボットは，持続的な同一作業に適していた。AIがそれに判断力を付与することで取捨選択が可能となった。人為作業に類似した能動的仕事のできるAIロボットは効率的省人化を促進し，製造業を中心に導入が進んでいる。

医療では診断補助ツールとしてAIを用いる試みがある。他方，ロボットはナビゲーションと連動した手術支援装置として実臨床で使用されつつある。いずれも医師主導の受動的な利用であり，AIロボットと呼べるものの応用は進んでいない。しかし，医療を取り巻く環境変化を考えたとき，半ば必然的に同技術の医療応用は進むものと予測される。そのことを見据え，医師（人）とAIの境界をどこに設定するのか，ロボットに対する要求仕様をどうするのか，システム運用上の問題は何なのか，こうした想定される問題に対するノウハウを蓄積していく必要がある。骨折治療支援システムは，そのためのプロトタイプとしての役割も担っている。

4．おわりに

「高い精度の仕事」が日本伝統技術の根幹にあることは疑いない。「神の手」と言われる高名な医師には，それが備わっているのであろう。しかし，それはその医師一代限りであって，その医療技術を国民全員が享受することはできない。同様の技術を誰でもどこにいても再現できるubiquitousなシステムの構築が必要である。筆者らはこれを科学的に可視化し，医工連携によって汎用性のあるシステムへと昇華する試みを行っている。骨折治療支援システムでは，精度の向上と標準化による臨床成績の底上げを図るとともに，遠くは流通形態改革や人とロボットの融合をも見据えた開発を行っている。

文　献

1) O. Böstman et al.: *J Bone Joint Surg Br.*, **72**, 592-596 (1990).
2) S. Konan and F. S. Haddad: *Knee Surg Sports Traumatol Arthrosc*, **17**, 293-297 (2009).
3) T. Ohtani et al.: BONE REGENERATION, edited by Tal H, IntechOpen, London, 267-282 (2012).
4) Y. Wang et al.: *Clin Biomech*, **24**, 781-785 (2009).
5) M. Kono et al.: *Clin Orthop Relat Res*, **470**, 2043-2050 (2012).
6) S. Imade et al.: *J Hand Surg Eur.*, **37**, 899-900

（2012）.
7) N. Kumahashi et al.: *J Orthop Sci.*, **19**, 359-364 （2014）.
8) S. Imade et al.: *J Foot Ankle Surg.*, **50**, 449-452 （2011）.
9) 今出真司ほか：別冊整形外科 75　整形外科診療における最先端技術，南江堂，230-234,（2019）.
10) S. Imade et al.: *J Orthop Sci.*, **14**, 652-657 （2009）.
11) S. Imade et al.: *J Orthop Sci.*, **17**, 619-25 （2012）.

第2編　スマート手術室と手術デバイス開発

第2章　手術デバイス開発

第5節　3次元内視鏡映像化システムの開発

中央大学　鈴木　寿　　国立研究開発法人国立がん研究センター　片井　均

1．3次元内視鏡映像化システムの意義

　3次元内視鏡映像化システムは，ステレオ内視鏡の左画像と右画像をそれぞれ左眼と右眼へ投入して立体感を得る従来の利用形態に加えて，ステレオ内視鏡をAR/VR空間への現実世界入力デバイスとして捉え，AIその他の知的画像処理技術を組み合わせつつ次世代型医療の進展を加速することを目指している。その効果を広く紹介するため，筆者らは中央大学から外科手術の3次元内視鏡映像を公開しており，これを例えばPhilips/Dimenco製の裸眼多視点ディスプレイ（DM654MAS/およびBDL2331VS/00にて動作確認済み）に表示すれば，特殊眼鏡なしで複数人が各自任意の視点から立体視できる。

1.1　CTとの比較

　ある物体に平行光線を当て，物体の背後に平面配置された光センサーで射影形状を写しとることを全周から行ったのち，コンピュータ上で仮想的に，各視点からの射影形状に応じて成形すれば，元の物体の3次元形状が再構成できる。CTは人体を透過する電磁波を用いて同様なことを行い，体内各箇所の透過率を反映した3次元分布を再構成する。

　他方，全周ではなく左眼右眼に対応する一方位二視点から撮影したステレオ画像（図1(a)(b)参照，左右各々の画素数は横1K弱×縦約1K）を用いて観察対象の3次元形状を再構成する方法もある。具体的には，左画像上の各画素に写っている対象表面上の1点（Pと名づける）と同じ点を捉えた右画像上の画素を探し出し，両画素の水平座標の差すなわち視差を求め（照合と呼ぶ），三角測量の原理に基づき撮像素子からPまでの距離すなわち深度を計算し，これを左画像上の全画素について実行することによって，左画像に写っている対象表面各点までの距離を遠方黒色寄りかつ手前白色寄りに濃淡化した深度画像（図1(c)(d)）が得られる。ここに，撮像素子の解像度が高まるにつれ深度の量子化レベルはどこまでも細かくなる（図1(e)(f)において等高線どうしの間隔が狭くなる）ので，撮像素子の高精細化はAR/VR空間活用の立場からは深度計算の，上限のない高精度化にもつながっている。

　原理上は，人体を透過する近赤外線やX線を用いても同様な計算が可能であり，現在のCTのような積分の原理ではなく，透過率を反映した2次元の濃淡分布に1次元の深度を加えた3次元空間において照合により透過率の3次元分布を再構成し，機械学習を併用しつつ補正するなどの方法を漸次取り入れていけば，将来は被爆量が極少なCTの開発も可能となるだろう。

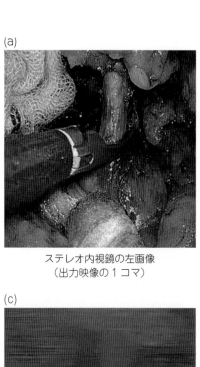
(a) ステレオ内視鏡の左画像
（出力映像の1コマ）

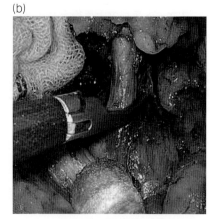
(b) ステレオ内視鏡の右画像
（出力映像の1コマ）

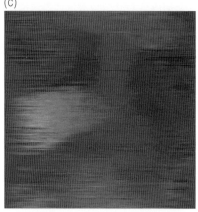
(c) DP照合により生成した深度画像
（左画像上の各点深度を濃淡表示）

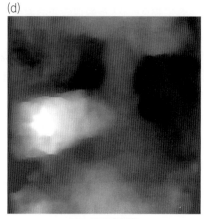
(d) 補正後深度画像
（左画像上の各点深度を濃淡表示）

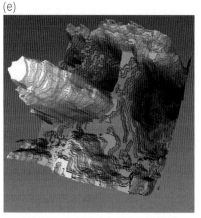
(e) AR/VRへ取り込まれる3次元形状
（段々状等高線は投影図上の目安）

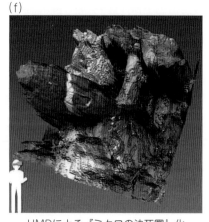
(f) HMDによる『ミクロの決死圏』化
（実際の映像は等高線なく高精細）

※口絵参照

図1　3次元内視鏡映像（動画）の1コマ

1.2 3次元形状の取り込み

　人工的なCGにおいて3次元形状を創作することは難しくないが，現実世界の3次元形状をコンピュータへ取り込む技術は発展途上にある．人工物と人とが混在する現代の映画制作においては，例えば人の動きをモーションキャプチャーしてあらかじめ用意された運動学的人体モデルへ反映させる，あるいは体内に押し込むには難しい規模の装置により現実世界の3次元形状を計測するなど，医療へは到底応用しにくい加工を前提としている．スマート医療に期待されるAR/VRは，現実世界の3次元形状に先進情報技術を摘用して次世代型医療の大幅な進展を見込むものであり，通常の映画制作とは異なり，コンパクトなセンサーとコンピュータとを組み合わせて3次元形状を実時間で精確に取り込める必要がある．3次元内視鏡映像化システムは現在のところ，この要件を満たす唯一のデバイスである．

　AR/VR化の効果としては，通常は特殊眼鏡をかけて一方位二視点からしか観察できないステレオ内視鏡映像を，**図2**のスキーム下で，裸眼多視点ディスプレイを用いて特殊眼鏡なしに複数人が各自任意の視点から観察できるようになるだけでなく，頭部装着型ディスプレイHMDを用いれば，映画『ミクロの決死圏』(1966年製作のSF映画)のように，洞窟のような人体内部に自身を仮想的に置く観察（図1の(f)），すなわち術者自身が操作している器具などがあたかも巨大化されアクチュエートしているかのような立体視も可能である．

　また，AIその他の知的画像処理技術を組み合わせることによって，平面画像のテクスチャを3次元形状表面にマッピングし3Dプリントする，あらかじめ静的に取得されたCTデータと動的に取得されるステレオ内視鏡データを融合する，平面的にではなく空間的に凹凸を増幅して画像診断などを支援する，あるいは個々の病気に特徴的な形状を自動検出する機械学習を活用するためのベクトル量子化入力とする，など多様な応用の可能性が生まれる．

　さらには，視差が大きいとき立体感が強く視差が小さいときは立体感が弱いという意味で，ステレオ内視鏡利用時の主観的な立体感を客観的に定量化することが可能となり，医師が扱いやすいステレオ内視鏡の開発や性能向上に役立つほか，特に重要な効用として，交差視型ステレオ内視鏡の宿命である逆遠近錯視を自動的に補正することが可能となり，人体内の構造に未習熟な観察者による誤認防止にも役立つ．

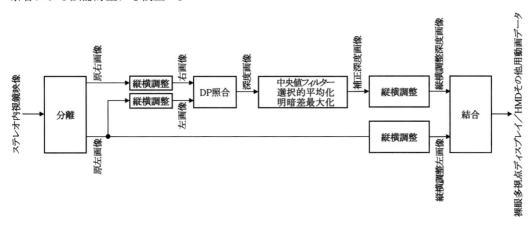

図2　3次元内視鏡映像化システムのスキーム

1.3 深度計算の原理

知的画像処理技術として従来，左画像と右画像の間で対応画素を高速に照合する動的計画法DP（Dynamic Programming）が知られており，これをステレオ内視鏡映像に適用すれば観察対象の3次元形状を再構成することはできたはずであるが，例えばロケットエンジンの原理と装置が既知でも実際に飛べるエンジンを完成するには装置の繊細な調整が必要であるのと同様，用途に応じてDP照合のソフトウェアやハードウェア実装に伴う全体仕様を設計すること，および諸パラメーターの最適値を見出すことは高難度である。DP照合を用いてステレオ内視鏡映像から3次元形状を再構成する技術については筆者らが先行しており，本稿にて全体仕様と諸パラメーターの値（[**2.2.1**]）を公開する。

重要な技術的知識として，三角測量の原理に基づき焦点距離と左右レンズ中心間距離との積（倍率と呼ぶ）を視差 p で割れば深度 d が近似できるものの，p が0へ近づくにつれ d は p に関する量子化誤差の影響を増幅して受けやすくなる。これを避ける数学的技巧として，p が十分に小さいとき，1/p≒1/定数−(p−定数)/定数の2乗＝(−p/定数＋2)/定数のようにTaylor級数展開して近似することにより，d≒倍率/p≒倍率×1/定数×(1/定数×(−p)＋2)が得られる。そこで，[**2.2.9**]に記載のとおり倍率の逆数を縮尺SCとし，倍率を定数で割った値を深度の近似計算における係数CFとすれば，深度 d はCF×(CF×SC×符号反転した視差＋2)により近似できるので，d が p に関する量子化誤差の影響を増幅して受ける問題は解消する。

2. 深度画像の生成と補正の実装仕様

ステレオ内視鏡映像から深度画像を生成後補正する具体的な方法を，C言語を用いた実装仕様として以下に公開する。特にリバースエンジニアリングに時間を要しそうな最重要な箇所については，コード全体を掲載する。国家資格「応用情報技術者」レベルの者が当仕様を理解したうえで，浮動小数点演算を固定小数点演算に換装する，あるいは，主要な諸演算を表参照方式にするなど適宜工夫すれば，汎用CPUやGPU上で実時間動作するコードを独自に開発できるであろう。

また，ハードウェア記述言語によりFPGA（ユーザーが回路を変えられる汎用LSI）に移植して並列処理化すれば，特定のオペレーティングシステムに依存せずに動作するハードウェアを，医療機器に標準的なインターレースなし毎秒30～33コマ（インターレースありのときはその倍）の処理速度で，あるいはそれ以上の処理速度でも上限なく実現できるであろう。

2.1 ビットマップ画像にDP照合を適用するためのライブラリ

以下のライブラリbmplib.c（bitmap libraryに因む）は，[**2.2**]で利用する。

2.1.1 RGB値を格納するための型

各画素がとりうるRGB値を格納するための型を，以下のように定義する。

```
struct rgb_tp {unsigned char r;unsigned char g; unsigned char b;};
#define RGB struct rgb_tp
```

2.1.2 BMP ファイル（Windows bitmap file）のヘッダー用大域変数

ファイル起動 bfopen（[**2.1.7**] 参照）により，BMP ファイルのヘッダー内容を以下の大域変数（プログラムの実行中に常時存在しアクセスできる変数）へ読書きする。

```
unsigned short bfType, biPlanes, biBitCount;
unsigned long bfSize, bfReserved, bfOffBits, biSize, biCompression, biSizeImage, biClrUsed, biClrImportant;
long biWidth, biHeight, biXPelsPerMeter, biYPelsPerMeter;
```

2.1.3 DP 照合用大域変数

X と Y は照合対象の第一系列と第二系列，XPATH と YPATH は最尤対応する要素対の座標（第一系列上の要素の位置，および第二系列上の最尤対応する要素の位置）の系列すなわち最短路，PATH は最短路上の方向，DST は最短路上の総和距離を格納する。

```
RGB X[DM+1],Y[DM+1]; int XPATH[DM*2],YPATH[DM*2]; char PATH[DM][DM];
double DST[DM][DM];
```

2.1.4 double ecld(RGB px1, RGB px2)

画素間 RGB 値距離 ecld（Euclid に因む）は，RGB 値 px1 と px2 の 3 次元 Euclid 距離を返す。

2.1.5 int mtch(RGB px1, RGB px2)

同色性判定 mtch（match に因む）は，RGB 値 px1 と px2 の間の Euclid 距離が閾値 TH 未満のときは真，その他のときは偽を返す。先の ecld を用いて定義できる。

2.1.6 FILE *fprw(void *var, int byte, FILE **fp, char rw)

ファイルポインター位置読書き fprw（file pointer read and write に因む）は，rw が 'w' のとき byte バイト変数 var の値をファイルポインター*fp の位置へ書き込み，rw が 'r' のときは *fp の位置から var の値を読み込む。

2.1.7 FILE *bfopen(char *bf, FILE **fp, char rw)

ファイル起動 bfopen（bitmap file open に因む）は，BMP ファイル bf を開いてファイルポインター bf を初期化したのち，rw が 'w' のときヘッダー内容を書き込み，rw が 'r' のときは bf からヘッダー内容を読み込む。

2.1.8 double rl(int i, int j, char dir, char *shrtdir, double *mindst)

以下の DP 照合用発見的規則 rl（rule に因む）は，DP 照合において方向 dir（'−' か '|' か '/' のいずれか）に対し直前の座標（(i−1, j) か (i, j−1) か (i−1, j−1) のいずれか）から現座標 (i, j) へ遷移する距離を総和し，総和が暫定最短距離 mindst よりも小さいときは mindst を更新するとともに，最短路を達成する方向 shrtdir の値を現 dir のそれに更新する。

```
  double rl(int i, int j, char dir, char *shrtdir, double *mindst) {
    double t=0;
    if((i>0)||(j>0)) {
      if(mtch(X[i],Y[j])) switch(dir) {
        case '-': t=DST[i-1][j]+0.1; break; case '|': t=DST[i][j-1]+0.1; break;
        default : t=DST[i-1][j-1]; }   // 距離 0.1 を加算（重要な技術的知識）
      else switch(dir) {
        case '-': t=DST[i-1][j]+1; break; case '|': t=DST[i][j-1]+1; break;
        default : t=DST[i-1][j-1]+1; } }   // 距離 1 を加算（重要な技術的知識）
    if(t<*mindst) {*shrtdir=dir; *mindst=t;}
    return *mindst; }
```

2.1.9　double caldst(void)

以下の DP 照合用距離総和 caldst（<u>cal</u>culate <u>d</u>i<u>st</u>ance に因む）は距離を総和する。

```
double caldst(void) { int i, j; char shrtdir; double mindst;
    for(j=0; j<biWidth; j++) { rl(i=0, j, '|', &shrtdir, &mindst);
      PATH[i][j]=shrtdir; DST[i][j]=mindst;
      for(i++; i<biWidth; i++) {
        mindst=1.7E+308; rl(i,j,'-',&shrtdir,&mindst);
        if(j>0) {rl(i,j,'|',&shrtdir,&mindst);
        rl(i,j,'/',&shrtdir,&mindst); }
        PATH[i][j] = shrtdir; DST[i][j] = mindst; } }
    return mindst; }
```

2.1.10　int trk(void)

以下の DP 照合用最短路探索 trk（<u>tr</u>ac<u>k</u>ing に因む）は最短路を探し出す。

```
int trk(void) { char t, dir='\0'; int pathlen=0, i=biWidth-1, j=biWidth-1;
    do { switch(PATH[i][j]) {   // 遡行
      case '-': PATH[i][j]=dir; i--; dir='-'; break;
      case '|': PATH[i][j]=dir; j--; dir='|'; break;
      default : PATH[i][j]=dir; i--; j--; dir='/'; }
    } while((i>=0)&&(j>=0));
    i=j=0;   // 出発点から終着点へ変換
    do { XPATH[pathlen]=i; YPATH[pathlen]=j; pathlen++;
```

```
  switch(t=PATH[i][j]) {
    case '-': i++; break; case '|': j++; break; default : i++; j++; }
} while(t!='\0');
  XPATH[pathlen]=YPATH[pathlen]=-1;   // 経路終端を設定
  return pathlen; }
```

2.1.11 double dp(void)

以下の最短路探索 dp（dynamic programming に因む）は，DP 照合により距離を総和しつつ最短路を探索する。

```
double dp(void) {double dst=caldst(); trk(); return dst;}
```

2.2 ステレオ画像から深度画像を計算するプログラム

以下の仕様下で開発したプログラムは，caldp（[**2.2.13**]参照）と fltrs（[**2.2.20**]参照）を適用することによりステレオ画像から深度画像を生成後補正する。

2.2.1 諸パラメーター

重要な技術的知識として，ステレオ内視鏡映像に適した諸パラメーターを例示する。

```
#define DM 256       // 水平画素数と垂直画素数の共通値（FPGA 並列化時は縮小不要）
#define TH 12        // 濃淡値の連続性を判定時の閾値
#define RG 0.49      // 平均を計算する範囲 < 0.5
#define MH 1         // 中央値フィルターの水平幅
#define MV 8         // 中央値フィルターの垂直高
#define AR 2         // 選択的平均化の適用対象の上下左右各画素数
#define CO 50        // 深度の近似計算における係数の自動調節初期値
#define SC 0.001     // 視差の縮尺
#define SW 0         // 1のときは正方向，-1のときは負方向，0のときは双方向の照合
```

2.2.2 ライブラリの読み込みと大域変数の設定

```
#include "bmplib.c"
int CF = CO;
```

前述[**2.1**]のライブラリを読み込む。また，大域変数 CF（coefficient に因む）は視差から深度を近似計算する際の係数を格納し，初期値を CO とする。

2.2.3 char *ld(char *bf, RGB img[DM][DM], char r_w)

画像ファイル読書き ld（load に因む）は，r_w が 'w' のとき画像用配列 img の内容を画像ファイル bf へ書き込み，r_w が 'r' のときは bf の内容を img へ読み込む。

2.2.4 char *cpy(char *srcbf, char *outbf)

画像ファイル複写 cpy（copy に因む）は，画像ファイル srcbf を画像ファイル outbf へ複写する。ld を用いて定義できる。

2.2.5 void *mrr(RGB img1[DM][DM], RGB img2[DM][DM])

画像左右反転 mrr（mirror に因む）は biWidth×biHeight 画素の画像 img1 を左右反転し，画像 img2 として格納する。

2.2.6 char *flt(char *outbf)

基準深度画像生成 flt（flat に因む）は，基準深度を表す濃淡値 127 のみからなる画像を画像ファイル outbf へ格納するとともに，ファイル名 outbf を返す。ld を用いて定義できる。

2.2.7 double dpscan(RGB img1[DM][DM], RGB img2[DM][DM], int j)

画像上最短路探索 dpscan（dynamic programming scan に因む）は，画像 img1 における垂直座標 j の水平線上の画素列と画像 img2 における垂直座標 j の水平線上の画素列に対し DP 照合を適用し，最短路を大域変数の配列 X と Y へ格納するとともに，総和距離を返す。

```
double dpscan(RGB img1[DM][DM], RGB img2[DM][DM], int j) { int i=0;
  for(; i<biWidth; i++) {
    X[i].r=img1[i][j].r; X[i].g=img1[i][j].g; X[i].b=img1[i][j].b;
    Y[i].r=img2[i][j].r; Y[i].g=img2[i][j].g; Y[i].b=img2[i][j].b; }
  return dp(); }
```

2.2.8 unsigned char pset(RGB img[DM][DM], int i, int j, int val)

RGB 値設定 pset（point set に因む）は，画像 img において水平座標 i かつ垂直座標 j の深度 val を，val が 0 未満のとき 0 に，また 255 を超えるときは 255 に制限したうえで，RGB 各値の共通値として設定する。

2.2.9 char *prlx(char *mainbf, char *cobf, char *outbf, int sw);

深度画像生成 prlx（parallax に因む）は，sw が 1 のとき左画像 lftbf と右画像 rgtbf から深度画像を生成し，その他のときは左画像と右画像の各々を左右反転したうえで深度画像を生成したのち左右反転し，画像ファイル outbf へ格納するとともにファイル名 outbf を返す。

```
char *prlx(char *mainbf, char *cobf, char *outbf, int sw) {
  RGB img1[DM][DM],img2[DM][DM],img3[DM][DM]; int i,j,len,t;
  if(sw==1) {ld(mainbf,img1,'r'); ld(cobf,img2,'r');} else {
    ld(mainbf,img3,'r');mrr(img3,img2);ld(cobf,img3,'r');mrr(img3,img1); }
  for(j=0; j<biHeight; j++) for(i=0; i<biWidth; i++)
```

```
    img3[i][j].r = img3[i][j].g = img3[i][j].b = 0;
  for(j=0; j<biHeight; j++) { dpscan(img1,img2,j); t = XPATH[len=0];
    do pset(img3,t,j, (double)CF*(CF*SC*(t-YPATH[len])+2));
    while((t=XPATH[++len]) >= 0); }
  if(sw==1) ld(outbf,img3,'w'); else {mrr(img3,img1);ld(outbf,img1
,'w');}
  return outbf; }
```

2.2.10　char *dpr(char *mainbf, char *cobf, char *outbf)

遠方深度選択 dpr（deeper に因む）は，深度画像 mainbf と別の深度画像 cobf において各座標の2つの深度のうち小さいほうからなる深度画像を生成し，画像ファイル outbf へ格納するとともにファイル名 outbf を返す。ld と pset を用いて定義できる。

2.2.11　double calmean(char *srcbf)

深度平均計算 calmean（calculate mean に因む）は，深度画像 srcbf において深度の平均を返す。ld を用いて定義できる。

2.2.12　char *trl(char *lftbf, char *rgtbf, char *outbf, double reg)

近似計算用係数増減 trl（trial に因む）は，左画像 lftbf と右画像 rgtbf に prlx を適用して生成された深度画像において，深度の平均が127を中心とする256×reg幅に入るまで，視差を深度へ近似変換する際の係数 CF を増減しつつ prlx の適用を繰り返し後，深度画像を outbf へ格納するとともにファイル名 outbf を返す。prlx と cpy と flt と dpr と calmean を用いて定義できる。

2.2.13　char *caldp(char *lftbf, char *rgtbf, char *outbf)

動的計画法適用 caldp（calculate the dynamic programming に因む）は，左画像 lftbf と右画像 rgtbf から深度画像を生成し画像ファイル outbf へ格納するとともに，ファイル名 outbf を返す。trl を引数 reg（例えば0.1）とともに用いて定義できる。

2.2.14　int calmdn(int seq[DM+DM], int num)

中央値計算 calmdn（calculate median に因む）は，num 個の整数からなる列 seq において中央値を返す。

2.2.15　int slctmn(int lvl, int seq[DM+DM], int num);

整数列上選択的平均計算 slctmn（selective mean に因む）は，num 個の整数からなる列 seq において整数 lvl との差が TH 未満である要素の平均を返す。

2.2.16　char *mdn(char *srcbf, char *outbf)

中央値フィルター mdn（<u>med</u>ian に因む）は，深度画像 srcbf において各画素とその左右各 MH 画素，かつ上下各 MV 画素を含む矩形領域に対し中央値フィルターを適用し，結果を画像ファイル outbf へ格納するとともにファイル名 outbf を返す。ld と pset を用いて定義できる。

2.2.17　char *avg(char *srcbf, char *outbf)

選択的平均化 avg（<u>av</u>erage に因む）は，深度画像 srcbf において各画素とその上下左右各 AR 画素を含む矩形領域に対し，その濃淡値が中心画素の濃淡値と閾値 TH 未満の差しかない画素について選択的平均化を適用し，結果を画像ファイル outbf へ格納するとともにファイル名 outbf を返す。ld と pset と slctmn を用いて定義できる。

2.2.18　double aprx(char *srcbf, int *ptl1, int *ptl99, int *mean)

深度統計 aprx（<u>aprox</u>imate）は，深度画像 srcbf 上の中心画素とその上下左右各 DM×RG 画素を含む矩形領域において，濃淡値の小さい順の累積相対度数が 1% に達した最初の濃淡値 *ptl1，および大きい順の累積相対度数が 1% に達した最初の濃淡値 *ptl99 を計算後，*ptl1 以上 *ptl99 以下の濃淡値の平均 mean を返す。ld を用いて定義できる。

2.2.19　char *ful(char *srcbf, char *outbf)

明暗差最大化 ful（<u>ful</u>l に因む）は，深度画像 srcbf 上の中心画素とその上下左右各 DM×RG 画素を含む矩形領域において，概ね最小値，概ね最大値，概ね平均を計算後，srcbf の各濃淡値を［概ね最小値，概ね平均］から［0, 127］へ，および［概ね平均，概ね最大値］から［127, 255］へと線形変換し，画像ファイル outbf へ格納するとともに，ファイル名 outbf を返す。ld と aprx と cpy と pset を用いて定義できる。

2.2.20　char *fltrs(char *srcbf, char *outbf)

深度画像補正フィルター群 fltrs（<u>filtr</u>s に因む）は，深度画像 srcbf に中央値フィルター，選択的平均化，明暗差最大化を適用し，画像ファイル outbf へ格納するとともにファイル名 outbf を返す。mdn と avg と ful を用いて定義できる。

3．量子コンピュータへ

DP 照合は現在のソフトウェアやハードウェア実装下でも実用的な処理速度を実現するが，もし将来に量子コンピュータが普及すれば，文字どおり一瞬で左右画像間の対応画素を照合することが原理上可能となる。この場合，手術支援ロボットにおいてマニピュレーターおよびその把持する器具から対象表面までの距離分布を人工的なポテンシャル場とみなすことにより，術者の腕に張り巡らせた触覚生成デバイスを経て力覚フィードバックを掛けるなどの近未来的な運用形態も可能となるであろう。

第2編　スマート手術室と手術デバイス開発

第2章　手術デバイス開発

第6節　超音波ガイド下低侵襲治療に向けた光音響ビーコンシステムの基礎技術開発

株式会社日立製作所　田中　智彦　　株式会社日立製作所　今井　亮
スタンフォード大学　池野　文昭
大阪大学　増田　佳純　　大阪大学　中谷　敏

1. 背景

1.1　低侵襲治療におけるデバイスガイド用イメージング技術の重要性

　低侵襲治療は従来の外科的手術とは異なり，小さな開切部から生体内にデバイスを挿入し，病変部の治療を行う治療法であり，外科的手術と比較し患者の負担が少ないことから需要が拡大している。なかでも低侵襲治療の代表であるカテーテル治療は心血管疾患治療を中心に発展し，現在では脳血管，がん治療などにも応用されている。

　心血管疾患には虚血性心疾患，四肢に虚血をもたらす閉塞性動脈硬化症などが含まれ，上述したカテーテル治療の普及により心血管疾患による死亡率は明らかに低下傾向にあるものの，現在でも欧米諸国では死亡原因の第1位，本邦でも悪性腫瘍に続き第2位の死亡原因である[1)-3)]。食習慣の西洋化，現代における仕事生活スタイルの変化などにより，生活習慣に起因する生活習慣病が急増しており，その行く末が心血管疾患であるために，患者数は今後も増加していくことが予想される。

　低侵襲治療では生体内のデバイスを医師が目視できないため，治療を行うデバイスに加えて生体内部のイメージングを行う装置によるガイドが必須となっている。カテーテル治療ではX線透視装置によるガイドが一般的であり，カテーテルの位置と血管の位置を随時確認しながらカテーテルを進め，診断・治療を施していく。血管内におけるカテーテルの相対的位置の把握は，安全確実に手技を施行するために必須である。しかしX線透視装置を用いたデバイスガイドには，いまだ未解決の課題も存在している。その典型的な例が慢性完全閉塞（Chronic Total Occlusion；以下，CTO）の治療で見てとれる。

　CTOは動脈硬化の進展で，3カ月以上血管が完全に閉塞している病変を指し，心血管カテーテル治療における最難関治療対象である。通常のカテーテル治療においては，X線透視のもと造影剤を用いることで血管造影が行われるが，CTO病変では造影剤が血管内に流れていかないため，X線透視下での血管閉塞部描出ができず，医師は血管位置を把握できない状態で手術をしなくてはならない。この問題がCTO病変のカテーテルによる治療を困難にしている。治療手技の難しさからカテーテル治療を諦め，外科的手術を選択するケースも多い。また，カテーテル治療を選択しても手術時間が長くなってしまうため，長時間の被ばくと多量の造影剤投与を要し，放射線皮膚炎（非常に難治性な潰瘍）や造影剤による腎障害，さらに術者の被ばくや血管穿孔などの重

篤な合併症のリスクを伴う。さらには，数多くのガイドワイヤーを使用しなければならないという医療経済的な問題，その長い手技時間によるカテーテル室の有効活用の阻害など，医療資源の有効利用にも支障を来す。このため，CTOカテーテル治療は現状では熟練した医師のみが施行するハードルが高いカテーテル治療に位置づけられている。

　CTOの治療を簡便化するために，約20年前から欧米を中心として，いわゆるベンチャー企業がCTO治療デバイスの開発に取り組んできた。それらのデバイスは機械的，電気的，または化学的なアプローチで，完全に閉塞した動脈硬化病変に穴を掘り，再開通させていくものであった[4)5)]。エネルギーを用い，固く閉じた血管内の動脈硬化病変にトンネルを掘っていく発想である。しかし，過去に開発されたデバイスは，血管穿孔などの重篤な合併症が生じ，手術の成功率を低下させてしまうことから，普及には至らなかった。これらのデバイスの主な失敗要因は，血管内のデバイスの先端位置を術者が正確に把握できなかったことに起因する。手術成功率の向上には，血管内の治療病変と治療デバイスとの相対的な位置関係をX線透視装置で得られる投影された2次元情報だけでなく，より直感的なものとして術者に伝えられるかどうかがカギとなる。

1.2　X線透視装置によるカテーテル治療の課題とエコーガイド

　CTOの治療を例として示したX線透視装置によるガイドの課題は，大きく下記の3つに整理できる。

①位置把握精度の不足

　X線透視装置は投影された2次元画像であり，血管内における立体的な位置関係の把握は術者の知識や経験による補完に頼っている。これは術者のストレス，手術の長時間化のみならず，手術の成績にも関連すると考えられる。

②X線に対する被ばく

　被ばくの低減は，患者のみならず医師にとっても望まれる。インターベンション医師は脳腫瘍発症率が優位に高いという研究[6)]もある。

③血管造影の際の造影剤使用

　X線透視によって血管走行を確認するためには，造影剤の投与が必要となる。しかし上記のように，血流がない部位には造影剤が流れないため，造影できない。また造影剤の投与量が多くなると腎障害が引き起こされる場合がある。

　上記のような課題を持つX線透視装置による血管造影を補完する手段として，超音波診断装置をガイドに用いる場合がある。超音波撮像では画質はX線撮像より劣るものの，無被ばくかつ造影剤不要で閉塞部と治療デバイスとの位置関係が把握できる。またX線の像は治療部位の透過像であるのに対し，超音波撮像では治療部位の断層像が得られる。さらに治療部位の3次元像が得られる超音波探触子も存在する。

　一方，超音波ガイド下での低侵襲治療の課題は，カテーテルなどの施術デバイスの先端部を簡便に描出することである。X線透視は数十cm四方の視野を有するのに対し，超音波撮像の撮像視野は数cmと狭い。このため探触子プローブをあて，その撮像範囲にカテーテル先端が収まる可能性は低く，血管の走行情報などを頼りに試行錯誤しながらカテーテル先端を探索しなくては

ならない。さらには，超音波画像中の治療デバイスの視認性が必ずしもよくはないなかで，治療デバイスを正確に（手振れなく）追従し，描出し続けることが求められる。このような超音波ガイドを行うためには，超音波撮像に習熟したエコー技師が追加で一人必要になってしまう。これが超音波ガイド下低侵襲治療術の普及の障壁となっている。

近年，超音波ガイド下カテーテル術の課題解決を目指し，光音響ビーコンシステムの研究[7)-9)]が活発化している。これは超音波信号によりデバイスの位置を検出，表示することで，術者のデバイス位置把握を支援するものである。また，これらの研究が目指す応用先は，心臓不整脈治療[9)]のみならず下肢静脈瘤治療や下肢動脈閉塞治療[7)8)]である。

特に筆者らは超音波撮像の狭い視野の問題を解決するため，下肢を対象とした超音波撮像領域内外でのカテーテル先端位置検出手法[7)]の実用化を目指している。本稿では，光音響ビーコンシステムのコンセプトやビーコンとして用いられる小型超音波発信源，超音波撮像領域内外でのカテーテル先端位置検出アルゴリズムについて説明する。

2. デバイスガイド用光音響ビーコンシステム

2.1 光音響ビーコンシステム

筆者らが提案している光音響ビーコンシステムは，治療に用いるデバイス中に小型の超音波発振素子を搭載し，この信号を受信することで超音波撮像時にデバイス位置の描出をサポートするものである。

図1に光音響ビーコンシステムの概念図を記載した。デバイス位置の検出は，治療用デバイス内部の小型超音波発生器によって発生される超音波を探触子で受けることにより行われる。超音波撮像装置は，超音波断層像の撮像とビーコンの位置検出を交互に行い，超音波断層像上にデバイスの位置を重畳して表示する。超音波断層画像上にデバイスの位置が明瞭に示されるため，治療時のデバイス位置の視認性が向上する。超音波画像の描画範囲内であれば，デバイスの位置検出は画像処理でも実施することができるが，この装置ではビーコンから送信される超音波信号を

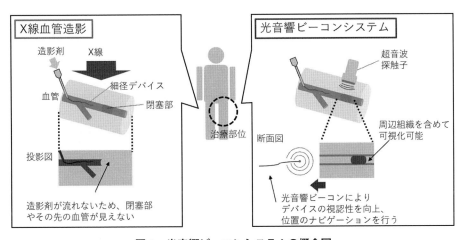

図1　光音響ビーコンシステムの概念図

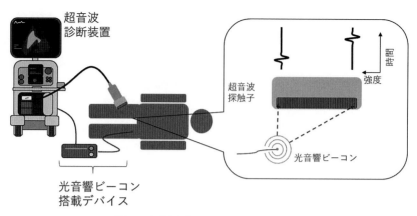

図2　光音響ビーコンの位置検出原理

もとに位置検出を行うため，通常の超音波撮像領域の外にデバイスがある場合でもデバイスの方向を表示することができる．

図2に光音響ビーコンの位置検出原理を図示した．光音響ビーコンシステムは，一般的な超音波診断装置をベースとしている．超音波診断装置には，超音波探触子と呼ばれる超音波ビームと送信および受信するための圧電素子のアレイが搭載されており，一般的な超音波撮像では，超音波ビームを生体に送信し，生体で反射された超音波を受信することで断層像を撮像する．超音波断層像撮像法に関しては，従来方法を踏襲しているため，文献10）を参照されたい．

一方，光音響ビーコンの位置決めでは超音波探触子は超音波を送信せず，信号の受信のみを行う．光音響ビーコンはパルス状で，かつ球面状の波面を持つ超音波信号を発生し，超音波探触子がこの超音波パルス信号を受信する．圧電素子のアレイの各圧電素子とビーコンとの距離によって，各素子が受信する超音波パルス信号には時間差が生じる．この時間差情報を用いることで，デバイスの位置推定を行うことができる．光音響ビーコンシステムでは超音波断層像の撮像の合間に，光音響ビーコンからの位置検出用信号の検出を行う．

2.2　光音響効果を利用した細径超音波発振機構

カテーテルのような細径のデバイスに超音波発信源を搭載する場合，一般的な圧電セラミックスを用いようとすると実装上の課題がある．例えばカテーテル治療で用いられるガイドワイヤーでは，ワイヤーの直径は一般的に0.5 mm以下であり，この内部に圧電セラミックス素子とその電気配線を設置することは容易ではない．そこで筆者らのシステムでは，超音波発信源に光音響効果を利用している．

光音響効果とは，光吸収性材料にパルスレーザーを照射した際，急激な温度上昇が起こることで材料が熱膨張し，パルス状の超音波を発生する現象である[11]．近年，この原理を超音波発信源として利用し，乳がん手術の補助用マーカーとした治療補助システムが報告される[12]など，研究が進んできている．光音響効果を利用した超音波発信源の利点は細径化が容易なことである．光ファイバーの先端部に光吸収体を塗布しておき，反対側の先端からパルスレーザーを導入することで，細径の超音波発信源とすることができる．光ファイバーの典型的な直径は0.3 mm以下で

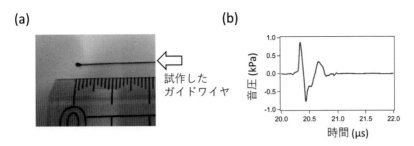

図3 (a)試作した光音響ビーコンガイドワイヤーの写真 (b)光音響ビーコンからの出力超音波波形の例（水中，ガイドワイヤー側面から30 mmの位置で取得）

あるため，ガイドワイヤーや各種カテーテルのような細径デバイス中への組み込みも容易である。先端部に塗布する光吸収性材料についてはさまざまなものが検討されているが，熱膨張係数が大きい合成ゴムに色素を混合したものが現在有望とされている。超音波の出力についても発信源直上で1 MPa超の出力が可能との報告がある[13]。

図3に筆者らが試作した光音響ビーコン搭載ガイドワイヤーの写真と出力超音波波形の例を示した。本試作においては鋼線をコイル状に巻いた直径0.45 mmの中空ワイヤーを使用している。中空ワイヤー中央部には光ファイバーが挿入されており，緑色のパルスレーザー光が先端部まで導かれる。光吸収性色素は合成ゴムに黒色インクを混合したものを使用し，光ファイバー先端部に塗布している。図3(b)に記載した波形のように，このデバイスからはパルス状の超音波が発生する。このパルス状超音波を超音波探触子で受信することにより，位置推定を行うことができる。

2.3 画像化シーケンスと位置特定手法

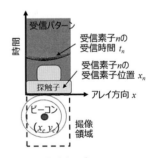

光音響ビーコン位置検出シーケンスについて，図4に概要図を示した。前述のように，超音波探触子には圧電素子がアレイ状に配列されており，各素子がビーコンから発生した超音波信号を受信する。受信タイミングは各圧電素子とビーコンとの距離によって決まっており，これを2次元的にプロットすると図4の上部のような像になる。

上記のような信号パターンから，以下のような手順で位置の推定を行うことができる。式(1)に素子位置 x_n，ビーコン位置 (x_c, y_c)，信号受信時間 t_n の関係式を示した。

図4 光音響ビーコンからの信号を用いた位置推定

$$Ct_n = \sqrt{(x_n - x_c)^2 + y_c^2} \tag{1}$$

ここで，C は超音波の音速である。原理的にはビーコンが撮像領域面内にある場合，2つの受信素子の信号を比較することで位置の推定を行うことができる。実際は推定誤差を低減するめ，全受信素子の信号を利用した誤差の平均化を行っている。素子ピッチを δx とし，n 番目の素子の横隣り，n+1番目，n-1番目の素子が受信時間 t_{n+1} および，t_{n-1} を用いて，式(1)に対しテイラー級数展開を行うことで，ビーコン素子位置 (x_c, y_c) が式(2)，式(3)のように導出される。ま

た本処理は，一般的に Richardson 補外法[14] と同等な処理であることも付記しておく．

$$x_c = \frac{1}{N}\sum_{n=1}^{N}\left(x_n - \frac{C^2}{4\delta x}(t_{n+1}^2 - t_{n-1}^2)\right) \tag{2}$$

$$y_c = \sqrt{\frac{1}{N}\sum_{n=1}^{N}C^2(t_n)^2 - (x_n - x_c)^2} \tag{3}$$

3. 実　験

3.1　実験装置構成

光音響ビーコンシステムの位置検出精度を確認するために，水中での *in vitro* 評価ならびにイヌを用いた *in vivo* 評価を実施した．超音波診断装置は Vantage 256（Veraonics 社）を用い，超音波探触子はリニア探触子 L11-5v（中心周波数 7.8 MHz）を用いた．レーザー光源としては TECH-1053 Express（Laser Export 社）の 2 次高調波を用いた．

3.2　*in vitro* 実験

図 5 に *in vitro* 実験系を用いた位置検出精度検証系の概要を示す．光音響ビーコンは超音波探触子の直下（ビーコン水平方向位置 $x_c = 0$ mm）に設置し，送り台でビーコンの位置を既知の量（-10 mm，-20 mm，-39 mm）だけ変化させ，式(2)によって算出される推定位置との比較を行う．各位置に対し 30 パルス分の超音波波形情報を用いた．なお，探触子の口径は 38 mm であり，探触子中心から x 方向に 19 mm 以上移動させた位置は，撮像範囲から外れている．

図 6 に位置特定精度を示した．横軸が設定値，縦軸は推定値を示している．両者は良好に一致している．また，平均誤差も最大 0.7 mm 程度であった．本結果はビーコン位置が撮像範囲から外れた場合（$x_c = -20$ mm，-38 mm）においても良好に位置推定ができていることを示している．

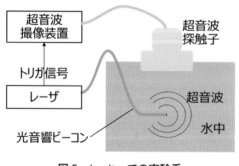

図 5　*in vitro* での実験系

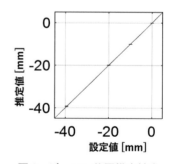

図 6　ビーコン位置推定精度

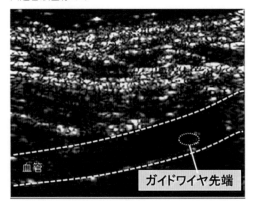
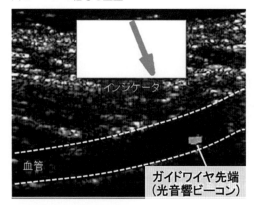

図7　*in vivo* でのビーコン位置推定の確認実験画像

3.3　*in vivo* 実験

in vivo での性能確認のため，イヌを用いた動物実験を行った．静脈麻酔下にて，右大腿動脈剥離後，シースを介して腹部の動脈に挿入したビーコンの視認性を確認した．図7に実験結果の画像を示した．図7では画像中の血管の右側からガイドワイヤーを挿入している．図7(a)は従来の超音波画像であり，図7(b)はビーコンからの信号を重畳させた画像で，さらにガイドワイヤー先端に搭載されたビーコンの方向を矢印で提示している．図7(a)では，ガイドワイヤー先端位置が不明瞭であるのに対し，図7(b)では先端が明瞭に可視化されている．また，この手法は前項で示したように，超音波画像の撮像範囲外でもビーコンの位置を検出可能であり，ビーコンの位置が超音波画像外の場合でもその方向を矢印で提示できる．本技術により，超音波撮像の課題であった視野の狭さをカバーすることができる．

4. おわりに

最後に本システムの長期的な展望について述べる．本稿では光音響ビーコンを用い，治療時に治療デバイスの位置を描画するシステムについて述べた．本技術の実用化により，超音波ガイド下での低侵襲治療で課題であったデバイスの視認性の悪さと視野の狭さが改善される可能性がある．このシステムが超音波ガイド下での治療のハードルを下げ，より正確で素早い治療の一助となることが期待される．

一方で本稿では触れなかったが，筆者らは本技術により将来的な術中超音波撮像の完全な自動化も視野に入れている．本技術によれば，超音波診断装置は治療を行っているデバイスの位置を継続的にモニタリングできる．したがってロボットアームなどで超音波探触子を操作すれば，ビーコンを搭載したデバイスの位置に対して超音波探触子をトラッキングさせることが可能になる．これにより，術中超音波下での治療がさらに簡便化し，また操作者の被ばくの問題なども改善されると期待される．

本技術については現在開発の途上にあるものであり，実用化に向けていまだ多くの課題が残っ

ている．本技術により低侵襲治療における課題が解決されることを願い，今後も開発を継続する予定である．

文　献

1) American Heart Association: Heart Disease and Stroke Statistics (2019).
2) E. J. Benjamin et al.: *Circulation*, 139 e56 (2019).
3) 厚生労働省：平成 29 年人口動態統計（各定数）の概況
4) G. Weisz et al.: *Expert Rev. Cardiovasc. Ther.*, **5** (2), 231 (2007).
5) G. Christopoulos: Application and outcomes of a hybrid approach to chronic total occlusion percutaneous coronary intervention in a contemporary multicenter US registry, 198 222 (2015).
6) A. Roguin, et al.: *EuroIntervention*, **7**, 1081–1086 (2012).
7) T. Tanaka et al.: SPIE photonic WEST (2019).
8) Y. Yan et al.: SPIE Medical Imaging (2018).
9) D. Allman et al.: SPIE photonic WEST (2019).
10) T. Szabo: Inside Out, 2nd Ed. (2013).
11) L. V. Wang: Photoacoustic Imaging and Spectroscopy, CRS press (2009).
12) L. Lan et. al.: *Science & Applications*, **7** (2) (2018).
13) R. J. Colchester et. al.: *Appl. Phys. Lett.*, **114**, 113505 (2019).
14) P. Moin: Fundamentals of Engineering Numerical Analysis, Cambridge University Press (2001).

第2編　スマート手術室と手術デバイス開発

第2章　手術デバイス開発

第7節　術中操作力計測システムの開発

東京女子医科大学　小林　英津子

1. はじめに

　近年，腹腔鏡下手術に代表される低侵襲手術が広く普及している。腹腔鏡下手術では，腹腔内をCO_2ガスにて満たして空間を作る。その後，腹壁に小孔を数カ所あけ，腹腔鏡と呼ばれるカメラを通じてモニタ上から腹腔内の様子を観察し，直径5 mm，長さ300 mm程度の長鉗子と呼ばれる手術道具を用いて治療を行う（**図1**）。開腹手術と比較し，入院期間が短い，痛みが少ない，美容的に優れているなどの多くのメリットを有する。一方で，術者にとってはさまざまな制約下で治療を行わなければならないため，負担が大きく，熟練を要する。そこで，腹腔鏡下手術における問題点を工学的に解決すべく，手術支援ロボットに関する研究・開発が盛んに行われている[1]。その中でも現在最も普及しているのがdaVinciシステムであり，現時点で国内に約300台導入されている。一方，daVinciシステムでは力覚フィードバックがないことがしばしばデメリットとして挙げられており，術者の操作感覚を再現するために，後続の手術支援ロボットには力覚情報の取得機能が備えられているものも開発されている。

　実際，術中の力覚情報取得は長年多くの研究により発表されており，主に下記の目的で計測されている[2,3]。

・術者へのフィードバック

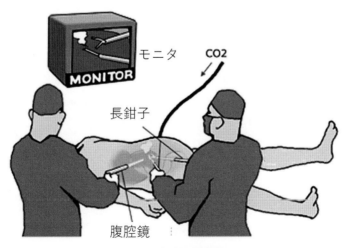

図1　腹腔鏡下手術

- 患部の位置情報の取得
- スキルアセスメント

　これらのうち，手術支援ロボットに力覚機能を付加するのは，主に術者へのフィードバックが目的となる。一方，市販鉗子に力センサーを取り付ける，というコンセプトでの研究も多数行われており，これは患部の位置情報の取得，術者のスキルアセスメントが主な用途となる。

　手術支援ロボット研究では，自動手術に関する研究が盛んになりつつある。現時点ではまだ縫合動作の実現や，決められた経路に沿った術具の移動に限られている。しかし，将来的には術者が自身の経験をもとに判断していた操作力・位置姿勢を，術中センシング情報をもとに，手術ロボット自身が判断し実行することとなるだろう。このときに必要なのは，"よい手術とは何か"ということである。これまでは医用画像診断装置の発展により，患部の位置情報が精密に計測可能となり，その位置情報をもとに，ロボットによる術具の正確な位置決めや危険領域回避が提案されてきた。これからは，熟練した医師が無意識・意識的に行っている操作の再現や術後の予後まで考慮した操作が可能となれば，さらに質の高い医療が提供できると考えられる。力触覚情報取得という観点では，例えば以下のような利用方法が考えられる。

①熟練した医師の操作情報の記録と解析
②術後の負荷状態の再現

　以下，上記2つを目的とした研究について紹介する。

2. 熟練した医師の操作情報記録

　熟練した医師の操作情報を記録するには，普段手術で用いている術具（鉗子類）を極力変更せずに計測できることが望ましい。また操作情報とは，主に操作力の大きさと位置姿勢情報を含む。したがって力センサー情報と，着力点となる鉗子の位置情報を計測する必要がある。生田らは，医療事故防止を目的とし，フライトレコーダーに習って，術者の手術記録を保存する，サージェリーレコーダーシステムを開発した[4]。これは，市販鉗子のシャフトに6軸力覚センサーを取り付け，位置データとして磁気センサーを用いている。Rosenらは術者のスキル評価やトレーニングを目的として，鉗子に6軸センサーを取り付け，手術の状態分析とともに用いている[5]。その後もさまざまタイプの力計測鉗子が開発されている。鉗子操作力において計測すべき力を考えた場合，先端での3軸の力（軸方向力（F_a）1自由度と，曲げ方向力（F_{rx}, F_{ry}）2自由度，および把持力（F_g）のすべてもしくは一部が計測対象となっているものがほとんどである（図2）。一方，鉗子の把持部側でこれらの力を計測することを考えた場合，力センサーには大きなモーメントがかかるため，センサーの選定において許容モーメントや計測分解能などを考慮しなければならな

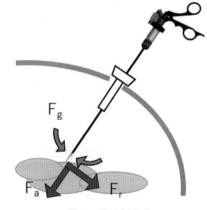

図2　鉗子操作力

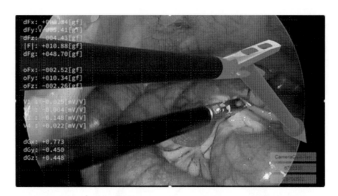

図3 術者による鉗子操作力の内視鏡画像上への重畳表示

い．さらに，腹腔鏡下手術の場合，鉗子はトロッカを介して腹腔内に挿入するため，鉗子の把持部側（体外）で術者がかける力，鉗子先端で臓器にかける力，トロッカにかかる力を考慮しなければならない．また，使用するセンサーの種類についても検討が必要である．電気メスとの併用を考えた場合は，電気ノイズの問題があるため，いくつかの研究ではFBG（Fiber Bragg Grating）センサーといった光を利用した力計測鉗子を提案している[6)7)]．

筆者らも14枚の歪みセンサーを用い，鉗子の外筒とシャフトにブリッジ回路を設けることにより，5mm径の市販鉗子において4自由度の力計測を可能としている．また術者と助手のカウンタートラクション時の助手および術者の力の大きさと方向を内視鏡画像上への重畳表示を行っている[8)]（図3）．しかし，先に述べたとおり，市販鉗子での正確な力計測には課題が多く，今後の研究が必要な分野の1つである．

3. 術後の負荷状態の再現

術後の負荷状態を術中に再現し，術後の患者QOLの向上や再発防止を実現する新しい試みもなされている．筆者らは，外反母趾などに対する足の外科手術において，立位時の足底圧分布を術中に再現可能なシステムを開発している．これまでの治療では，術者の触診や術中X線透視画像という限定的な情報で術者の勘により，骨の位置決めを行っていた．したがって，術後に適切な圧分布が再現されず，再手術となる場合もあった．そこで，術中に立位時の足底圧分布を再現し，圧が高い部位がないように骨の位置決めが可能な術中足底圧分布計測システムを開発した．

計測システムを図4に示す．足底圧分布計測システムは，光学式位置計測センサー，力覚センサー，圧力センサー，PCからなる．これまでの事前検討により，立位時には足が受ける床反力は，大腿骨頭中心付近を通ることがわかっている．したがって位置計測センサーにて，患者の大腿骨頭中心位置を計測する．光学式センサーはさらに，患者と足底圧分布計測システムとの位置統合を行い，床反力を大腿骨頭中心へ向けるようにナビゲートする．圧分布センサーはそのときに足底圧分布を計測する．これまで開発したシステムで健常者による実験を行ったところ（東京大学倫理委員会承認），立位時の足底圧分布に近い計測結果を得ている[9)]．

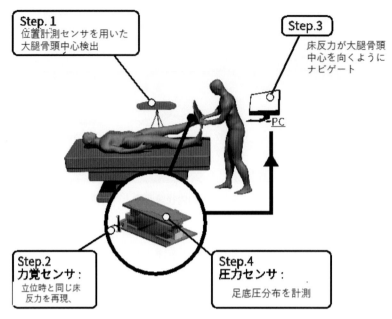

図4 立位時足圧分布を再現する足底圧分布計測システム

4. おわりに

　術中画像情報の取得は，内視鏡下手術や IVR（Interventional Radiology）の発展により盛んに行われている．しかしながら，術中の力覚情報取得にはまだ課題が多く，臨床で用いられているものは見当たらない．治療に関わる術中情報データ収集は，現在盛んに行われている，治療へのAI技術の導入に有用である．力覚情報は，画像では得られない組織情報や操作感覚，予後予測に有用な情報を含んでいると期待されるため，これらの研究は今後も発展していくことが期待される．

文　献

1) 安藤岳洋：日本コンピュータ外科学会誌, **21**, 2 (2019).
2) P. Puangmali et al.: *IEEE Sensors Journal*, **8**(4), 371-381 (2008).
3) 川嶋健嗣：日本ロボット学会誌, **37**, 5, 405-408 (2019).
4) 生田幸士ほか：生体医工学, **45**, 1, 78-83 (2007).
5) J. Rosen et al.: MMVR (1999).
6) X. Liu et al.: Proc. SPIE 8218 (2012).
7) 荒田純平ほか：日本コンピュータ外科学会誌, **14**, 4, 455-462 (2012).
8) 原一晃ほか：日本コンピュータ外科学会誌, **19** (4) (2017).
9) I. Hosoi et al.: International *Journal of Computer Assisted Radiology and Surgery*, **14**, 385-395 (2019).

第2編 スマート手術室と手術デバイス開発

第3章 手術支援ロボット開発

第1節　微細手術支援ロボット「スマートアーム」の開発

東京大学　光石　衛　　東京大学　原田　香奈子

1. 微細手術

　脳神経外科や眼科を対象とした微細手術では，熟練医師にとっても困難なタスクが多く，ロボット支援による治療効果の向上が見込まれることから，国内外で微細手術用ロボットが研究されてきた。すでに世界的に普及している手術ロボット *da Vinci* サージカルシステム（Intuitive Surgical, USA）を脳神経外科や眼科に適用した研究としては，眼科手術への応用を検討した例[1]や脳神経外科における頭蓋底手術への適用を検討した例[2]がある。また，2019年には形成外科手術を対象として約2mmの血管吻合を行った結果も報告されている[3]。一方で，*da Vinci* サージカルシステムは内視鏡下手術を対象として開発されているため，微細な対象を扱うようには設計されておらず，また，ツールを近接させることが困難であるため，微細手術への適用には限界がある。そこで国内外で新しい手術ロボットを開発するための研究が行われている。

　脳神経外科や形成外科を対象とした微細手術支援ロボットの研究では，微細血管やリンパ管の吻合を対象とした研究が多い。筆者らのグループも微細血管吻合を対象として手術支援ロボット・システムMM-3を開発し，0.3mmの人工血管の吻合に成功した[4]。手術支援ロボット・システムMM-3は，*da Vinci* サージカルシステムと同様に遠隔操作が可能なマスター・スレーブ制御を採用しており，ロボットの操作者である医師の手の動きを検出し，その動作を縮小してロボット・ツールの先端において再現することにより微細なタスクを実現している。また，オランダMicrosure社[5]やイタリアMedical Micro Instruments社[6]も同様の手術ロボットの開発を進めている。脳神経外科分野や耳鼻科分野においては，深部・狭所を対象とした手術ロボットの研究も進んでおり，例えば，上顎洞を対象とした蛇型ロボットの研究[7,8]や頭蓋底手術を対象とした手術ロボット[9]，下垂体腫瘍の摘出を対象とした遠隔手術ロボット[10]の研究もある。このような手術ロボットの研究では，狭小空間内の患部へ到達するためのロボットの機構についての研究が多く，ツールに搭載する機能までは検討されていないため，開発された手術ロボットを用いて複雑なタスクを行うことは困難である。また，滅菌・洗浄対策や停電時の安全性などを考慮した設計も多いとはいえず，臨床で要求される安全性への対応には大幅な設計変更を要すると考えられる。

　眼科においては，網膜硝子体手術を対象とした手術ロボットの研究が多く，直径0.5mmの複数のツールを眼球に挿入して眼底において膜厚約3μmの内境界膜を剥離する，あるいは直径100μm以下の血管へのカニュレーションを行うなどの微細なタスクを行うことを目的とした研究が進められている[11]。筆者らも眼手術ロボットの研究に取り組み，小型の眼科手術ロボット

を開発した。また，ツールの影を利用してツール先端の位置決めを自動化する研究を行ってきた[12]。

このように，ロボット技術としてはすでに高いレベルに達しているものの臨床応用は進んでいない。研究開発段階で試行錯誤が多いため，手戻りが多く開発コストがかかることも原因の１つである。筆者らは，これまでの手術支援ロボットの研究開発経験をもとに，センサー付きの精巧な人体モデル「バイオニックヒューマノイド」を用いて医工連携研究開発を加速することを提案しており，2016年より内閣府の革新的研究開発推進プログラム（ImPACT）の「バイオニックヒューマノイドが拓く新産業革命」の支援を受けて，新しい手術ロボット「スマートアーム」の研究に取り組んできた[13]。本稿では，スマートアームの研究において整理された課題やスマートアームの概要，スマートアームの知能化と今後の展望についてまとめる。

2. 微細手術支援における制約

これまでの手術ロボットの研究において開発されてきた要素技術を応用するためには，対象とする微細手術の特徴を整理する必要がある。ここでは，微細手術支援ロボットとこれまで多く開発されてきた内視鏡下手術支援ロボットの違いについて工学系研究者が把握すべき点についてまとめる。

まず，*da Vinci* サージカルシステムなどの多くの手術支援ロボットが対象とする腹腔鏡下手術や胸腔鏡下手術では，気腹や肺の虚脱によって体内の作業空間を確保することが可能であり，また視野も比較的広いことから，内視鏡視野外における術具と生体組織の衝突のリスクは小さい。また，術具は体内への挿入点（ポート）において動作を拘束されており（Remote Center of Motion；RCM と呼ばれる拘束），また，ポート間の距離も大きいため，体外におけるロボットの機構同士，あるいはツールのシャフト同士の衝突は，適切な初期設定によるロボット配置により回避することができる。一方で，微細手術においては体腔内の作業空間や顕微鏡・内視鏡の視野は極めて狭く，また，視野外にも極めて重要かつ再生能力のない生体組織が密集するため，視野外における術具と生体組織の衝突によるリスクは極めて大きい。術具シャフト間の距離も小さいため，体外におけるロボットの機構同士，ツールのシャフト同士，あるいはロボットと周辺医療機器との衝突を回避することは困難である。特に一般的な内視鏡下手術ロボットは，視野外の作業空間の大きさを把握しないまま動作するため，これまでの技術をそのまま適用することはできない。

微細手術支援ロボットの機構の設計においても注意が必要である。内視鏡下手術ロボットは RCM の拘束に特化した機構として設計されることが多く，実際にさまざまな機構が研究されてきた[14]。筆者らが開発した手術支援ロボット・システム MM-3 のように，体表面に近い部位を対象とする場合は，従来のような RCM の拘束に特化した機構が適用できる。医療従事者もロボットの可動範囲を直感的に理解可能であるという点でも望ましい。一方で，深部を対象とする場合に同様の機構を用いるとツール先端での作業空間が制限され，複雑なタスクに対応できないため，RCM における拘束の代わりにツールシャフトの並進動作を許容するような拘束が必要とな

る。網膜硝子体手術などの眼科手術では，内視鏡下手術と同様にRCMの拘束が必要であるが，実際の手術では眼球が回転するため，術中にRCMの位置が変わることがありえる。一般的に内視鏡下手術を対象とした手術ロボットは，術前に設定したポート位置が術中に移動することは想定しておらず，対応が必要である。

　ツールの機構についても制約は異なる。*da Vinci* サージカルシステムでは，一般的に直径8 mmのツールが使用されるが，脳神経外科手術では直径3～4 mm程度，眼科硝子体手術では直径0.5 mmのツールが使用される。一般的にツールの細径化は，単純な構造の縮小で実現できるものではない。特に微細手術を対象としてツール先端に屈曲の構造を付加する場合，作業空間・視野ともに非常に限られた中で複雑なタスクを行うためにはツール先端の屈曲半径が小さいことが重要である。筆者らは直径3.5 mmの多自由度ツールの先端屈曲機構として，極小の微細歯車を用いた機構を提案しているが[15]，このような部品の製作には通常の加工機が使用できないため，極めて高価であり，また強度や滅菌・洗浄性も問題となる。

3. 微細手術支援ロボット「スマートアーム」のコンセプト

　スマートアームは，上記の微細手術の特徴を考慮したうえで，微細手術以外にも適用可能な汎用的な手術ロボット・システムとして構想された。汎用的な手術ロボットを目指した研究は稀であり，腹腔鏡下手術を対象としたDLR MiroSurge[16] が知られているのみである。特に微細手術のように，ロボット手術による効果が大きいと期待されているにも関わらず件数が少ない対象については，汎用的なアプローチが必要であると考えた。

　スマートアーム（図1）は，産業用ロボットアーム（VS-050，デンソーウェーブ社製）2台の先端にツールを搭載した構成となっている。産業用ロボットアームは加速度センサーを内蔵したカバーに覆われており，カバーへの衝突を検知して停止することができるため，例えばロボット周辺にいる医療従事者がロボットを軽く叩くことにより直感的かつ簡便な形で非常停止を行うことができる。また，このアームは電動のカートに搭載されているため，カートを手術台に対して自由に配置し固定することができ，手術の対象にすることが可能な領域が広い。また，カートを操作することによってロボットのベース面の高さや角度を設定することも可能である。

　スマートアームのユーザー・インターフェースとしては，Co-manipulation型とTele-manipulation型を開発しており，手術シナリオに応じて選択可能な構成とした。Tele-manipulation型は，従来のマスター・スレーブ型の遠隔操作を汎用したものであり[17]，また，ロボットの機構同士，ツールのシャフト同士，およびロボットと内視鏡・顕微鏡との衝突を自動で回避する制御も実装している[18]。また，Tele-manipulation型のシステムは後述のさまざまな自動化・知能化の機能を開発して評価する目的でも使用した。マスター・マニピュレータとしては，任意のシステムが使用可能であるが，現時点では力覚デバイスであるPhantom Premiumシリーズ（3D Systems，USA）を使用している。一方のCo-manipulation型のユーザー・インターフェースは，術者が直接，ロボットに触れて操作することを想定して開発された[19]。産業用ロボット分野では，協働ロボットと呼ばれるヒトと一緒に作業を行うロボットの発展に伴い，力制御技術の開発

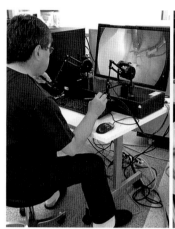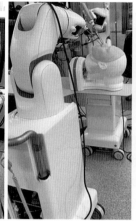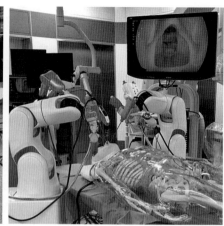

図1 スマートアーム

が進んでおり[20]，Co-manipulation型のユーザー・インターフェースは，この技術を手術ロボットに応用する試みである．マスター・スレーブ型手術ロボットでは，ロボットの初期設定（患者に対するロボットの位置決め）が困難であり，また，多種多様のロボット・ツールの開発やツールの術中交換も大きな課題である．Co-manipulation型では，術者あるいは助手がロボットのすぐ傍に立ち，ロボットに直接触れて力制御により（すなわち，押し引きすることによって）任意の位置に移動することが可能であるため，深部・狭所を対象とする場合も直感的な初期設定が可能であり，かつ術中の作業部位の変更も容易である．また，術中に一時的にツールを退避させて市販の処置具を併用する，あるいは片手のみをロボットとして使用することも可能であるため，多種多様のロボット・ツールが不要となり，ロボット開発のコストも抑えることができる．

スマートアームは汎用的なデザインとなっているため，治具さえ作成すれば市販のツールも搭載可能である．脳外科手術における経鼻内視鏡手術など，深部で複雑なタスクを行う場合には市販のツールでは困難であるため，プロジェクトでは九州大学の荒田らが提案した柔軟メカニズムを用いて3.5 mmの多自由度ロボット・ツールを開発し，スマートアームに搭載した[21]．また，このロボット・ツールに搭載することを目的として，滅菌可能な力センサーモジュール[22]を開発してきており，ツールのシャフトにかかる力や先端における把持力のリアルタイムでの検出も可能となる．

スマートアームの汎用性を具体的に示す研究としては，眼科用の術具を搭載して眼科手術への応用を検討した研究[23]や小児外科への応用の検討[17]を進めており，いずれもロボットの性能としては十分実現可能と考えている．スマートアーム全体の精度としては，平均平方二乗誤差（Root Mean Squared Error；RMSE）10.14 μmを達成しており，ユーザー・インターフェースへの入力からツール先端の動作開始までの遅れも50 ms以下を達成した．このように，ロボットとしての性能が極めて高く汎用性にも優れることから，医療以外の応用も検討しており，すでに病理検査における手術検体の切り出し支援用ロボット・システムとして要素技術を応用している[24]．このように，手術ロボットを対象に開発した要素技術が手術以外の分野に適用されることは多くなかった．汎用的アプローチは，対象とする応用だけでなく，より広い分野での学術的な発展と社

会貢献にも寄与する。

4. バイオニックヒューマノイドの活用

　ここでは，脳神経外科経鼻内視鏡手術を対象としたスマートアームの評価について述べる。スマートアームの研究開始にあたっては，工学的にもチャレンジングな対象である経鼻内視鏡手術を対象とし，ロボット手術による効果が見込まれるタスクとして下垂体腫瘍あるいは前頭蓋底腫瘍摘出後の硬膜縫合を主な対象とした。この手術では，術中に骨を一部切除するなどして作業空間を確保することから，術前画像から作業空間を把握することはできない。また，これまでの経験からロボットの試作結果を医師とともに評価しながら改良していくというアプローチが必須であることはわかっていたが，ヒトと同じ鼻腔構造を持つ動物はなく，またヒト献体も工学系研究者が用いることは容易ではないことから適切な評価環境がなかった。そこで，精巧な頭部モデルBionic-Brain[25]を開発し，さらにはこの頭部モデルへの操作を定量化するためのセンサーを搭載することにより，医師のニーズの抽出と定量化から試作の定量的評価までを短期間で実施した。このBionic-Brainは，当該プロジェクトにおいて脳外科医が開発した精密な頭部CGデータをもとに作成されており，手術の際の作業空間も正確に再現している。また，硬膜の物性を再現した硬膜モデルが搭載されたカートリッジを前頭蓋底に設置している。さらには，接触を検知するセンサーを鼻中隔に配置しており，ロボットとBionic-Brainとの衝突を定量的に評価することができる。

　Bionic-Brainを用いた評価では，硬膜モデルの縫合を対象として，スマートアームを使用しない場合と使用した場合において，タスク遂行時間，硬膜モデルへの指定箇所への針の刺入・刺出精度，および鼻中隔へのロボットの衝突の程度を比較した。まずはスマートアームを使用しない場合における評価を行うため，複数の脳外科医による硬膜縫合を定量的に評価した[25]。スマートアームの操作方法の習得には一定期間が必要であり，また，慣れない操作によるロボットの破損を防ぐため，予備実験としてスマートアームの操作に熟達した工学系研究者が操作を行うことでロボットによるタスクを評価した[26]。これらの結果を比較したところ，スマートアームを用いたほうが針の刺入・刺出位置の精度が高く，また鼻腔内でのツールの衝突回数が少なく，タスク遂行時間も同程度であった。これはあくまで経鼻的なロボット手術における縫合タスクのみを評価しているものであるが，ロボットの精度や操作性が十分であることが示唆された。このようなロボット使用の有無による定量的な比較は，Bionic-Brainがあるからこそ実現可能であった。今後，医療機器としての実用化を目指してスマートアームを評価する場合は，硬膜縫合後の髄液漏（cerebrospinal fluid leak；CSF leak）の評価や鼻腔内の衝突による生体組織の損傷の程度の評価が必要となる。バイオニックヒューマノイドによる評価は，そのような生化学的反応を含む評価に進むことができるか否かを決定する根拠としても極めて有用である。

5. スマートアームの知能化

　これまでの手術ロボットは，*da Vinci* サージカルシステムのようにマスター・スレーブ制御により術者の手の動きを縮小して正確に再現するロボットと CyberKnife System（R）（Accuray, USA）のように，術前のプランに従って動作する完全自動タイプが主であった。これらはいずれもロボットの視点では，指令を正確に実行するということである。しかし，マスター・スレーブ制御により術者の手の動きを正確に再現する場合は，術者の熟練度や機器操作の習熟度が手術成績に影響する。特に微細手術のような対象においては，医師の操作スキルは非常に重要である。また，危険な動作の入力もそのままロボットが忠実に実行してしまうという課題もあった。未来の手術ロボットを考えると，ロボットへの入力をそのまま実行するのではなく，ロボットがヒトの入力を判断し，危険な場合や非効率な場合，質が低い場合などは自動で修正することが期待される。このようなロボットの知能化や自動化については，さまざまな研究が行われてきており，レギュラトリー，倫理，および法規制の面での議論も必要である[27]。AI（Artificial Intelligence）を活用した手術ロボットの自動化手法の研究も急激に増加しており[28]，医薬品医療機器総合機構（PMDA）においても AI 専門部会が設置されて「AI を活用した医療診断システム・医療機器等に関する課題と提言」がまとめられた[29]。

　手術ロボットの自動化・知能化について，筆者らは治療効果への影響に基づき，安全性の向上，効率の向上，スキルの向上の3段階に分けて研究を進めている。これまでに前述の手術支援ロボット・システム MM-3 およびスマートアームを用いて自動化の要素技術を開発してきた。

5.1 安全性の向上

　これまでの手術ロボットでは，比較的大きい作業空間や機構による動作拘束などがあったため，自動衝突回避などの安全対策は不要な場合が多かった。微細手術では，前述のとおり，視野外および体外での衝突回避は不可欠である。また，ツール先端に屈曲の自由度を設ける場合などはロボットが冗長自由度を持つことになるが，この場合は，視野内のツールの動きによって視野外のロボット（ロボットアーム）の動きを直感的に把握して制御することは不可能となるため，ロボットが自動で視野外の衝突を回避する手法を開発している[18]。

　従来の手術ロボット用センサーは，医師の手元に触覚をフィードバックすることを目的として開発されたものが多いが，安全性向上のためには手術ロボット用センサーから得られる情報を医師に直接フィードバックするだけでなく，ロボットの制御に直接反映させることが重要となってくる。特に視野外の衝突などは医師の判断や操作で回避できるとは限らないため，医師にフィードバックして判断を仰ぐことなく，ロボットがセンサー情報をもとに自動で回避することが望ましい。このような自動化手法を活用することで，医師へフィードバックする情報を厳選することとなり，その結果，医師が対象とするタスクに集中できることも期待される。

5.2 効率の向上

　一般的に腹腔鏡下手術を対象としたロボット手術などでは，医師の手の動作は1/3倍に縮小さ

れてロボットで再現させる。手術支援ロボット・システム MM-3 による微細血管吻合においても，調整の結果，1/3 倍の動作倍率（Motion Scaling）が有用であることがわかっているが，眼科用手術ロボットでは 1/20 倍や 1/40 倍の動作倍率を使用している。このように手の動作を縮小することで，より精度の高い操作が可能となる一方，必要な手の動きは拡大するため疲労が大きくなり，タスク遂行時間も長くなるため，身体的・精神的負荷が増大する。

例えば，微細血管吻合タスクでは，針の刺入は極めて高い精度が必要とされるが，結紮には刺入ほどの精度は不要である。筆者らはこのように，その時々に必要な精度に応じて動作倍率を動的に変更する手法を提案しており，実際の手術支援ロボット・システム MM-3 を使った評価[30]や経鼻内視鏡下手術を対象としてバーチャル・リアリティ（VR）を用いたシミュレーションによる評価[31]を行っている。このような自動化は，タスクの効率の向上を目的としたものである。

5.3 スキルの向上

スキルの向上としては，非熟練医が手術ロボットを操作する場合に，あたかも熟練医が操作をしているかのような支援を行うことを想定している。このような自動化を行うためには，顕微鏡画像や内視鏡画像内の対象物であるロボット・ツール，針や縫合糸，生体組織などを認識し，それらの位置や速度，前後の時間における状況などから行っているサブタスク（例えば，針を持つ，刺す，など）を推定したうえで，自動でロボットの出力を修正することが必要である。微細手術を対象とした手術ロボットでは，手術ロボットの加工・組立誤差の影響が大きく，またロボットの自重による変形の影響も無視できないことから，手術ロボットに搭載されたエンコーダなどのセンサ情報のみからロボット・ツール先端の位置・姿勢を高い精度で推定することはできないため，顕微鏡・内視鏡画像処理を用いた手法が極めて有用である。筆者らはこれまでにロボット術具先端の自動検出とトラッキング[32]，針の自動検出とトラッキング[33]，微細手術を対象としたロボット手術シミュレーションにおける熟練医に共通したフローの特定[34]などの要素技術を研究してきており，また，熟練医のような持針を行うためのロボット自動制御手法の開発にも取り組んでいる[35]。将来的にはこれらの要素技術を統合することにより，操作者のスキルに依存することなく，ロボット手術の質を向上することができると期待される。

6. スマートアームの展望

スマートアームは大型の国家プロジェクトの一環で開発されたものであり，医学的にも工学的にもチャレンジングな課題に取り組み，共通する基盤技術を開発することにより中長期的視点で学術的貢献を行うことを目指していた。今後は，開発したスマートアームや関連する要素技術をさらに発展させるとともに，臨床のニーズや社会のニーズに合わせて統合していく予定である。

文　献

1) D. H. Bourla et al.: *Retina*, **28**(1), 154 (2008).

2) E. Y. Hanna et al.: *Arch. Otolaryngol.*, **133**(12),

1209 (2007).
3) C-S. Lai et al.: Microsurg., in press, (2019).
4) M. Mitsuishi et al.: *Int. J. Med. Robot. Comp.*, **9**(2), 180 (2013).
5) T. JM. van Mulken et al.: *Past. Reconstr. Surg.*, **142**(5), 1367 (2018).
6) http://www.mmimicro.com/
7) H-S. Yoon et al.: *IEEE T. Robot.*, **34**(4), 1098 (2018).
8) W. Hong et al.: *IEEE/ASME T. Mech.*, **23**(3), 1226 (2018).
9) S-I, Kwon et al.: *IEEE EMBC 2018*, 4158 (2018).
10) R. Wirz et al.: *Neurosurgery*, **76**(4), 479 (2015).
11) J. Xiao et al.: *IEEE ICITBS 2019*, (2019).
12) T. Tayama et al.: *IEEE EMBC 2018*, 1723 (2018).
13) 原田香奈子ほか：日本機械学会誌, **120**(1186), 24 (2017).
14) L. Nouaille et al.: *J. Med. Devices*, **11**(4), 040802 (2017).
15) S. Takazawa et al.: *Surg. Endosc.*, **30**(8), 3646 (2016).
16) U. Hagn et al.: *Int. J. Comput. Ass. Rad.*, **5**(2), 183 (2010).
17) M. M. Marinho et al.: *IEEE ICRA 2019* (2019).
18) M. M. Marinho et al.: *IEEE ICRA 2018* (2018).
19) J. E. C. Zaitaほか：日本機械学会ROBOMECH2017 (2017).
20) 山野辺夏樹：計測と制御, **56**(10), 741 (2017).
21) J. Arata et al: *IEEE ICRA 2019* (2019).
22) T. Nakatsuka et al.: *ACCAS 2018*, 137 (2018).
23) Y. Tomiki et al.: *IEEE URAI2017* (2017).
24) S. Kim et al.: *ACCAS 2018*, 202 (2018).
25) 益田泰輔ほか：日本機械学会ROBOMECH 2019, 2P2-R09 (2019).
26) M. M. Murilo et al.：日本機械学会ROBOMECH 2019, 2P2-R08 (2019).
27) G-Z. Yang et al.: *Sci. Robot*, **2**(4), 8638 (2017).
28) Y. Kassahun et al.: *Int. J. Comput. Ass. Rad.*, **11**(4), 553 (2016).
29) 鎮西清行ほか：レギュラトリーサイエンス学会誌, **9**(1), 31 (2019).
30) S. Ko et al.: *Neurosurg. Focus*, **42**(5), E5 (2017).
31) S. A. Heredia-Pérez et al.: *Int. J. Med. Robot. Comp.*, **15**(1), in press (2019).
32) Y. M. Baek et al.: *IEEE/ASME T. Mech.*, **19**(1), 278 (2012).
33) A. Nakazawa et al.: *Int. J. Comput. Ass. Rad.*, in press.
34) A. Huaulmé et al.: *Int. J. Comput. Ass. Rad.*, **13**(9), 1419 (2018).
35) Y. Morishita et al.: *ACCAS 2018*, 52 (2018).

第2編 スマート手術室と手術デバイス開発
第3章 手術支援ロボット開発

第2節　軟性内視鏡手術システムの開発

慶應義塾大学　和田　則仁　　慶應義塾大学　北川　雄光

1. はじめに

本稿では，筆者らが取り組んでいる軟性内視鏡手術システム（Flexible Endoscopic Surgery System；FESS）によるロボット手術の研究開発を中心に，最先端医療を支える手術支援技術について，これまでの研究開発の流れと，将来的展望を概説する。

2. 開発の背景

2.1 内視鏡外科手術と手術支援ロボットの発展

現在の低侵襲治療の幕開けは，フランスのPhilippe Mouretが1987年に世界で初めて腹腔鏡下胆嚢摘出術に成功したことに始まる。それ以降，内視鏡外科手術は1990年代に広く普及・発展してきた。当初は良性疾患に対する比較的単純な術式が中心であったが，画像の高精細化と超音波凝固切開装置の登場に伴い，それまで開腹で行われていたリンパ節郭清を伴う悪性腫瘍の手術へと一気に守備範囲が拡大した。しかし支点を腹壁のトロッカーに固定された5自由度の動作制限により，開腹と同等の手術が実現できるという状況にはなかった。

この問題を解決する方法としてロボットが注目され，1990年前後からその開発が進められた[1]。そのうちIntuitive Surgical社のda Vinci Surgical System（dVSS）が1999年に欧州でCEマークを取得し上市され，2000年に米国でFDAの承認を得ると，その後，米国を中心にロボット手術が広く普及した。当時，欧州を中心に臨床応用が先行していたComputer Motion社のZEUS Robotic Surgical Systemとの間に特許訴訟があったが，2003年，両社が合併したことで特許問題は解消した。しかし，市場はダヴィンチが独占するという状況が生み出されることとなった。

わが国では2000年3月，慶應義塾大学病院においてアジアで初めてdVSSを臨床導入し[2]，同年4月の第100回日本外科学会総会（北島政樹会長）において臨床例をライブで披露した。その後導入された九州大学とともに2施設で2002年6月まで治験が行われたが，医療機器として認可されるには至らなかった。dVSSの進歩と米国を中心とした普及を背景に，わが国での導入が再検討され，2009年11月になり，ようやく一般消化器外科，胸部外科（心臓外科を除く），泌尿器科，婦人科での使用について薬事承認が下りた。2012年4月にはロボット支援前立腺全摘除術が保険適応となって以降，手術支援ロボットの臨床導入が進んできた。2018年4月，新たに12件のロボット支援手術が保険適用となり，さらなる普及が期待されるところである。

2.2 NOTES

2000年代に入り，内視鏡外科手術は低侵襲化に関していくつかの方向性が検討された。その1つが経管腔的内視鏡手術（natural orifice translumenal endoscopic surgery；NOTES）である。NOTESは内視鏡を口や肛門などの自然孔（natural orifice）から挿入し，経管腔的（translumenal）に体腔内に到達し，体表面を切開せずに診断・処置を行う手術である。2004年に米国のA. N. Kallooら[3]が軟性内視鏡を用いた経胃的腹腔内観察を発表し，次世代の低侵襲治療として大きく注目された。一部の施設で挑戦的な試みとして，究極の低侵襲手術といえる体壁を全く傷つけないpure NOTESが試みられたが，手技的難易度の面から普及するには至らなかった。**図1**は，NOTESに関連する論文をPubMedで検索（検索語は"natural orifice" NOTES）しヒットした論文数である。2010年をピークに減少しており，臨床的に普及しなかったことを裏づけている。

経管腔的にアプローチするうえで軟性（flexible）であることが必須であるが，その場合，消化器内視鏡の治療技術に立脚して内視鏡外科手術を行うという困難さがあり，ほとんどの外科医はNOTESから離れていった。唯一日常臨床で生き残った手技としてドイツを中心に発展したハイブリッドNOTESがあり，数多くの症例で安定した結果が報告されている[4]。この手技は腟という短い管腔を利用することで，腹腔鏡手術で用いている通常の硬性（rigid）の器具を利用できる点で技術的ハードルが下がった。さらに腹壁の細径補助ポートを併用するハイブリッドNOTESは手技をさらに容易なものとしたが，男性では実施できないという制限がある。筆者らはこのハイブリッドNOTESの手法を参考にして，経腟ハイブリッドNOTES虫垂切除術[5]および経腟ハイブリッドNOTES胆囊摘出術を行った。虫垂切除では体位は截石位とし，脚間に産婦人科医が入り経腟ポートの作成と閉鎖，術中の子宮挙上によるダグラス窩の展開を行った（**図2**(a)）。術者は経腟の12 mmポートから種々の手術器具を利用し，臍部の2.3 mm細径ポートでトライアンギュレーションを保ちながら手術が行える。臍部から5 mmの腹腔鏡を挿入するが先端が屈曲するため，術者の鉗子とは干渉せずに良好な視野が得られる。患者は，術後腟部に痛みを感じるこ

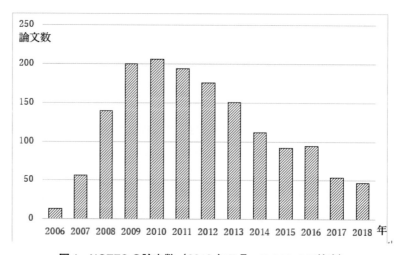

図1　NOTESの論文数（2019年7月，PubMedで検索）

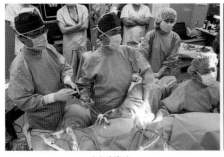
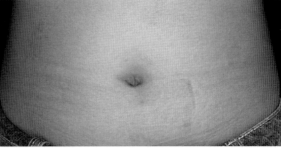

(a)手術室　　　　　　　　　　　　　　(b)術後の臍部

図2　ハイブリッドNOTES

とがないため，鎮痛剤を全く必要としないほど疼痛が少ないというメリットが期待できる。術後の臍部の創も全くわからないほどである（図2(b)）。低侵襲性と整容性の観点からNOTESの意義は高いといえる。

2.3　単孔式内視鏡手術とReduced Port Surgery

外科医のNOTESへの情熱が冷めるなかで注目を集めたのが単孔式内視鏡手術である。臍内に隠れる1つの傷だけで手術を行うことにより，NOTESと同等の整容性が得られるため，NOTESに代わる手技としてわが国では2008年頃より注目されだした。特に，コヴィディエン社の単孔式内視鏡手術のためのプラットフォームであるSILSポートが登場してからは，多くの外科医が単孔式内視鏡手術を手掛けるようになった。デバイス同士の干渉を防ぐ先端が屈曲する器具も技術的難易度を下げ，単孔式内視鏡手術の普及を後押しすることとなった。

しかし単孔式内視鏡手術は整容性の観点で有用性は明らかであるが，低侵襲性に関しては優位性を示す研究は多くはない。最近のシステマティックレビューとメタ解析[6]では，腹腔鏡下虫垂切除術で単孔式（SLA）と従来式（CLA）について，8本のランダム化比較試験（995症例）が検討された。合併症率，術後イレウス，在院期間，術後疼痛（図3(a)）で両者に差はなく，単孔式で手術時間が長く開腹コンバート率が高いが，整容性に優れる（図3(b)）という結果となって

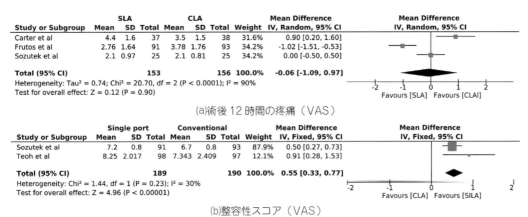

(a)術後12時間の疼痛（VAS）

(b)整容性スコア（VAS）

図3　腹腔鏡下虫垂切除術における単孔式（SILA）と従来式（CLA）の比較

いる。多くの外科医が感じることと矛盾しない結果といえ，単孔式にこだわらずに，なるべくポートの数を減らし径を細くするReduced Port Surgery（RPS）という概念のもと，安全性を最優先に低侵襲性を追求する方向性が広く受け入れられているといえよう。

2.4 消化器内視鏡治療の進歩

　管腔臓器である胃や大腸では，ポリープを内視鏡で切除するポリペクトミーという内視鏡治療は1980年代より行われていた。また同様の手技で内視鏡的粘膜切除術（Endoscopic Mucosal Resection；EMR）は，粘膜表層に限局した早期がんを切除する治療として広く行われていたが，2cmを超えるようなものは対象とはならず，外科手術の適応となっていた。しかし1990年代後半になり，内視鏡を用いて粘膜下層を剥離することで大きな病変を一括して切除する技術，内視鏡的粘膜下層剥離術（Endoscopic Submucosal Dissection；ESD）が開発され，当初は胃，その後大腸にも応用されるようになった。従来手術により胃を切除する必要があった早期胃がんが，胃をすべて残しお腹に傷をつけずに根治的に切除できるようになり，まさに教科書を書き換えるような画期的な進歩であった。現在では，十二指腸の腫瘍にも応用されるようになり[7]，侵襲の高い膵頭十二指腸切除術が回避できる症例もある点で画期的といえる。

　食道アカラシアは，食道の蠕動運動と下部食道括約筋の機能障害により食物の通過が障害され食道が拡張する病気で，従来食道の筋層を切開する手術が行われていた。2008年，口から挿入した内視鏡で食道粘膜下にある筋層を切開する治療法が開発された。内視鏡下筋層切開術（Per-Oral Endoscopic Myotomy；POEM）と呼ばれる方法で，現在ではこの手技でほとんどの食道アカラシアが治癒し，長期予後もよいことが明らかとなりつつある[8]。これも教科書を書き換えるような偉業であり，患者にとって手術を回避できる低侵襲治療の登場であり，大きな福音となっている。

　このESDとPOEMは，ともに日本人が開発した治療法である。消化器内視鏡のシェアでは世界の70％を誇る日本であるが，内視鏡製品の国際競争力だけではなく，治療技術の面でも世界をリードしている分野といえる。しかしながら，この優れた治療技術は日本では，全国津々浦々で享受できるが，西欧諸国では普及していないのが現状である。軟性内視鏡の操作は単純な挿抜（押し引き）と回転だけではなく，直線化や引っかけ，空気量の調節など複雑な技術を必要とするため，指導者が少ない欧米ではなかなか普及していない。また内視鏡の操作だけではなく診断能力も重要であり，内視鏡を真に使いこなすのはいわば職人芸ともいえる。特にESD，POEMともに内視鏡の先端のみを用いて切開という侵襲的な操作を行うため，より難易度が高く習得するのは容易ではない。

3. 軟性内視鏡手術システム（FESS）

3.1 手術支援ロボットの市場

　世界の医療機器市場は拡大している。しかしながら，厚生労働省の薬事工業生産動態統計調査によれば，わが国の医療機器の貿易収支は輸入超過であり（**図4**），診断系の医療機器はかろうじ

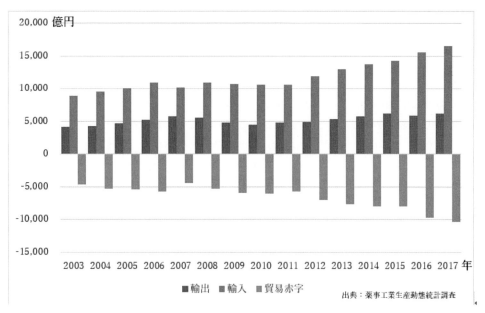

図4　わが国の医療機器の貿易収支

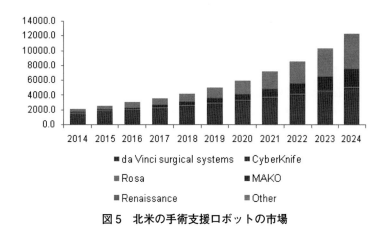

図5　北米の手術支援ロボットの市場

て黒字であるものの，治療系医療機器においては顕著な輸入超過となっている。手術ロボットの市場[9]（図5）を見ると，市場規模は爆発的に増大していることがわかる。当然この傾向はわが国でも同様の傾向と考えられる。なかでも da Vinci が最大の規模を誇るが，それに続く MAKO, ROSA, Renaissance（Mazor X），ROBODOC は，整形外科用のロボットである。マスター・スレーブ型のマニピュレーターである dVSS と異なり，骨を扱うロボットは，術前 CT のデータを用いたナビゲーションで，NC（数値制御）工作機のように正確な手術を支援する点が特徴的である。これまで dVSS は，主に婦人科および泌尿器科で手術支援ロボットが普及してきたが，近年，一般・消化器外科領域での術式の増加が著しく，さらなるロボットの市場拡大が見込まれる。

3.2 軟性内視鏡手術システム開発の端緒

dVSSは，前立腺全摘への応用が普及のカギとなった。前立腺全摘は狭い骨盤腔内で尿道の吻合を要するため開腹術でも困難であるが，腹腔鏡手術は名人芸的な要素があり一部の施設で行われるのみであった。しかしda Vinciは，技術的困難性を著しく低下させることができたため，前立腺全摘は腹腔鏡手術を経ずに，開腹手術から一気にロボット手術へと移行した。優れた医療機器の登場が低侵襲治療の普及にとっていかに重要であるかを示す好例といえよう。NOTES，ESD，POEMなどの手技は，従来の治療方法を革命的に低侵襲化しうるものであるが，技術的困難さが普及の妨げとなっている。そこで，日本が諸外国に対して優位な立場にある内視鏡と産業用ロボットの技術を融合することで，極めて独創的で優れた医療機器が創成できるであろうという仮説のもと，2013年1月に軟性内視鏡手術システム（Flexible Endoscopic Surgery System；FESS）の研究開発プロジェクトの基本考想が立ち上がった。

3.3 軟性内視鏡手術システムのコンセプト

軟性内視鏡手術システムの基本的なコンセプトを以下のように固めていった。第一に軟性（flexible）であることである。現行の内視鏡外科手術はすべて硬性（rigid）な構成となっており，さらなる低侵襲化を目指すためには軟性がブレークスルーポイントになると考えた。次に重要な要素は内視鏡と鉗子の分離である（図6）。NOTESのために開発されたmultitasking platformのほとんどは軟性内視鏡の先端から鉗子が出る形態となっており，腹腔鏡手術のように内視鏡と鉗子が独立して動かないため鉗子の動作範囲に制限があり，臨床現場で受け入れられなかったと考え，手術器具としての完成度を高めるためには術野を俯瞰する内視鏡から独立した鉗子とした。さらに，プラットフォームのオープンアーキテクチャー化も重視した。ロボット鉗子を体内深部まで送り込むプラットフォームをあえてオープンにすることで，既存の周辺技術を取り込み，開発を促進させ，軟性内視鏡治療で優位にあるわが国の産業全体を底上げする効果を企図した。また外筒と複数の内筒からなるプラットフォームは，独自のレール機構を用いることで，内筒の径や配置をフレキシブルに変更できることとし，術式や術者の好みで自由にデザインできるようにした。

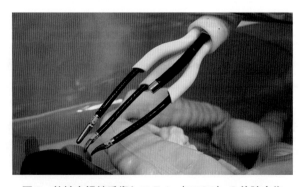

図6 軟性内視鏡手術システム（FESS）の体腔内像

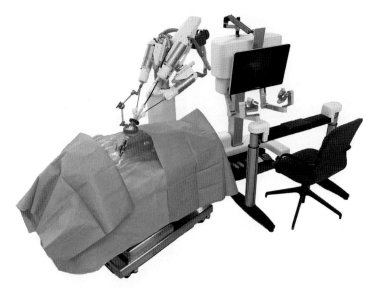

図7　軟性内視鏡手術システム（FESS）の全体像

3.4　軟性内視鏡手術システムの特徴

軟性内視鏡手術システムは以下の特徴を有する。

①単孔式内視鏡手術のデバイスであり，経臍，経肛門，経腟，経口などのアプローチで，特に従来の硬性のデバイスでは治療できなかった体内の深部で優位性を発揮する。

②プラットフォームをオープンアーキテクチャーとすることで，FESS以外の既存のデバイスを利用することができるため，臨床現場で受け入れられやすいと考えられる。

③硬性のロボットはアームが体外で激しく動き回るため，自重を重くすることで床に固定して安定した動作を担保している。一方，軟性鉗子の動作は基本的に挿抜と回転のみであり，ベッドレールに装着できるぐらいに軽量化が可能である（**図7**）。

④セットアップも容易で，鉗子の交換も容易である。

⑤力触覚のフィードバック機構が搭載可能である。ただし，すべての自由度に対してこれを実装するのは技術的に困難であり，ロボット鉗子にリアルハプティクスを導入するのには時間を要すると考えられる。

⑥内視鏡は3Dのハイビジョンで，近赤外光のセンサーを有するため，ICGを用いたナビゲーションも可能である。カメラは術者がコンソールで任意の術野が観察できるようにロボット鉗子と同様に操作できる。

⑦術前CTのボリュームデータから再構築した3D画像と，鉗子や内視鏡の位置情報からナビゲーション情報を提供できる。病変部を示すことで手術時間を短縮し，直接見えない重要な脈管や臓器を示すことで損傷を回避できるようになる。

3.5　軟性内視鏡手術システムの未来

FESSは，2014年7月よりゼロから開発を始めて5年が経過した。動物実験では腹腔鏡デバイ

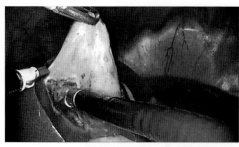
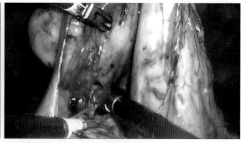

※口絵参照

図8 軟性内視鏡手術システム（FESS）の動物実験

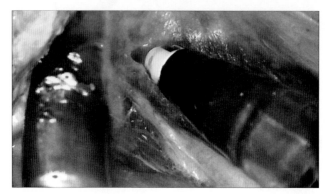

※口絵参照

図9 軟性内視鏡手術システム（FESS）による TaTME

スのアシストなしに FESS 単独で胆囊摘出術や，膵上縁のリンパ節郭清に成功している（**図8**）。また献体（soft cadaver）を用いた TaTME（trans anal total mesorectal excision：経肛門的全直腸間膜切除術）では，経肛門的な下腸間膜動脈根部へのアプローチと吻合まで成功し，術中尿管内に留置した蛍光カテーテルが発する近赤外シグナルを捉えることも可能であった（**図9**）。非臨床 POC（proof of concept：コンセプト実証）確立の最終段階にある。

　今後は薬事取得に向けた動きを加速させるためにも，臨床応用についてより精緻な仕様確定が必要である。また同じ技術を用いたスピンオフの開発も念頭におき，臨床家からみて魅力的な製品に仕上げていく過程が必要である。最終的には，縦隔鏡下食道切除や経胃 NOTES など，究極の低侵襲手術を実現する医療機器として完成度を高めていきたいと考えている。

4．おわりに

　公的資金の支援と，多くの企業・アカデミアの熱意と献身的協力を受けることができ，FESS は5年間の間に一定の成果を上げることができた。今後は事業化に向けた開発を加速させなければならないが，ここからがこれまで以上に資金と人的リソースを要するステージとなる。企業にとっては，市場性が投資できるかどうかの判断材料となる。国内外での市場調査を進めるとともに，より広い市場が狙えるような製品仕様に仕上げることと，臨床家との連携により臨床応用の

可能性を追求することが重要と考えている。FESS は企業単独では成し得ない，日本ならではの研究開発のスタイルを実現できた好例の1つといえる。これを事業化することで企業が利益を上げ，海外に輸出することで医療機器の貿易赤字を減少させ，アカデミアは学術的成果を上げ，そして患者さんにこれまでにない新たな低侵襲治療の医療機器を届けることが，このような研究開発の機会をいただいたことへの恩返しになると思っている。

最後に，FESS の研究開発では日本医療研究開発機構（AMED）のプログラムスーパーバイザー（PS）として当初から熱心にご指導ご鞭撻をいただいていた故北島政樹先生に謝意と哀悼の意を捧げます。

文　献

1) 和田則仁ほか：外科, **80**, 893（2018）.
2) 小澤壯治ほか：医学のあゆみ, **197**, 341（2001）.
3) A. N. Kalloo et al.: *Gastrointest. Endosc.*, **60**, 114（2004）.
4) C. Zornig et al.: *Surg. Endosc.*, **25**, 1822（2011）.
5) 和田則仁ほか：日外会誌, **114**(6), 308（2013）.
6) O. E. Aly et al.: *Int. J. Surg.*, **35**, 120（2016）.
7) N. Yahagi et al.: *Gastrointest. Endosc.*, **88**(4), 676（2018）.
8) H. Inoue et al.: *J. Am. Coll. Surg.*, **221**(2), 256（2015）.
9) https://www.grandviewresearch.com/industry-analysis/surgical-robot-market

第2編　スマート手術室と手術デバイス開発

第3章　手術支援ロボット開発

第3節　ロボット麻酔システムの開発

福井大学　重見　研司　　国立国際医療研究センター病院　長田　理
福井大学　松木　悠佳　　日本光電工業株式会社　荻野　芳弘

1. はじめに

　全自動全身麻酔は人類の夢である。誰もが痛みや苦痛を伴う処置をされるとき、眠っている間にすませてほしいと願う。華岡青洲は、通仙散（麻沸散）という煎じ薬にて乳がんをはじめ多くの手術に成功したが、症例や傷病により効果が一定せず、匙加減が難しかった。知識と技術の継承が困難なこともあり、明治維新の西洋医学導入によって廃れた。欧米では、亜酸化窒素（笑気）やエーテルによる吸入麻酔が始まったが、特殊な器具や技術を要した。人為的に痛覚を麻痺させると、呼吸や血液循環が抑制されることから、それらに対応するためモニタや器具・技術も開発された。第二次世界大戦中に気管挿管の技術が開発され、全身麻酔の安全性は格段に改善した。無酸素症をきたす純笑気事故は、麻酔器のフローメーターの改良により根絶され、ヒューマンエラーは精神論では発生率をゼロにできないことが明らかとなった。最近では、パルスオキシメーターの普及により、周術期死亡症例が1/10に減少したとされる。新しい薬剤の開発とその副作用の克服については現在でも継続的に探求されている。

　そういった歴史の中で、今を生きる私たちは過去を懐かしみ、将来を夢見ているだけでは、目前の患者を救うことはできない。特に、国内の医師不足地域で、適時に必要な外科的処置を施行するために、全身麻酔の供給が喫緊の課題となっている。これは、世界的にみても必要なことで、麻酔がないために必要なときに必要な外科的処置が受けられない人が多数存在する。飲み水の供給や公衆衛生、感染症、食糧問題など、マスとしての健康福祉課題に加え、難病や稀少疾患、遺伝子異常など個々への対応などの課題はわかりやすく、明瞭に記述できるのでニュースにもドラマにもなりやすい。しかし、麻酔科医不足のため、手術開始まで痛みをこらえて待つ患者や、本人の苦痛をわがことのように感じる家族、休む間もなく時間外労働する医師や看護師の疲労は簡単に文字にすることができず、ニュースやドラマになって世間に広報されることも少ない。いわゆる「サイレント・マジョリティー」といってよい課題で、医師が取り組むべき価値があると考える。

2. 全身麻酔の用手部分の器械化

　現有する薬剤で個々の症例を安全に麻酔することはできる。しかし、監視する項目が多くかつ複雑で、対処も一意的には決定できないので、1症例につき1人の麻酔科医が必要とされる。か

つて麻酔科医はそれらを1つひとつ五感で診察し，用手にて対応していた。そのため麻酔科医の育成には経験と技術の修練が必要で時間を要した。従来の育成方法ではすぐに増員することはできない。現実的な対応として，ときとして看護師を代役とし，順次，機械を用いるようになった。例えば，聴診や触診による心音や脈拍から心拍をモニタしていたのを，心筋の電気的活動をモニタする心電計で心拍数を計測するようになった。その結果，心拍数だけでなく，期外収縮や心筋虚血，高カリウム血症なども診断できるようになった。また，自動血圧計は，当初，測定速度や精度に満足できない時期もあったが，現在では，ほぼ全例で装着される標準モニタ器機となった。人工呼吸器も，用手にて呼吸バッグを操作することで吸気時の肺胸壁コンプライアンスや呼気時の気道抵抗を知る技術がないがしろにされる恐れや，間違った設定が肺の過膨張や破裂をきたす恐れが指摘され，熟達者のみが使用を許される時期もあった。現在は，半自動で肺リクルートメントも実行することができ，麻酔器に標準装備されている。パルスオキシメーターは本邦で考案されたものであるが，開発当初は装置本体もセンサーも大型で，爪や口唇の色を目視すればこと足りるとして，その利点が理解されず，改良・開発を海外の企業に依存していた。一方，気道確保においては，気管挿管を凌駕する技術がないことから，挿管方法の改良が進んだ。さまざまな器具が提案され，そのつど「喉頭鏡の時代が終った」と言われたが，完全に喉頭鏡にとってかわる器具はいまだに開発されていない。

　全自動麻酔に関しては，すべてを完全に代替するものを開発するよりも，順次，できるところから機械化するのが現実的である。実際，自動血圧計や高機能人工呼吸器を用いた麻酔は一部機械化された半自動麻酔と呼ぶことができる。今回は，麻酔薬の投与について自動化を進めた。かつて，ハロタンなど吸入麻酔薬を使用した全身麻酔では，一剤で鎮静，鎮痛，筋弛緩の三作用を併せ持ち，血圧および心拍数が正常範囲内に収まるように濃度調節すれば，全身麻酔が達成された。そこで，心拍数と血圧を指標としてハロタンの濃度を調節する自動投与方法が考えられたが，心拍数と血圧は，麻酔以外の要因でも増減することから，それを区別するために常にヒトの判断が必要であり実用には至らなかった。また，揮発性麻酔薬に関しては，デジタル気化器の普及は最近になってのことで，アナログの気化器を機械的に操作するには大がかりな装置が必要であった。

3. 揮発性麻酔薬と静脈麻酔薬

　本邦における最近の全身麻酔は，鎮静・催眠薬としてデスフルランやセボフルランなど揮発性麻酔薬か静脈麻酔薬のプロポフォールを用い，鎮痛薬としてレミフェンタニル，筋弛緩薬としてロクロニウムを用いることが多い。揮発性麻酔薬は，ハロタンの使用経験が蓄積されているので，麻酔施術の初心者にも心拍数や血圧の変化に従って投与量を調節することで比較的容易に全身麻酔が維持できる。また，吸気中の濃度が直接モニタでき，麻酔を調節する際に体重や薬物代謝機能などを考慮する必要がない点でも便利で安全な麻酔薬である。一方，プロポフォールは，静脈内に直接投与するので，常に血中濃度を考慮する必要がある。点滴回路が長い場合，三方活栓から静脈留置針までの死腔が，薬剤投与と生体の反応の時間差を考慮するときに重要なファク

ターとなる。

　以上の得失を検討しても，覚醒時の質について考慮すると，揮発性麻酔薬では高頻度で覚醒時に迷妄・興奮状態をきたすが，プロポフォールでは熟睡感が得られ，悪夢をみることも少ない質のよい睡眠が提供できる。今回の自動麻酔では，薬物力学や薬物動態の解明も進んでいるプロポフォールを鎮静薬として選択した。鎮痛薬は超短時間作用性で調節性のよいレミファンタニルを用い，筋弛緩薬は特異的な拮抗剤が開発されたロクロニウムを採用した。

4. 全身麻酔3薬剤自動投与前夜

　福井大学附属病院では，数少ない麻酔科専門医ができるだけたくさんの症例を麻酔するために，麻酔経験の浅い医師であっても，専門医の指導の下，安全で快適な麻酔が達成できる工夫をこらした（**図1**）。専門医が素早くかつ的確な指示を出すためには，まず現状を的確に把握する必要がある。第一に必要な情報は，心拍数や血圧などの現状とその過去の経緯，および投薬の履歴である。従来の麻酔記録では，投薬の履歴は数値で書き込まれていたが，当院では主要薬剤の予測血中濃度をトレンド表示しており，一目でその症例の麻酔が把握できる（**図2**）。麻酔の初心者は，麻酔が浅くなったとき，鎮静薬か鎮痛薬かいずれを投与するか迷う。専門医であれば，まず鎮痛の程度を判断し，十分な鎮痛と判断すれば，適切な睡眠のためには鎮静薬を投与する。鎮静薬は，全身麻酔導入時の入眠に必要であった投与量から，各症例の薬物に対する感受性を判断し，麻酔の維持に必要な投与量を推測し，投与量に対する反応を診て滴定する。つまり，鎮静薬は用量と反応の関係を予測して投与し，鎮痛薬は鎮静薬と適切なバランスで投与する。筋弛緩薬は，初回投与の効果が消退したときの予測効果部位濃度を目安に追加投与することで，過不足なく適切な筋弛緩状態を維持できるようにしている。このように，投与薬剤の効果部位濃度を予測

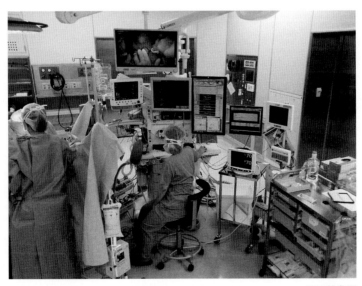

※口絵参照

図1　現在の福井大学附属病院手術室で稼働中の全身麻酔システム

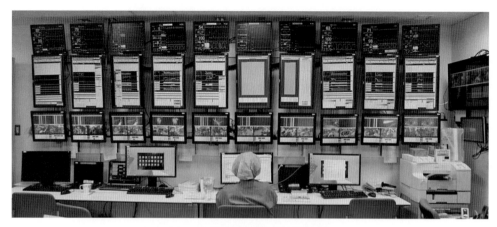

図2　電子麻酔記録器の表示画面

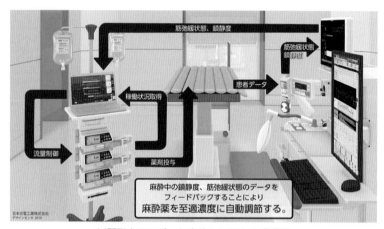

(a) 開発中のロボット麻酔システムの構成図

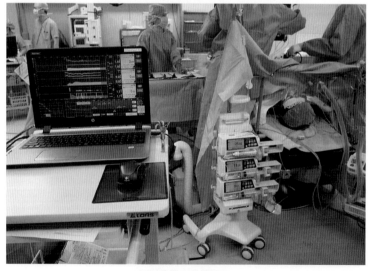

(b) 試作器の稼働状況

図3　福井大学附属病院で開発中のロボット麻酔システム

し，脳波モニタや筋弛緩モニタで設定した指標を基準として追加投与量を決定することで，熟練した麻酔科医と同様の麻酔が実現できた．

麻酔初心者の医師は，指導医の指示の下，各種モニタや支援器機に助けられて全身麻酔を実行するが，各種モニタの表示の解釈や，言語による指示の受け渡し，器機の操作にはヒトの認知，解釈，行動が介在する．すなわち，チーム医療は二重確認による安全性の向上が認められる反面，ヒューマンエラーの温床でもある．モニタ表示の誤認や異常値に気づくのが遅れること，言葉の取り違いや思い込み，思い違い，勘違い，うっかり，ぼんやり，不正確な判断や行動などを皆無にすることは不可能である．

特に，長時間にわたり同じことを正確に繰り返す業務や常時監視する業務は，コンピュータや電子機器，機械の得意分野である．上腕に装着したマンシェットで血圧を5分ごとに測定すること，一定の1回換気量で1分間に設定回数呼吸させること，手術中，常に心拍数や動脈血酸素飽和度を測定することなど，かつては用手的作業であったが，現在では自動血圧計，人工呼吸器，心電計，パルスオキシメーターなどの器械が標準装備となった．次は，用手で調節している薬剤投与のシリンジポンプをパソコンで制御することを考えるときである．その後は，血圧や心拍数，輸液量を調節することも考えなくてはならない．

本稿では，鎮静薬と鎮痛薬および筋弛緩薬の3薬剤をパソコンで制御したシリンジポンプを用いて適切な量を自動的に投与する装置の研究・開発について述べる（図3(a), (b)）．

5. 開発中の装置の特徴

5.1 プロポフォールの自動投与方法

プロポフォールは，短時間作用性の鎮静薬として約30年前から本邦で臨床使用されてきた．白濁した薬剤であることや，シリンジポンプによる投与量の精密な調節が必要であることなどが原因で，広く普及するには時間を要した．特に，目標制御注入法（Target-Controlled Infusion；TCI）を用いて予測血中濃度を算定して投与する場合，TCI理論の理解と特殊なシリンジポンプを必要とした．臨床的に鎮静状態をモニタすることは困難で，脳波モニタ（BISモニタ）も必要となった．BISモニタが鎮静度を0〜100の数値として表示することから，この数値を目標値として，シリンジポンプをフィードバック制御することが試行錯誤されてきた．

BIS値にて目標値を45として，モニタがこれより大きい値を表示すれば投与量を減量し，小さい値であれば投与量を増量するアルゴリズムで調節できる．しかし，実際には，BIS値は短時間で増減し，臨床的には，ある程度目視にて移動平均して現状を把握していた．これを機械的に目標値とするには，計算器で一定時間の移動平均を求める必要がある．一方，投与量の増減に関しては，シリンジポンプと血管を接続する延長チューブと点滴回路のいわゆる死腔が症例によって異なり，加えて，点滴本流の流量が一定せず，シリンジポンプで調節した投与量が体内に届くまでに時間遅れが複雑に関与した．

こうした系をフィードバックで制御するには，延長チューブや点滴回路およびその流量についても制御が必要とされ，複雑な制御プログラムが必要であった．さらに，脳波にノイズが混入し

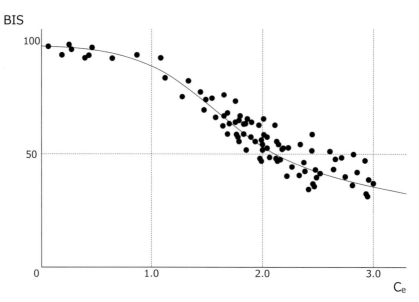

図4　プロポフォールのCeと脳波のBIS値の関係を示す用量反応曲線（シグモイドカーブ）

て，装置がこれに反応した場合，必要量からかけ離れた投与量が投与される可能性があるので，ノイズを判別する方法に工夫が必要であった．

　筆者らはプロポフォールを採用したが，その制御は，実臨床で麻酔科医が実際に考えている内容を数式にしてプログラムした．麻酔科医は，常に投与量とその反応を試行錯誤し，過去の経験を参照して現在の投与量を決定する．これを，プロポフォールの投与量と脳波のBIS値の関係式で近似し，シグモイドカーブで表した．実際には，3秒ごとにプロポフォールのCeとBIS値の関係をプロットし，その都度シグモイドカーブで近似した．その結果，シグモイドカーブは，手術侵襲が強くなったり，硬膜外麻酔の効果が薄れたり，レミフェンタニルの投与量が不足したときに右へ移動し，同じBIS値を維持するのには大きなCeを必要とすることが示された．また，このシグモイドカーブから，任意のBIS値を実現するために必要なCeを随時示すことができた．そこで，担当麻酔科医が目標とするBIS値を維持するようにプロポフォールのTCIポンプの目盛を調節すると，これがシグモイドカーブの示す値とほぼ一致することも示された．すなわち，このシグモイドカーブが示す値をそのままTCIポンプの入力端子を介して調節すれば，試行錯誤することもなく，ヒューマンエラーも減らせることが示唆された．

　そこで，LANを介してBIS値（y）をパソコンに3秒ごとに取り込み，プロポフォールの投与履歴からCeの値（x）を経時的に逐次計算し，両者の関係から各症例のプロポフォールに対する用量反応関係を式(1)に示すシグモイドカーブで近似した（図4）．

$$y = 100 - \frac{70}{1+e^{(ax+b)}} \qquad (1)$$

その結果をもとに，BIS値が45となるCeをesTEC$_{45}$（estimated Target Effect site Concentration 45）と呼ぶこととし，この値をTCIポンプに出力して自動投与した．

5.2 レミフェンタニルの自動投与方法

鎮静の指標としてはBIS値が用いられているが，現在までに実用化され実際に臨床使用された鎮痛モニタはない。そのため，これまで鎮痛薬の投与をフィードバック制御で投与することが困難であった。

麻酔科医は臨床実地現場にて，心拍数や血圧，自発呼吸の発現，体動など，さまざまなバイタルサインを総合的に判断して，鎮痛の過不足を評価している。その際，鎮痛薬の投与履歴も確認し，一般的な投与量と比較検討して，鎮痛薬に対する各症例の反応について検討を重ねる。麻酔中に血圧が上昇したとき，初心者は鎮痛薬か鎮静薬かどちらを増量するか迷うが，その際，鎮痛薬と鎮静薬のバランスを考慮することで安定した麻酔が維持できる。

スマートパイロットビュー（ドイツ・ドレーゲル社製）では，鎮静薬と鎮痛薬のそれぞれのCeの関係において，呼びかけや身体を揺することで開眼するレベル（Tolerance of Shake and Shout；TOSS），喉頭鏡で喉頭展開して開眼するレベル（Tolerance of Laryngoscope；TOL）について，50～90％の症例が含まれる範囲を双曲線で示す。これを用いると，50～90％の症例が大丈夫な麻酔の組み合わせが得られ，その範囲内で麻酔を維持すると50～90％の確率で安定した麻酔が得られる。しかし，その組み合わせのパターンは無数に存在し，その選択は担当麻酔科医に委ねられている。

本装置では，任意のBIS値を示す鎮静薬（x）と鎮痛薬（y）のCeの組み合わせを式(2)に示す双曲線に近似して求めた（**図5**）。

$$(x-a)(y-b) = c \tag{2}$$

bは大量の鎮痛薬を投与しても覚醒している状態で必要な鎮静薬のCe，すなわちその症例のBIS値が45となるために最小限必要な鎮静薬のCeを示す。一方，鎮痛薬（y）がゼロであるとき，BIS値が45となるには，$Ce = b - (c/a)$で表される鎮静薬が必要となる。この場合，鎮痛薬

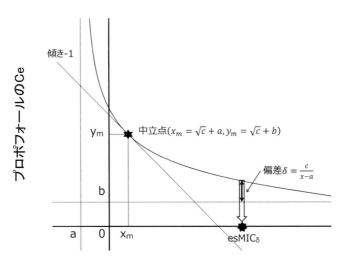

図5 BIS値が45となるレミフェンタニルとプロポフォールのバランスを示す双曲線

は投与されていないが，患者は無意識で，大脳が痛覚刺激の入力を感知しない状態に相当する。生体は，侵襲に対して無意識に反応しており，覚醒時に疲労感が残りスッキリした目覚めにならないため，これを質のよい眠りとはいえない。

この双曲線の中点は，接線の傾きが-1となる点（$\sqrt{c}+a, \sqrt{c}+b$）で，鎮静薬と鎮痛薬のCeのバランスは，中点の鎮静薬のCeに対する割合で示すことができる。その割合を20%にすると，それ以上に鎮痛薬を増量しても，鎮静薬の増量はごくわずかである。このバランス点を$esMIC_{20}$（estimated Maximal Individual Concentration 20）と呼ぶことにした。すなわち，それ以上の鎮痛薬はほぼ必要ないと換言できるので，本装置ではこの点を麻酔のバランス点と設定した。

将来的には，任意のBIS値の任意のバランス点を担当麻酔科医が選択できるようにしたい。また，硬膜外麻酔やその他の局所麻酔を併用した場合は，少量の鎮痛薬で麻酔が維持できるが，それはBIS値が45のバランス双曲線の左へシフトすることによって，鎮痛薬の必要量が少なく指示されると考える。このように，鎮痛のモニタがなくても適正量と想定した状態となる鎮痛薬が投与できるアルゴリズムとなっているのが，本装置の2つ目の特徴である。

5.3 ロクロニウムの自動投与方法

筋弛緩薬は，特異的な拮抗薬が開発されたロクロニウムを採用した。用手にて間欠的に投与する場合は，体重や投与履歴などを考慮して投与量や投与間隔を決定する。ロクロニウムのCeを計算して電子麻酔記録器にトレンド表示できるようになってからは，Ce値が1.2〜1.6 μg/dLとなれば追加投与するようにすれば，大多数の症例で適切な麻酔が維持できた。症例によって，自発呼吸の発現が認められたり，術野から筋弛緩の不足状態が報告されたりすれば，そのときのCeを参考に追加投与できた。筋弛緩モニタが使用できれば，適切なTOF値を維持するように間欠的に投与できた。筋弛緩モニタとCeを併用できれば，まず最初に投与したロクロニウムのCeが漸減し，適切なTOF値が認められたときのCeでその後のロクロニウムを投与すれば，持続的にも間欠的にも適切な筋弛緩状態が維持できた。これらの経験から，本装置では筋弛緩モニタで%T1をモニタし，これが認められないようにロクロニウムを持続投与するフィードバック制御を採用した。

以上，3薬剤の制御プログラムを述べた。症例を重ねることによって，改良点や想定外の問題点が明らかになるであろうが，一方，想定外のセレンディピティも期待できる。

6. 開発中の装置の利点

6.1 薬剤自動投与の利点

本装置は，自動車のオートクルーズ，飛行機のオートパイロットと同じようなもので，侵襲の小さい手術で，出血も少ない症例など，比較的平穏な麻酔での活用を想定した。全身麻酔に必要な3薬剤の自動投与が可能となるので，麻酔担当医は心拍数や血圧など他のバイタルサインの維持，出血量や尿量，体温，呼吸関連モニタ項目など，その他の重要項目に注意をより多く向けることができ，それに比例して患者の安全性が向上する。また，麻酔担当医が全身麻酔開始後に，

中心静脈穿刺や局所麻酔を追加する場合など，その手技に注意が向けられ，バイタルサインの点検が遅れて適切な麻酔深度が保てなければ，予定外に低血圧や徐脈，また覚醒状態から体動が生じることもあるが，こういった危険も防止できる．

6.2 ヒューマンエラーの軽減

目視によるモニタ確認や用手による薬剤投与では，見間違いや思い違い，思い込み，また指示の聞き間違いや魔が差すことがあって，ヒューマンエラーの発生は避けられない．しかし，器機による閉鎖回路制御では，人為的判断や行為が介入しないので，ヒューマンエラーは根絶される．しかしながら，装置を組み立てる段階では，人為的行為が介入するので，このレベルでのヒューマンエラーの可能性については細心の注意を払う必要がある．薬剤をシリンジに充填するときの間違いや，そのシリンジをポンプに搭載するときの間違いなど，想定されるヒューマンエラーについては，これを防止する工夫が必要である．また，万一想定外の事態によって，例えば短時間で薬剤が全量投与された場合については，フェールセーフの考え方から致死量以下の薬剤を充填するなど，危険な状態に陥ったとしても致命的にならない工夫が必要である．

6.3 過不足のない適正な薬剤投与

自動投与の最大の利点は，適切な薬剤投与によって必要最小限の薬剤が使用されることである．加えて，血中および体内に残存した薬物の総量を予測しているので，この精度の研究が進めば，筋弛緩薬のリバースにおいて，必要十分な投与量を求められるので，筋弛緩薬のリクラリゼーションの予防ができ，この点についても安全性が向上する．

6.4 並列麻酔の可能性

現在，日本麻酔科学会は，1人の麻酔担当医が複数の症例を並列して全身麻酔することを認めていない．それは，これまで縷々述べてきたように，多数の観察項目があり，それぞれ滴定することで麻酔を維持するため，複数の症例を同時に麻酔することは，注意散漫や情報の混同などが憂慮され，危険な行為と考えられているからである．全身麻酔の機械化によって，麻酔担当医を支援する装置が開発されれば，複数の麻酔科医によって麻酔している状況と類似した状態となるため，1人の麻酔科医が複数の症例を麻酔することも現実的になると考えられる．これは，認定看護師と協力して全身麻酔する場合とも類似している．複数の医師や看護師と共働してもヒューマンエラーを完全に防ぐことができないが，機械ではヒューマンエラーを回避できるメリットがある．認定看護師が本装置を操作することも考えられるが，本装置は見様見真似で操作できるものではない．パルスオキシメーターのプローブを正しく装着することや，自動血圧計のマンシェットの大きさを正しく選択すること，人工呼吸器の設定を理解できることなどと同様に，あるいはそれ以上の生体医用工学の知識，例えば，薬力学や薬物動態学，フィードバック制御の特性などの知識がなければ，正しい運用も不測の事態への対応も不可能である．

7. フィードバック制御の欠点

7.1 フィードバック制御の特性による反応の遅れ

　フィードバック制御は，目標値を設定し，現状との差が生じたときにその差を補正して目標値を維持する制御である。そのため，変化が生じなければ，薬剤投与量は変化しない。麻酔科医は先取り麻酔と称して手術開始前にあらかじめ麻酔を深くするが，このような動作は行わない。そのため，特に麻酔開始時に，一時的に麻酔が不十分な状態が観察される。本装置は，迅速に追随するため，患者が覚醒することも，痛みを感じることもないが，例えば，タイムアウトのタイミングで手術開始のマークを入れる操作をするなど，実際の手術開始より早い時点で鎮痛薬を増量して投与する工夫もできる。

7.2 フィードバック制御の反応に対するノイズの影響

　フィードバック制御は，目標値と現状を比較するが，現状にノイズや間違った信号が入力されると，正しいモニタとの区別をしなくては危険な状態に陥る。工学的な PID 制御では，この問題の克服が難しい。目視によるモニタの判別では，ノイズと正しい信号は容易に区別できるが，機械的にこれを区別させる場合，さまざまな状況を考慮して，判別項目を多数設定する必要がある。それでも実臨床では想定外のノイズが発生する可能性があり，これに対応できなければ実用化できない。本装置によるプロポフォールの投与は，まず BIS 値を用いて近似式でカーブフィットし，その結果から必要な C_e を算出するので，大きなノイズが入力されても，近似したシグモイドカーブは多数の正確なモニタ値にフィットされ，ノイズの影響は少なく，想定外の C_e を出力することはない。レミフェンタニルは，プロポフォールとの投与量のバランスで投与されるので，プロポフォールに大きな変化がない限りレミフェンタニルも変化は少ない。ロクロニウムは通常，比較的大量の初期量を投与し，追加投与量は少量を持続投与するので，ノイズに対しては，現状維持のままアラームを発して医師の判断を仰ぐ工夫を施している。

7.3 システム稼働前の準備段階での留意点

　クローズドループ制御では人為的な判断や行為が介入しないので，ヒューマンエラーは発生しないが，薬剤の充填やシリンジのポンプへの搭載など準備段階で人為的行為が介入する。ここでの間違いを防ぐには，商用 TCI システムで用いられているように，プレフィルドシリンジとポンプを照合するタグなどが必要である。

7.4 クローズドループにおける回路の不具合の影響

　本装置のクローズドループは，生体の反応をモニタするセンサーをはじめとして，薬液が充填された延長チューブや輸液用の点滴回路など，さまざまな様式の回路が組み込まれている。その各所で，接触不良や点滴回路の閉塞などが考えられ，そのすべてがノイズや動作不良の原因となる。その発生を予防することも重要であるが，発生の予知や発生時の素早い発見と，その対策にも工夫がいる。そのため，本装置を使用するにあたっては，特有の問題点の周知など，自動車運

転免許講習と同じような講習が必要である。

7.5　フィードバック制御は変化量が検出されなければ反応しないことの影響

　麻酔科医は，効果が同じであれば麻酔薬はできるだけ少量の投与量にしたい。そのため，安定した状態では，効果を判定しつつ徐々に投与量を減量し，必要最小限の投与量を確保する。しかし，フィードバック制御では，モニタに変化がなければその状態を維持するため，比較的多量の場合でもその投与量が維持される。この点は，プログラムの工夫で克服できるが，覚醒時に不都合が認められなければ，これまで「過量」と考えられていた状態が麻酔科医の人為的な判断であって，実はその量が適切な投与量であった可能性も否定できない。このように器機による制御は，人為的な意思を介入しないので，いわゆる機械的な冷たい対応がなされ，人対人の関係性を重視する場面では不都合であるが，先入観や思い込みを排し，想定外のよい結果が得られることもあり，今後の研究が待たれる。

7.6　自動装置開発後の用手知識・手技の衰退

　一般的に自動化されると，従来のマニュアル操作の訓練が別に必要となる。自動車においては，オートマチック車専用の運転免許があるように，自動に馴れるとマニュアル操作が不可能となる。自動車ではそれでも差し支えないが，医学では医療行為の途中で自動化された操作が不可能になった場合，すべてのレベルでマニュアルに切り替えなければならない。オートマチック限定の医師免許はありえない。外科手術の領域でも，内視鏡支援ロボット手術において，途中で開腹術へ切り替えることを常に想定しておかなくてはならない。従来は日々の診療が訓練も兼ねていたが，常時自動化の診療を行う場合，別にそのための訓練が必要となる。麻酔科領域では，血圧測定や心拍数測定，用手人工呼吸など，現在でも器械が故障したときの備えは万端でなくてはならない。本装置の故障時，現状では通常の薬剤投与方法に復帰すればよいが，近い将来，本装置が標準的な麻酔方法に組み込まれた場合，これまでの薬物の用手投与方法を経験しない麻酔科医も出現すると考えられ，今からその対策を講じる必要がある。

8.　国内外の実績

　本稿の共著者である長田は，1998年にプロポフォールとフェンタニルおよびベクロニウムを用いて3薬剤の自動投与に成功している[1]。これが広く普及しなかったのは，フェンタニルとベクロニウムの調節性がレミフェンタニルやロクロニウムに比較して作用時間が長く，また特異的な拮抗剤も存在しなかったこと，シリンジポンプも現在のようにコンパクトな通信機能がなく各個に配線する必要があり，手術室自体のインターネット環境も整っていなかったためで，時期尚早であった。

　京都大学のチームは工学部と共同し，時間遅れとゲインの安全域として詳細な検討を重ねて本格的な自動制御を試みた[2]。その結果，200例以上の症例で安全に麻酔できた。これが普及しなかったのは，BIS値の変化に対するシリンジポンプの反応が薬剤投与の効果となってBIS値に現

れるまでの遅れ時間が一定せず，点滴の速度や輸液延長チューブの長さによって異なり，各個体の薬剤に対する反応が一定でないことも影響し，時間遅れの問題が複雑で実用的ではなかったからと思われる。

　海外では，Struysらが早くからプロポフォールの自動投与に取り組み，2001年にHillの式を用いて投与量の制御を試みた[3]。しかし，BIS値が落ち着いている症例では可能であったが，症例によってはBIS値の入力が一定せず，投与量の振動現象を抑えることができなかった。その後，2013年にはシグモイドカーブを用いた新しいアルゴリズムを用いた[4]が，それでも実用化されていない。Struysらのある程度の自動投与の成功をもとに，遠隔医療にこれを応用し，実際に成功例が報告された[5]。2015年には，軍用として利用できることも示された[6]。実験的臨床に成功したからといってそれが広く普及するとは限らないが，遠隔麻酔の可能性を示唆した。本邦では災害時や僻地，離島での遠隔医療に応用できると考えられる。Hemmerlingらは，2008年に5年後の市販を宣言した本格的な装置の開発に着手した。ニックネーム（McSleepy）も覚えやすいものであり，ミラーの教科書にも1章を割いて記述されている[7]が，開発から10年経過しても市販されていない。鎮痛，鎮静，筋弛緩を自動調節するMcSleepyと，輸液量および昇圧剤投与の調節の2つを組み合わせて麻酔に成功したとの報告がある[8]。全自動に一歩近づいたものであるが，開発初期段階で，このまま広く普及できるものではない。2016年に中華人民共和国で市販された装置（Concert-CL，Veryark，Hong Kong）では，レミフェンタニルの投与量は麻酔科医が設定しなくてはならない[9]。また，脳波をもとにプロポフォールとレミフェンタニルを投与するが，制御アルゴリズムは全く異なり，筋弛緩薬用のポンプがないものもある（EasyTIVA，Medsteer，Paris）[10]。そのほか歴史的な経緯は，Hemmerlingがミラーの教科書に詳しく記述している[7]が，いずれも実用には至っていない。

　ドイツでは，シリンジポンプを4台装備した麻酔器（Zeus Infinity Empowered，独ドレーゲル社）がインターネットで検索できる。血管作動薬（昇圧剤）と鎮静薬，鎮痛薬，筋弛緩薬を搭載することを想定していると思われる。吸入麻酔薬の気化器と同様に，生体情報モニタの近傍でシリンジポンプを操作できるように設置しただけかもしれないが，ドレーゲル社は，SmartPilot Viewも開発・市販しており，麻酔器にシリンジポンプの制御プログラムを搭載することも視野に入れている可能性もある。

　以上のアルゴリズムは古典的なフィードバック機構であるが，Leeらは深層学習に基づいた人工知能（AI）を用い，統計学的に将来を予測して投与量を決定するアルゴリズムを用いた[11]。膨大な症例から得られた統計的な確率で将来を予測するから，従来の理論や因果関係などは考慮する必要がない。経験豊富な麻酔科医が麻酔するのによく似ているが，器機装置が応答する場合，そのプログラムは人為的なもので，純粋に統計処理だけではなく，例えば企業の恣意が介入できる余地があるが，それが一見ではわからない点には十分注意する必要がある。

9. おわりに

　本邦で開発中の鎮静薬，鎮痛薬，筋弛緩薬の3薬剤を自動投与する器機について記述した。古

典的なフィードバック制御であるが，各薬剤についてそれぞれ従来のアルゴリズムと異なる特徴がある．モニタ値と目標値の差を直接補正するのではなく，鎮静薬については，モニタ値から各個に用量反応曲線の近似式を求め，それをもとに投与量を求めて制御し，鎮痛薬については，鎮静薬とのバランスを設定することで投与量を制御する．筋弛緩薬については初期投与の回復過程から適量を予測し，外科的筋弛緩状態を維持するように投与量を制御する．この制御方法により，従来の方法では解決できなかったノイズ対策が実現し，振動現象や暴走が防がれ，ヒューマンエラーを劇的に減少させ，安全性が格段に向上した質のよい全身麻酔の均霑化が促進されると考えられる．

文　献

1) H. Yamamoto et al.: Abstracts of 1998 Annual Meeting of Society for Technology in Anesthesia (1998).
2) Y. Sawaguchi et al.: *IEEE Trans. Biomed. Eng.*, **55**, 874 (2008).
3) M. M. R. F. Struys et.al.: *Anesthesiol.*, **95**, 6 (2001).
4) M. M. Neckebroek et al.: *Curr. Anesthesiol. Rep.*, **3**, 18 (2013).
5) H. Ihmsen et al.: *Br. J. Anaesth.*, **98**, 189 (2007).
6) S. Bibioan et al.: *Mil. Med.*, **180**, 96 (2015).
7) T. M. Hemmerling: Miller's Anesthesia 8th ed., 2550–2580, Elsevier (2015).
8) A. Joosten et al.: *Anesth. Analg.*, **126**, 88 (2019).
9) Y. Liu et al.: PLoS ONE, 10; e0123862.doi; 10.1371/journal.pone.0123862 (2015).
10) N. Liu et al.: *Anesth. Analg.*, **112**, 546 (2011).
11) H–C. Lee et al.: *Anesthsiol.*, **128**, 492 (2018).

第2編 スマート手術室と手術デバイス開発

第4章 医療経営と新人育成

第1節　新しい医療経営と変革への課題

一般財団法人医療経済研究・社会保険福祉協会　西村　周三

1. はじめに

　本稿では，ICT（情報通信技術）の進歩に伴うヘルス関連のデータの整備状況と，これを活用する医療経営の課題と期待を述べる。急速なICTの発展によって，健康・医療・介護に関するデータの利用可能性が飛躍的に増してきた。しかし，一部ではこの活用について過大な期待が語られ，ビジネスの対象としても拡大するという，一種の「先物買い市場」が形成されつつある。

　ヘルスビッグデータさえ整備されれば，AIの進展とともに医療が画期的に変わるとか，人々の健康行動が大きく変容することにも寄与すると期待する向きがある。そういった期待の背景には，経済成長にこの分野が寄与することを求める産業界の期待もある。

　例えばアメリカの国民医療費は，対GDP比でほぼ日本のそれの2倍近い。また絶対額でみた1人あたりで費やされる医療費は，介護費用を含んでも，アメリカのそれは日本の2倍を超える（1ドル＝120円で換算）。この数値だけを単純に比較すれば，日本での医療費・介護費の増加の余地は十分あると推測できる。

　日本とアメリカとの大きな制度的な違いは，日本ではそのほとんどが公的な財源に依存しているのに対し，アメリカでは民間医療保険などによって，私的な市場を通じた財源によって賄われている点である。しかも驚くべきことに，アメリカの医療費のうち公的給付で賄われている額だけをとってみても，1人あたりの金額は日本のそれを上回っている。アメリカには高齢者の医療を保障する公的なメディケア，低所得者の医療を保障するメディケイドがあるが，これらの公的保障額だけでも人口あたりでの保障額は日本のそれより大きいのである。

　ただし，アメリカの医療や介護に関しては，さまざまな医療保障の「単価」が高いという批判がある。言い換えれば同じようなサービスを提供しても，アメリカのほうが付加価値が高いため，総額としての医療費・介護費が高くなる。同じような診療が，患者負担だけでなく，公的な負担を含めても，日本よりアメリカのほうが高いという事例が普遍的にみられるのである。このことは，市場競争がこの分野に関しては十分に機能していないことをうかがわせる。

　以上は，治療や介護の分野についての議論であるが，現在日本で大きな関心を呼んでいるのは「予防・健康維持」に関わるサービスである。この分野は，現在の医療保障制度の下では，ほとんど公的に保障されていない。運動や食生活の改善によって，病気の予防ができることの期待感は大きいが，一定の生活習慣に馴染んだ人々が行動変容を起こし，健康的な生活習慣を変えることは意外に難しく，また個別の食品の摂取やある運動習慣の形成が健康に及ぼす効果に関しては科

学的に見極めることができても，全体としての食習慣，生活の中でのバランスのとれた運動習慣の健康に及ぼす影響を，科学的に見定めることは難しいというのが現状である。

しかしながら，これまではそうであったとしても，これからはスマート医療テクノロジーの進歩によって，真に多くの人々を健康にすることができる可能性があれば，それに賭けることは有意義である（ただし筆者個人としては，効果がないにも関わらず，さも効果があるようにみせて，束の間の満足を与えるビジネスが横行しないよう監視する必要性も感じている。消費者庁は，例えば多くの健康食品について，その詐欺性をしばしば批判しており，利益優先の商法の横行を批判していることも注視していきたい）。

以下では，まずICTや人工知能などの技術の発展，直近の時点で，どのように保健・医療・介護のあり方が変わりつつあるかを展望し，最後にいわゆる「スマート医療テクノロジー」がもたらす変革の可能性について議論したい。ただしその視点は，技術的な側面ではなく，社会科学的な発想，すなわち経営，ビジネスの視点からの問題意識に限定する。

2. ビッグデータ活用と医療経営（1）―医療データの特性と「経営」についての予備知識

保健・医療・介護に関わるビッグデータの整備と，その分析能力が高まってきたことが医療経営にどのような影響を及ぼしているかを議論することが目的である。「医業・介護経営」の特性について簡単に説明し，これを受けて現実にどのような変化が起きつつあるのかを解説する。「予防・健康維持」分野については性格が異なるので別途議論する。

まずここ数年の制度改革により，2021年にはいわゆる「レセプト」データが幅広く活用できるようになるといわれている（医療機関が診療の報酬を保険者に請求する際に提出する書類）。医療機関やその経営にアドバイスをするコンサルタント組織などでは，その活用を進めることへの期待が大きい。しかし残念ながらその進行のスピードは，あまり加速されないのではないかと思われる。このデータは当面，研究者にしか活用されないのではないかと考えられており，研究者の活用の成果を受けて，少しずつ臨床の現場に広がっていくものと思われる。

ただし研究者による成果は，一方では比較的早く，政策担当者により診療報酬の設定に利用され，その後少し遅れて，コンサルタントなどを通じて，病院などの医療機関に活用されるものと思われる。現代の臨床の場での医療行為は，さまざまな専門分野に及んでおり，個々の診療科ごとに診療報酬が形成されており，そのすべてに習熟することは，かなり時間を要する。

この「医業経営」の現状について考えてみよう。この言葉は曖昧な表現であるが，この定義を最初に示すよりも，一般の企業経営とどこが違うのかを考えながら明確にしていくことが，理解を容易にすると思われる。企業という場合，近年の特徴的な形態は株式会社である。この組織は，建前としても，また法的にも株主の利益を最優先する。このため，通常は営利を最優先して活動すると思われがちである。

確かに企業によっては，「利益重視」を第一義とするところもあるだろうが，現代社会では株式会社の大部分は，その組織の永続性を求めており，単純な短期の利益だけを追求しない。利益

追求という目標の最も対極は，消費者（買い手），従業員，各種材料などを納入する取引相手（売り手），株主など，すべての「ステークホルダー」の利益を考慮し，バランスを計りながら行動することである。多くの株式会社はこの両極端の間にあるものと思われる。

　このように説明すれば，株式会社と病院などの非営利組織と目されるものとの大きな違いは見出せない。唯一の違いは出資者である株主の存在を意識するかどうかだけである。もちろん企業や医療機関には共通した目的もある。例えば消費者（患者など）の満足度をどのように引き上げるか，ICTを活用して質を低下させずに，無駄な人手などを減らすにはどうしたらよいか，組織の業務の一部を外部委託することは望ましいか，などが挙げられる。そしてより大きな問題として，場合によっては，いくつかの組織を吸収合併することが望ましいか，なども考えられる。以下，これらの可能性を順次考えていきたい。

　病院といえども組織の永続性を望めば，少なくとも一定の利益の確保を目指さなければならない。むしろこれらの組織の違いを考える際には，次の点が重要となる。「利益」は確かに大切であるが，組織としては利益を最優先できない別の事情がある。それは程度の差はあるものの，医療経営組織では利益よりも「質の向上」という目標を優先せざるを得ないという点である。

　言い換えれば，医師や看護師といった各専門職者が，自らの倫理的信念に沿って，時には利益を出すことに抵抗を示すということがある。このことは，多く専門職者が通俗的にいう「終身雇用」に馴染まないこととも関連している。そして，この点の重要性は，これから述べていくICTの進展に伴う行動の変化と密接に関連する。もちろん，専門職者といえども同じ職場に長期にわたって勤務することが日常的であれば，多くの人々は利益を考えざるを得ない。なぜなら自らの生涯賃金に影響するからである。

　しかし多くの専門職者は，その専門資格のゆえに，比較的短期間で転職することが可能である。この場合は，その組織の永続性という意味での行く末を考えなくてもよい。

　ある病院の経営者が医療の質の向上にあまり関心を抱かず，利益追求に走れば，専門職者はそこを離職して別の職場を探すことができる。他方，一般企業ではよほど専門的な知識を持たない限り，頻繁に組織を移動することは少ない。近年転職者は増加しているが，同じ企業にとどまった場合よりも，生涯賃金が低くなるというデータもある。転職にはリスクが伴うが，専門職者のほうがそのリスクは小さいのである。

　こういったことは，ICT化に伴ってどのように影響を受けるだろうか？　結論を先に述べれば，当面，病院などはビッグデータ処理の成果を活用して，その成果を利益の拡大より，質の向上に向かわせるものと思われる。もちろん，質の向上を目指すことの結果として，副次的に余計な費用が削減できることはあり得る。また収益（売り上げ）を拡大できることはありうるが，当面は質の向上（例えば無駄な薬剤の使用を削減するなど）を目指す方向へ進むものと思われる。以下ではこの点を説明していきたい。

3. ビッグデータ活用と医療経営（2）―質の向上

　当たりまえのことだが，多くの人々は保健・医療・介護に対して，健康の向上，医療における

治癒，介護における良質なケアなどを求めている。しかし厄介なのは，消費者（患者や介護利用者）などの満足度とその質の高さは，しばしば同じではないことである。もちろん個々の診療の成果を統計的に処理すれば，診療の成果と患者の満足度とは正の相関があることはほぼ間違いない。しかし診療の成果と満足度は完全には比例しないのである。

　介護に関しては，利用者とその家族の間で評価が異なることが多い。健康向上のためのさまざまなサービス（健康食品やダイエット活動の指導，場の提供など）の場合は，比較的消費者（利用者）の満足度が高ければ質が高いと評価できるが，この場合でも効果が永続するかどうかについての評価を前もって判断することは難しい。

　こういう背景のもと，この分野で近年ビッグデータの整備により，質の評価に関する手法がかなり確立しつつある。特に医療分野では，この評価の仕組みが「次第に」確立しつつあることが，利益よりも質の向上が優先されつつあると想像する理由である。

　そこで，予防・健康活動については後述するとして，医療や介護の成果に関して考えてみる。医療の成果については，専門家の間で「医療の質」として整理された有名なものがある。これを問題提起したのはドナベディアンという学者で，古典的なものだがわかりやすい。それは，ストラクチャー，プロセス，アウトカムの3種類に分けて判断するというものである。具体的には，**表1**のように表される。

　一見すると，このうちの「アウトカム」が最もふさわしい基準のように思われるが，これはそれほど単純ではない。このことについて，まず介護に関して説明する。介護の報酬を決める際，社会保障審議会介護保険給付部会では以前から次のような問題提起をしていた。

　介護の質を評価するにあたり，制度発足当初は，報酬の決定にはストラクチャー（構造）指標が採用された。各施設の人員配置（人の加配）がストラクチャーであり，事業者と利用者間の相互作用，例えば要介護度別に基本報酬を決めたり，訓練の有無などによって，報酬額を変えたりしていた。個々の施設の成果を指標化することの難しさは，例えばサービスを受ける時点で，正確に個々の利用者の重症度がわかっていれば，成果を測定することは比較的容易である。しかし要介護度を測定しても，利用者の回復への意欲を測定することが難しいため，結果としての要介護度だけで評価することは難しい[1]。2006年に介護予防サービスが給付に盛り込まれるようになり，アウトカム評価が報酬に加えられた。一例を挙げると，「在宅復帰」の指標をアウトカムとして報酬が支払われたのである。

　しかし，アウトカム評価にはいくつかの課題が存在する。前記の介護保険給付部会が行った調査報告書では，この課題として以下の4項目を挙げている。

　①社会的・文化的価値観の違いや個人の人生観や思想信条の相違に左右される。

表1　医療の質の評価基準

ストラクチャー(structure，構造)	施設，設備，人員配置（医師数，看護師数など），資格，医療機関の認定状況
プロセス(process，過程)	治療内容，診断，検査，看護基準など
アウトカム(outcome，結果)	生存率，ADL，QOL，患者満足度

②評価する時点によって結果が異なるため，評価時点の設定が難しい。
③家族や本人の努力といった事業所の努力の及ばない要因がアウトカムを左右する。
④複数のサービスを同時に提供するので，どのサービスが寄与したかの判定が難しい。

このように考えると，結論的には介護の質は，かなり多くの要素を複合的に考えることが必要であり，しかも政策当局，利害関係者（ステークホルダー）ごとに評価が異なるという認識が必要である。おそらくここ当分は，表1に示した3つの基準の組み合わせによって，質の評価や報酬額が決まるものと思われる。そして将来的にもこういった評価には，利用者，専門職者，行政などを巻きこんだ作業PDCAサイクルを通して実現していくことが重要であると想像できる。したがって，その時々に応じて，必要とされるデータが新たに収集され，それを誰もが利活用できる体制を整えておくことが必要である。

次に医療について考える。ここまでの介護の質の評価に関しては，介護保険の「制度」という枠組みでの議論を紹介した。すなわち質の評価を，報酬体系がどのように反映しているかを紹介したが，厳密にいうと報酬体系における質の評価と，利用者（やその家族）がどのように評価しているかとは別である。

医療に関しては，ストラクチャーおよびプロセスに関する各種の指標は，医療機関単位ではまだまだ十分とはいえないが，少なくとも地域（都道府県，二次医療圏など）単位ではここ最近急速に普及してきた（ただし，まだ利用者が使いやすいようには整理されていないように思える）。これは報酬体系と直接結びつく形で整備が進んでいるわけではない。

報酬との関連では，例えば急性期医療に関して，2018年の診療報酬改定には幅広く適用されたことに注目したい。これは，この時点での中央社会保険医療協議会で報告されており，DPC（急性期病院における入院時医療の包括払い）データを用いた入院医療の質に関するプロセス評価に関わる方法論が，改定に適用された。

DPCデータの限界は，外来のデータがなく，比較的大病院中心のデータであるため，主に急性期を中心としたストラクチャーとプロセスを中心とした質の評価にヘルスデータを活用する第一歩となった。

健康・保健・医療・介護関連のデータ整備の重要性はこれまでにも指摘されてきたが，厚生労働省が本格的に取り組み始めた1つの転換点は，2017年の「データヘルス推進改革本部」の設置であろう。この本部の設置の趣旨には，これまでの取り組みの遅れへの反省が記載されるとともに，あわせて「よく考えられた」目標が掲げられている。それはICTの利活用が「供給者目線」から「患者，国民，利用者目線」へのパラダイムシフトを起こしたいという目標である。この目標の成否が，今後の改革のカギを握ると考えられる。

特に医療保険制度において，診療報酬の請求のために利用される「レセプト」データが，悉皆データとして利用可能になりつつあることから，近い将来全国レベルで診療の実態が明らかになる。

そういう意味で，ようやく利用者目線という発想にカジを切ろうとする，政策担当者の意図は評価したいが，具体的な作業としては，まだまだ利用者目線になっていない。医師の持つ知識と患者の持つ知識との情報ギャップが大きいため，利用者目線にたどり着くのが意外に難しいということが，その理由である。

今後の作業は，「膨大な健康・医療・介護情報が眠っている審査支払機関（医療保険の保険者の代理をすることが期待されている機関）を「業務集団」から「頭脳集団」に改革し，ビッグデータのプラットフォームを構築すること」「保険者が……保険者機能を発揮し……実効的なデータヘルスの推進を図る」こと，「実効的なデータヘルスの推進を図ることで，国民が身近な環境で予防・健康管理・重症化予防に向けた効果的なサポートを受けられる環境を整備」するなどを通して，この目標を達成したいというわけである。

　この発想は極めて重要である。現在医療の提供には多くの「無駄」が存在すると想像されている。しかしこの無駄をなくすためには，医師などの医療提供者と患者との認識ギャップを埋めるための「膨大な」作業を進めなければならない。

　この点を具体的な事例で説明しよう。子どもの風邪に対して，抗菌薬の投与は慎重でなければならないというのは医学界では常識である。現に診療制度のもとでも「小児抗菌薬適正使用支援加算」というものが設定されており，「急性上気道感染症又は急性下痢症により受診した小児であって，初診の場合に限り，診察の結果，抗菌薬投与の必要性が認められず抗菌薬を使用しないものに対して，抗菌薬の使用が必要でない説明など療養上必要な指導を行った場合に算定する」とされている。

　ところが2017年データを用いた『協会けんぽ』におけるビッグデータによる分析では，抗菌薬の処方が地域ごとに極めて大きな格差があることが示された。長年抗菌薬使用の問題点が指摘されているにも関わらず，おそらく過剰に処方する地域があることが示された。

　ここでは，この問題点を詳述しないが，おそらく患者（この場合は正確には患者の親などの要請が大いに影響していることは間違いない）に迎合する医師が原因だというのは簡単だが，さまざまなリスク評価の違いなども考慮すると，一概に医師を責めることができないケースが多く存在する。あえて危険なものの言いようをすれば，教育水準，所得，親の忙しさの違いなど，すべて知悉しなければ適切な治療ができないことを社会全体が理解すべきなのである。

　より一般的な議論をすれば，次のような問題が横たわっている。大部分の国民は，紛れもなく「健康」を求めているが，健康とは何かと問われると答えに窮することが多い。また国民が医療や介護に求めるものは何かといっても，これまでそれはしばしば抽象的な議論にとどまってきた。WHO（世界保健機構）がかつて高らかに歌い上げた健康概念は，議論の出発点としては重要であるが，いかにも抽象的過ぎる。例えば，おそらく日本のような長寿社会では，若者と高齢者の間では「健康」の持つ意味はかなり異なることが予想される。

　このとき注意したいのは，「健康」に関して求めるものは，個々人によって異なるというだけでは十分でないという点である。ものを売買する場合と違って，この種のサービスは，提供者と利用者とが相互に情報を交換しながら，求めるもの・提供されるものを「作り上げていく」というプロセスが重要である。これは「サービス」のあり方を述べる大部分の経営学者に共通した見解であり，特に筆者が独自の見解を述べていることではない。

　ところで本稿で説明してきたレセプトデータ（National Data Base；NDB）はReal World Dataとも呼ばれ，医療研究においては最も質の高いデータとはみなされていない。図1に示すように最も質の高い医学研究は，あらかじめ被験者をランダムに2つ以上のグループに分けて，そ

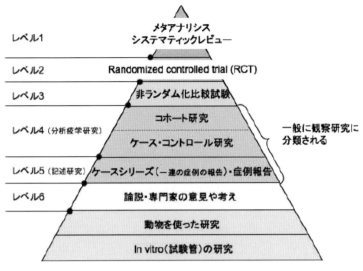

図1 エビデンスのピラミッド

の間の違いを明らかにしてこそ分析の価値があるという発想（図のRCTという箇所）に基づいている。本稿で言及してきたレセプトデータが，どこまでEBM（Evidence-based-Medicine）というものに耐え得る質のものかは，これから医学研究者の間で議論が交わされるものである。

さらに，介護については利用者の評価を知るためのデータの整備は体系だったものはほとんどなく，利用者のサービスの選択にはケアマネージャーが関わるのであるが，そこでどのようなコミュニケーションがなされているかの調査は，研究者によるものを除いてはほとんどない。利用者が何を基準にサービスを選択しているのかについてわかっていないことが多いのである。

当面，研究者は（そしてコンサルテーションなどの実務に携わる人々にも以下の点を期待したいのであるが）以上述べたような視点について注力しつつ，医療経営のあり方に影響を与えていく。

4. ビッグデータ活用と医療経営（3）—収益の向上，費用節減など

［2］では，通常の企業経営と医療経営とを比較した場合，質の向上という点で，ウエイトが異なることを指摘した。そして［3］では，今後質の評価に関する研究がどのように進んでいくかについて，筆者の見通しを述べた。

しかし，ビッグデータの活用によって，質の評価の研究が進んだとしても，それが一気に医療経営の中身を大きく変えるとは思われない。その理由を説明し，その後の「スマート医療」の進展の可能性を展望する。

これまで明確には述べなかったが，現実の「医療の質」は，これまで蓄積されたレセプトなどのデータから，さまざまなことが明らかになるとしても，一気に大きく変わるとは思えない。

医師やその他の医療従事者による医療の提供は，しばしばEBMとナラティブ・メディシンの組み合わせによって決まるといわれている。一方は多くの患者に対して取得され，科学的に解析された根拠に基づく医療であり，それを個々の患者の特性に合わせて，患者と対話を重ねながら

（これを「ナラティブという」）提供していくという。詳しくはメッザ，パッサーマン著『ナラティブとエビデンスの間』と同書の翻訳書で解説している岩田健太郎氏の解説を参照のこと[4]。医療はこのようにして提供されているのである。

　例えば，前述したようにEBMでは小児に抗菌薬は処方しないという原則に基づきながらも，患者やその親の要望によっては，必ずしもEBMに従わないという治療である。また整形外科分野の例でいえば，過去のデータに基づいて2つの代替的な手術のうちどちらがよいか，明確なエビデンスがないときには，患者にその事情を説明して，患者に選択させるという治療がある。

　このような現実を踏まえてビッグデータの解析が進んでいくことを想像すれば，今後EBMが飛躍的に進展しても，現実の診療が一気に変わるとは想像しにくい。ただし医療機関といえども，EBMと患者の意向を忖度するという意味での「質の向上」ばかりを追求するわけではない。実際のところは前述したように，EBMのためのエビデンスが蓄積され，これを政府が活用し，診療報酬の改定に利用すれば，医療機関はそれに適応しなければ，医療経営に大きな影響を及ぼすことになりかねない。

　事実これまでの診療報酬制度は，そういった機能を果たしてきたわけであり，この傾向がビッグデータの活用によって拍車がかかることは十分予想される。筆者は，このスピードが思ったほど早くは進まないと言っているだけで，そういう方向に進むことは確実である。

　ただ，現状では患者の意向に関するデータの蓄積が少ないので，この方向が一気に進みにくいと考えている。しかしICTの進展は，患者の意向もデータベース化する方向が一気に進む可能性はあると考えている。例えばまだ試行段階にすぎないし，診療報酬にも反映されていないが，スマートフォンのLINEアプリを用いて，患者や患者の家族の意向や家庭での治療（例えばば服薬）状況の情報が得られれば，治療の現状は大きく変化する可能性がある。いわば「ナラティブ」医療のデータベース化が進めば，現状の医療に大きな変化をもたらす可能性があると考える。この動きに関しては，今しばらく推移を見守りたい。

文　献

1) 厚生労働省：第123回社会保障審議会介護給付費分科会配布の資料6（2015）.
http://www.mhlw.go.jp/file/05-Shingikai-12601000-Seisakutoukatsukan-Sanjikanshitsu_Shakaihoshoutantou/0000089752.pdf

2) 厚生労働省：介護サービス評価のあり方に係る事業報告書（2009）.
http://www.mhlw.go.jp/file/05-Shingikai-12601000-Seisakutoukatsukan-Sanjikanshitsu_Shakaihoshoutantou/0000186482.pdf

3) 消費者庁：打消し表示に関する表示方法及び内容に関する留意点
https://www.caa.go.jp/policies/policy/representation/fair_labeling/pdf/fair_labeling_180607_0004.pdf

4) J. P. Meza and D. S. Paaerman: *Integrating Narrative Medicine and Evidence-based Medicine*（2011），『ナラティブとエビデンスの間』，メディカルサイエンスインターナショナル（2013）.

第2編 スマート手術室と手術デバイス開発

第4章 医療経営と新人育成

第2節　医療経営と医療形態―新興国から取り組む新しい医療システムづくり―

株式会社miup　酒匂　真理

1. はじめに

㈱miup（ミューブ）は，学生時代より途上国開発研究を行っていた代表取締役の筆者と共同創業者で現東京大学医科学研究所助教の長谷川氏により，2015年9月に設立された東大発の医療AIベンチャーである。当社は，これまで医療にアクセスできなかった途上国の人々も含め「テクノロジーを用いて世界の医療アクセスを向上させること」をミッションに設立した株式会社である。現在は，AIをはじめとするソフトウェア開発を東京本社で行うほか，事業をメインで展開しているバングラデシュに子会社，関連会社を設立し，現地で医療サービスを展開している。

1.1　ミッション

現在，発展途上国とか新興国（以下，新興国で統一）と呼ばれている多くの国では，日常的に医療にアクセスできる人々は限られており，生まれてから一度も医師にかかったことがないまま一生を終える人々も少なくない。その一方，昨今ではモバイルインターネットの普及などにより，新興国でも爆発的にインターネットユーザー数が増加し（**図1**），AI技術や遠隔医療技術との組み合わせにより，これまで医療アクセスが十分でなかった地域の人々にも医療の恩恵を届けることも現実味を帯びてきた。当社ではICT（情報通信技術）の発展の波を利用し，世界の医療アクセスを改善することをミッションとしている。

2. バングラデシュについて

これまで医療の届かなかった人々も含め医療を届けることをミッションとする当社は，最初のターゲットとして現在力を入れているのが，アジアの国々でも1万人あたりの医師数が最低水準[1]のバングラデシュである。全国的にみると，医師数は2017年時点で約2000人の住民あたり1人の割合[1]だが，都市部においては1：1500，農村部においては1：15000の医師率[2]となっている。

バングラデシュは，西はインド，東はミャンマーに接する南アジアの国で，北海道の約2倍の大きさの面積の中に約1億6000万人[3]の人々が存在する世界で最も人口密度の高い国の1つである。いまだ，アジアの最貧国に分類される一方で，近年はアジア最低水準の労働コストと豊富な労働力により，ZARA，ユニクロ，H&Mなどファストファッションの製造を支える縫製工場国

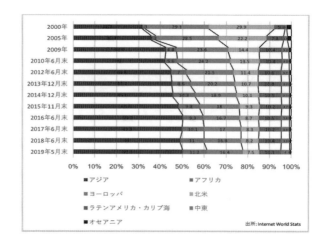

出　典　INTERNET WORKDSTATUSより当社内で作成
（https://www.internetworldstats.com/stats.htm）

図1　地域別インターネットユーザー数の割合（全体に占める比率)

として，右肩上がりの成長を続け，2018年は前年比7.86％[4]の高度成長率を誇っている。

2.1　医療市場

　一方で，社会インフラはまだまだ未整備な分野も多く，前述のように1人あたりの医師数はアジア最低水準[1]，2016年時点のJICAによるヘルスケアレポートでは「保険サービスが十分に育って」おらず，「特に医療保険は皆無と言っていい状況」[5]とユニバーサルヘルスカバレッジとはほど遠い。当社では，創業当初から社会課題の解決とサステナブルな経済的成長の両立を目指していることから，社会課題が多く混在しつつも高度な経済成長率を誇るバングラデシュは，この両立を可能にする可能性を秘めており，チャレンジしがいがある市場と判断した。

　現在，バングラデシュの医療市場は2016年時点で約56億USD（**図2**）とそこまで大きくないが，近年は前年比約10％の成長をみせており，当該国の経済成長率を上回るスピードで医療市場は拡大している。

2.1.1　病気の変遷

　医療市場が拡大するバングラデシュではあるが，どのような疾病が診断されているのだろうか。先進国に住む人々にとって，新興国というと感染症というイメージが先行しがちだが，実はバングラデシュは世界でも有数の糖尿病患者数を抱えた国なのである。2015年時点で糖尿病患者数710万人，糖尿病患者数世界ランキング第10位に位置しており，患者数720万人，第9位の日本と大差ない（**図3**）。ランキングを見ると，日本・アメリカ以外のトップ10該当国はすべて新興国であり，世界の糖尿病有病者の8割は低・中所得国に集中していることがわかる。**図4**はバングラデシュの主な死亡原因の統計を年代で比較したものであるが，1990年代には感染症が63％の死亡率と半数以上だったのに対し，2016年時点では死亡原因の67％が非感染症と逆転現

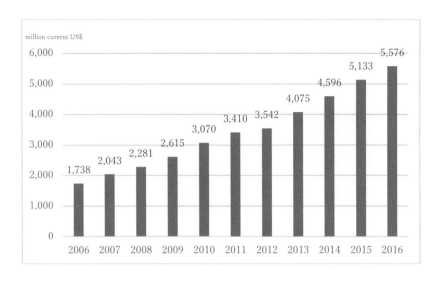

出典　WHO,Global Health Expenditure Database(https://www.who.int/)より当社内で作成

図2　バングラデシュ総保険医療費支出額推移

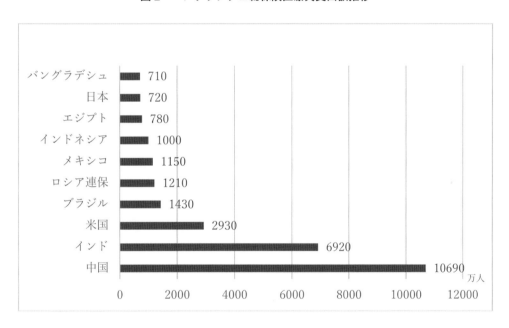

出典　IDF糖尿病アトラス 7th(2015), https://diabetesatlas.org/

図3　世界の糖尿病患者数トップ10（20～70歳）（2015年）

象が起きている。経済成長による急激な生活の変化により，慢性疾患（NCD）は，もはや先進国特有の病ではないということだ。

2.1.2　医薬品事情

バングラデシュの医療を取り巻く環境についてもう1つ解説を加えたいのが薬の処方にまつわ

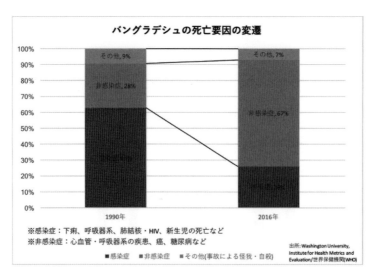

出典　1990年データ（Washington University Institute for Health Metrics and Evaluation, Global health data Exchange, http://ghdx.healthdata.org/）
2016年データ　WHO, Proportional mortality country report, https://www.who.int/nmh/countries/bgd_en.pdf?ua=1,2019/0828

図4　バングラデシュの死亡原因の変遷

る状況だ。特筆すべき点は薬局数の多さ，そして薬が処方箋なしで買えてしまう実態である。

　人口約1億6千万人[3]の当該国では，薬局数は登録されているだけでも2019年7月時点で10万件を超える[6]ほか，同等数以上の薬局が認可を受けずに営業[7]しているといわれている。JETROの調べによると，薬局は30万件以上存在するというデータもあり，人口約1億2千万人の日本に存在する薬局数が2016年時点で5.8万件[8]なのと比較しても非常に多くの薬局が存在することがわかる。

　筆者は仕事柄バングラデシュ各地を訪れているが，実際ジャングルのすぐ近くの小さな村でさえも数軒の薬局が存在しており，都市部においては数軒に1軒は薬局という状態を何度も目撃している。

　医療アクセスが限られた人々にとって，薬局は身近な「医療」としてプライマリケアを担う存在[9]となっているのだ。人々は，具合が悪くなると，遠くの医師ではなく，近くの薬局に向かう。国内需要の97%の医薬品が自国で生産[9]されているバングラデシュでは，ジェネリック薬を非常に安価で入手でき，貧困層でも医薬品には簡単に手が届く。

　政府は，医師の処方箋なしでの医薬品販売を禁止しているが，JETROの調査では薬局で薬を購入する人々の80%[10]が処方箋なしで購入していたとし，法律は形骸化している。このように人々の身近な「医療」である薬局では，バングラデシュ最大のNGOであるBRAC傘下の研究機関レポートによると，100件以上の薬局を調査した結果，1人で運営されている薬局の49%が薬剤師としてのトレーニングを全く受けていなかったという報告[7]もあり，人々は処方箋なしで「非専門家」によって薦められた医薬品を買って服薬治療を行っているのが現状である。

薬が高価で貧困層にはアクセスできない国もあるなか，貧困層でも薬にアクセスできるというのは，ある意味恵まれた環境であるが，一方で医師の処方に基づかない医薬品売買により，過剰な抗生物質投与から耐性菌の問題も出てきている[10]。

3. miupが取り組む事業

このような状況を背景に，AIを用いた検診システム，そして遠隔医療での医師の診断補助システム，ならびにこれらをベースとした遠隔医療システムを研究開発している。医療アクセス改善の目標を掲げ，AIを用いた医療ソフトウェアの開発を行っているが，収益性と新たなテクノロジーでの問題解決への挑戦を両立するために，現在は収益がすでに生まれている「収益事業」とイノベーションによるソーシャルインパクトを意識した研究開発事業の2分野で事業を展開している。

3.1 研究開発分野

研究開発事業として，AIを活用した健康診断，ならびに遠隔医療サービスの開発を行っている。これらの研究開発事業では，これまで医療にアクセスすることができなかった農村地の方々も念頭においたシステムの開発を進めており，①問診項目と非侵襲健康診断，簡易血液検査値などからAIを用いて健康リスクを計算し，リスク度に応じて生活習慣の改善アドバイスやより精密な検査を聞き取り・推奨する「低コスト・リスクスクリーニング（検診）システム」，②症状やバイタル値（心拍，血液検査値など）などから罹患確率の高い疾患や受診すべき診療科，処方されることの多い薬剤をリストアップする「診断補助システム」(症状チェッカー)，③これらの結果を接続させた遠隔医療システムを開発している。

当社では創業当初から，医師が不足している，もしくは存在しない地域でできる限り適切な医療を提供したいという想いがあり，①を用いた低コストの定期健康診断と慢性疾患対策，②を用いた病院への受診斡旋や医師補助，これらと並列して提供することで都市部の医師と患者を遠隔でつなぐ③の開発を進めていた。特に②や③のサービスに関しては，バングラデシュのように処方箋なしで自由に医薬品を買えてしまう環境の中で，少しでも間違った薬の投与をコントロールすること（バングラデシュでは抗がん剤も市場で処方箋なしで買えてしまう現状がある），さらに医師が不足している状況下で，AIが診療サポートを行うことで医師の診断効率を高め，患者にとっては安価に医療にアクセスできるようにすることを目的としている。

一方で，②は自覚症状がある急性疾患では有効だが，慢性疾患に対しては，初期での自覚症状が出にくいため適用が難しいという難点があった。そこで爆発的に増加する慢性疾患に対応するため，①のシステムの開発も継続して行っている。これは医師不足・施設不足・顧客低所得という3大苦を解消することを目的としたシステムであり，問診や血液検査値，画像所見などの関連性を分析・学習させることで，低コストで疾患のリスクを判別することを狙いとしている。今後，多くの疾患に対して専門機器を用いる前の疾患のスクリーニングとして利用していきたいと考えている。

3.1.1 低コスト・リスクスクリーニング（検診）システム

本システムのコンセプトは，2015年に開催された **SIGKDD（Special Interest Group on Knowledge Discovery and Data Mining）** という国際学会で発表された研究[11]をベースにして，その拡張を狙ったものである。本研究では，機械学習を用いて「個人の健康リスク予測，適切な薬剤の推奨，将来の健康リスク予測」を低コストで実施可能な予測モデルを開発し，これにより見落とし率や誤謬率を低いレベルで維持しつつ，広範な人々に医療を提供する方法論が示された。研究では一部の疾患に対象を絞っているが，筆者らは上述したサービスを実施することで対象とする疾患を大きく増やしている。具体的には，問診項目と同時に日本式の健康診断で実施されるのと同様の血液検査値（バングラデシュ特異的なものも含む），X線，エコー，ECG検査などを実施しているため，脂質異常症や肝疾患，腎疾患，肺疾患など複数の項目に対して予測モデルを開発することが可能になっている。研究では multiple classifiers と呼ばれる手法を用いており，筆者らも一部の疾患に対しては同様に ensemble learning といわれる機械学習手法を応用しているが，対象とする疾患ごとに，より適切な予測モデルを構築することが望まれるため，疾患に応じてベイズモデルや深層学習などを用いたシステムを開発している。加えて，後述する診断補助システムでもいえることだが，当社のシステムは医師との協調的な取り組みを前提としているため，予測モデルが予測する高リスク/低リスクのラベル，もしくは何らかの血液検査値の予測値などに関して，AIがなぜその値を予測にするに至ったかわかりやすく理解してもらう必要があると考えている。そのため，高精度であることだけを目標とするのではなく，説明性の高い構造の予測モデルの開発を行っている。

上記のAI検診システムは，JICAによる「途上国の課題解決型ビジネス（SDGsビジネス）調査」（2017年2月17日公示分）において，「バングラデシュでモバイル医療機器などとICT，機械学習・AIを組み合わせた遠隔診断型の安価な健診サービスを貧困層向けに展開」調査として採択[12]され，2019年7月現在，実装のためのパイロットスタディが行われている。

3.1.2 診断補助システム

診断補助システムは2019年現在，多くのタイプのシステムが開発・提供されており，例えばそのいくつかに関しては2015年に発表された論文で性能が（若干，恣意的な評価の仕方をしていると感じざるを得ないが）比較されている[13]。昨今のAIブームを起点に開発競争が起きたように思えるため歴史は浅いようにみえるが，米国のイザベル社やMicrosoft社が2000年代から開発を進めていたことはよく知られており，その性能が当時の段階で比較的高いものだったことが，イザベル社が提供している資料から読み取れる。

診断補助システムの（少なくとも現在の）主な目的は，症状や検査値のデータが与えられたときに，可能性が高いと思われる疾患を羅列することで，医師にその疾患の可能性を認識させることである。そのため必要な機能としては，「（患者に聞き取るべき適切な）問診項目や検査を推奨する機能」「疾患の罹患確率を計算する機能」「疑うべき疾患を漏れなく表示する機能」などが必要となってくる。前述したように，世界にはすでに数多くの診断補助システムがあり，各社（もしくは大学）が提供するシステムを比較すると，機能設計に関して多くの違いがある。これは，対

第4章 医療経営と新人育成

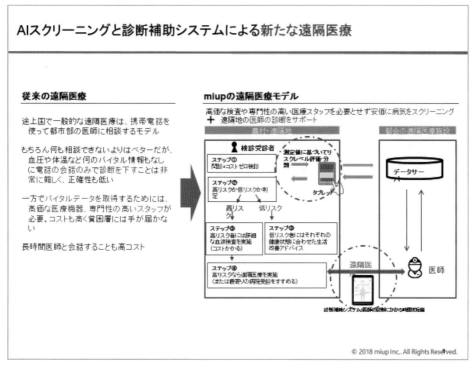

図5　miup が提案する AI スクリーニング・AI 補助遠隔医療のイメージ図

象とする疾患の違いや対象とする人種・地域の違い，もしくは想定する使用状況が違うことに起因している。またこれらの違いは，開発者の目的や設計思想の違いによっても生じるもので，例えば最も一般的な疾患の罹患確率の計算としては，感度と特異度を用いて症状を与えたときの疾患の罹患事後確率を計算する方法があるが，特に希少疾患ではそれらのデータが不足しているため，このような希少な疾患はそもそも対象に含めないような処置を取ったりするし，疾患の事前確率の設定や疾患自体の切り分けの仕方も提供するサービスによって異なる。当社が開発するシステムに関して特筆すべき点としては，バングラデシュを当初のサービス提供地域として想定していること，また提供地域を拡張することも考えていることが挙げられる。1つには，医療アクセスが拙い中で重篤な疾患の可能性をどのように報せるべきか考える必要があるし，多国展開を可能とするように，人種や地域特異的な部分と共通な部分を切り分け可能な統計モデルを作成・学習を行っている（図5）。

3.2　収益性を狙った事業

　上記のようなシステムを研究開発する一方で，すでに収益性のある事業として行っている主な事業は，「BtoC向けの検診クリニック経営ならびにデリバリー式の検診＋遠隔相談サービス」と「BtoB向けの検査受託ならびに検査センター運営サービス」の2つである。

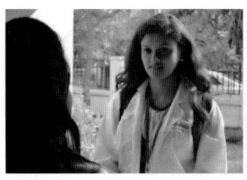
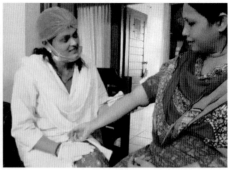

図6　訪問式検診の様子

3.2.1　B to C 向けサービス

　前者は，都市部のミドル層—富裕層を対象に行っているサービスで，my sheba anywhere（my sheba は現地語で my healthcare という意味）というブランド名で事業を展開している。このサービスは，インターネットまたは当社コールセンターで予約を受け付けると，メディカルスタッフを自宅やオフィスまで派遣し，血液検査などを行い，自社のラボで解析，検査結果は後日メールやインターネット上で参照でき，必要ならばオプションサービスだが医師と遠隔で検査結果についてコンサルティングを受けられるというものである（**図6**）。サービス名に「anywhere」とついているように，どこにいても自分の健康状態を知る・医師とつながることができることを目指して始めたサービスであるが，現在はレントゲンなどクリニックでの検査が必要な項目もカバーできるようクリニックも並行して展開している。現在2拠点目のオープンを準備しており，1年以内に3，4拠点をオープンする予定だ（2019年7月時点）。

　事業開始当初は，デリバリー式や遠隔医療のみを行うことで，商圏の範囲を広げようと「クリニック」という土地に縛られた形態を取らずにローンチしたサービスであったが，開始後しばらくの間問い合わせの半数が「所属医師のライセンス番号を知りたい」「医療ライセンスはあるのか」など実態への不安をベースとした質問が相次いだため，まずは顔の見える関係を構築することが大切と考え，クリニックも同時に構えることに踏み切った。その結果，実態への不安をベースとした問い合わせはゼロ件になり，一度クリニックを訪れた人々はその後デリバリー式，遠隔医療サービスでの顧客となるという流れができるようになった。クリニック出店のためのコストに関しても単月ベースではあるが，数カ月でブレークイーブンに達している。

　一見効率の悪いビジネスにみえるが，クリニックとデリバリー・遠隔サービスを組み合わせたことにより，カスタマーの方々に安心して利用してもらえるようになったため，信頼を築くため都市部を網羅する形で中核地区に店舗を構えて，my sheba ブランドの信用を構築していく予定である。

3.2.2　B to B 向けサービス

　収益性がある事業として行っているもう1つのサービスは，B to B 向けの検査受託ならびに検査センター運営である。こちらは，前述の B to C 向けの検診サービスを広げていくにあたって自

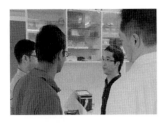
図7 ラボスタッフへ日本人医師による指導の様子

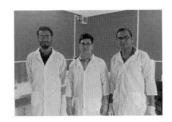
図8 古株のラボスタッフ

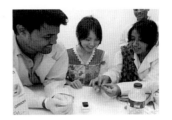
図9 検診前の医師による予行練習

社の臨床検査ラボが必要になり，日本の臨床検査技師や研究者の方々のお力をお借りしてラボの品質向上に取り組むうちに，周辺のクリニックから解析受託を受けるようになっていったことで生まれた事業である。現在では，検査受託のほか，病院が新規開設される際，臨床検査ラボのスタッフ育成，検査機器の選定，LIS（臨床検査情報システム）の開発，顧客管理システムの開発，その後の検査室の運営など，臨床検査に関する業務をソフト・ハード・オペレーションの面で全面的に請け負うサービスも開始している。

バングラデシュでは，現在建設ラッシュが続いており，さまざまなビルが新たに建設されている状態であり，同様に病院や医療機関も増えている時期であるため，そのような市況を狙っての事業である。検査委託事業に関しても，現在は周辺クリニックの中央検査センターとなるような大型ラボの設立を進めており，処理効率の高い大型機器の導入後は，さらに安価に検査を請け負うことが可能になるため，周辺の医療機関からの検査受託を加速させていきたいと考えている。また同時に，バングラデシュでは，先進国の一般的な医療機関に比べ，診断は同等のレベルでも，検査は行われないことが多いため，日本から医師を定期的に招いて（図7），グローバルな水準の医療に近づけるためのセミナーを開いたり，NCDに関する対処，ICTを用いた医療の可能性などを啓蒙したりする活動を行っている（図8，図9）。

以上が収益性を狙って展開している事業である。

4. 医療データプラットフォームづくり

以上のように，当社は複数の事業を行っているが，これらの事業は個人の予防から確定診断・予後までを一貫して見守り，健康・医療データを蓄積させることにより疾患予測の精度のほか，顧客の長期的な予後の予測を可能とすることを目的としていている。検診サービスで予防段階の顧客にアクセスし，症状が出た際は遠隔医療で対応，病院での処置が必要な場合は提携している医療機関を紹介し，処置後は，また予後を検診サービスならびに遠隔医療サービスでサポートしていくという流れだ。

現在は点と点がつながっていない状態でのサービスだが，徐々にこれらの点をつなげていき，医療データプラットフォーム（図10）として一貫してデータを蓄積していくことを目指している。当社では，医療AIの開発も行っているが，今後世界的に医療AIが各地で開発されていくにつれ，AIにまつわる技術はさらにコモディティ化していくと考えており，最終的には顧客リー

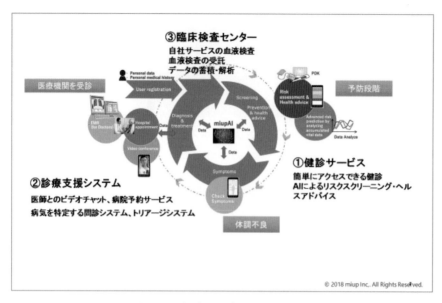

図10　医療データプラットフォーム

チを押さえていること，そして医療AIが活用しやすい環境を構築していることが戦略上重要だと考えている。

そのために当社では，これまで述べてきた直接顧客リーチを取りに行く事業を展開するほか，さまざまな医療機関や民間保険会社とも協業し，会員制サービスを開始している。少し長いが当社取締役（医師）の森田（2019）が当社の会員制サービスについてまとめた文章を引用する。

「当社の会員となることで，顧客には『我々と協業している病院の入院費用・診察費用が割引になる，入院したときや死亡したときに保険金が支払われるなどの特典がある』。弊社としては，『会員制サービスという形式をとることで，我々自前の健康診断の血液検査データを定期的に回収できる』『さらに，自社サービス以外に，他社サービスからも，データを取得できる。例えば，他社提供の保険サービスを使って入院費用の払い戻しや死亡保険金などの支払いを行う際に，当社は窓口として顧客からの連絡を受ける。したがって顧客への負担なしに，入院期間，入院の契機となった疾患，死亡した日にちなど，医療AIを開発するうえで重要な，患者のフォローアップデータを取得することができる。つまり，サービスを顧客が利用するタイミングでデータが集まる。こうしたデータを積み重ねることで，疾患の予防データ，通院データ，投薬データ，死亡データなどの医療に関わるデータをすべてカバーすることが可能となると期待している。さらに医療データだけでなく，購買データなど，より生活に密着したデータを集めることで，これまで明らかではなかった生活習慣と疾患との新たな相関関係が明らかになる可能性もある。また顧客にとっても，我々の会員制サービスを利用する機会が増えることは，生活に便利なサービスが増えることを意味する。つまり，会員制サービスの内容が充実することは，顧客にとって便利なサービスとなりつつも，当社にとっては医療AIに活用できるデータが集まるタイミングが増えることを意味する』[14)]

顧客の生活にできるだけ溶け込む形で会員制サービスを作ることで，多面的な情報を収集し，

顧客エンゲージメントを高め，医療データプラットフォームを強化ならびに医療 AI を活かしやすい環境を整えている」

5. おわりに

　当社は，まずはバングラデシュの医療データプラットフォームをとることを目標としている。そのうえでプラットフォーム上で完成した AI ベースの遠隔医療や検診システムなどのアプリケーションは，その他医師が足りない周辺の国々にも応用できるシステムが多々あると考えており，医療アクセスが足りない国々に対し，現地の医療機関や医療系民間企業とともに，サービスが展開できたらと考えている。

　現在，日本の医療市場（支出）は約 42 兆円[15]と世界でもトップクラスの大きさを誇る。一方で，大量の健康・医療・保険データは公的なシステム内，あるいは各医療機関でローカルデータとして個別に管理されている状態であり，個人情報保護の観点からも民間企業がその情報にアクセスすることは難しく，医療 AI の発展，特に個々人の健康をパーソナライズドで見守ることができる多面的医療データを蓄積させたタイプの医療 AI を発展させることは難しい。

　当社では，顧客に直接つながることができる強みを生かし，本人の同意を得たうえで顧客から直接データを収集していくことで，この問題を解消し，今後もさまざまなフェーズでの顧客の医療・健康にまつわる多面的・時系列的なデータを集められるようプラットフォーム上の連携を強化していくつもりである。

　新興国の医療市場は，2022 年には世界の医療市場の 1/3 を担う[16]といわれている（**図 11**）。当社では，いまだ医療インフラが十分とはいえないこれらの国々の医療アクセスの改善を行いつつ，長期的視野で人々の健康を見守るプラットフォームならびに医療 AI システムを整えていきたいと考えている。

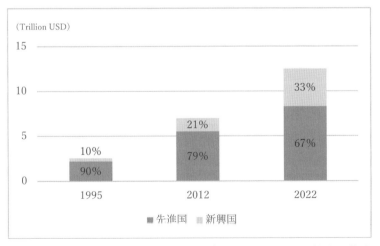

出典　World Economic Forum（2014）資料をもとに当社内で作成 [16]

図 11　世界の医療支出（先進国と新興国の対比）

文　献

1) WHO: density of medical doctors（2017）.
   https://www.who.int/gho/health_workforce/physicians_density/en/
2) Sameh El-Saharty: *World Bank Publications*, ect（2015）.
3) 外務省：バングラデシュ基礎データ（2018 年 1 月時点で 1 億 6,365 万人）
   https://www.mofa.go.jp/mofaj/area/bangladesh/data.html#section1
4) The World Bank: GDP growth rate
   https://data.worldbank.org/indicator/NY.GDP.MKTP.KD.ZG?locations=BD
5) JICA：ヘルスケアレポート（2016）.
   https://www.jica.go.jp/bangladesh/bangland/pdf/report-report22-health-care.pdf
6) Directorate General of Drug Administration
   http://www.dgda.gov.bd/（2019/07/01 時点で 114,329 軒の登録）
7) BRAC JPG School of Public Health: Baseline Study of Private Drug Shops in Bangladesh（2015）
   http://apps.who.int/medicinedocs/documents/s22211en/s22211en.pdf/
8) 厚生労働省：厚生統計要覧（平成 29 年度）.（2016 年の統計では 58,678 軒）
   https://www.mhlw.go.jp/toukei/youran/indexyk_2_4.html
9) S. Ahmed et al.: *Human Resources for Health*（2011）.
   https://doi.org/10.1186/1478-4491-9-3
10) JETRO：BOP 実態調査レポート（2013）.
    https://www.jetro.go.jp/ext_images/theme/bop/precedents/pdf/lifestyle_drugstore_bd.pdf
11) Y. Baba et al.: *In Proceedings of the 21st ACM SIGKDD International Conference on Knowledge Discovery and Data Mining*, 1681-1690, ACM（2015）.
12) JICA：途上国の課題解決型ビジネス（SDGs ビジネス）調査一覧（2017）.
    https://www.jica.go.jp/press/2017/ku57pq000020zngi-att/20170822.pdf
13) H. L. Semigran et al.: *BMJ*, 351（2015）.
14) 森田知宏：映像情報メディカル, **51**, 6-9（2019）.
15) 厚生労働省：国民医療費の概況（2015）.
    https://www.mhlw.go.jp/toukei/saikin/hw/k-iryohi/16/dl/data.pdf
16) World Economic Forum: Health Systems Leapfrogging in Emerging Economies-Project Paper, 5（2014）.
    http://www3.weforum.org/docs/WEF_HealthSystem_LeapfroggingEmerging-Economies_ProjectPaper_2014.pdf）

第2編　スマート手術室と手術デバイス開発

第4章　医療経営と新人育成

第3節　医師における新人育成支援システム，医学生用臨床教育支援システム（Clinical Education Supporting System；CESS）の開発

福井大学　坂井　豊彦　　株式会社日本医学教育技術研究所　田中　雅人

1. はじめに

　医師の役割は，社会に対し医療を保証することである．現在の医療を保証することが診療であり，将来の医療を進歩させることが研究であるならば，将来の医療を保証するのが教育である．将来の医療を保証する医学教育は医師にしか行えず，医学教育は将来の医療を担保する医師の大切な役割なのである．

　一方で，医学・医療の進歩は目覚ましく，医師は社会に対し良質の医療を提供するため常に最新の知識を会得し続けなければならない．これは医学教育に関しても同様で，医学・医療の進歩に伴い医学生が医師になる前に身に着けておくべき知識も増大し続けている．しかし，医学教育の期間は6年間と限られている．この限られた期間で進歩し続ける医学・医療に対応した十分な教育を行うことは，従来の硬直した知識伝授型の教育では対応困難である．医学教員である医師は将来の医療の質に直結する医学教育に関しても社会に対し責任を負っており，進歩し続ける医学・医療に対応した新たな教育法を模索することも医師の役割といえる．

　現在，日本の医学教育は，2010年に発生したECFMG（Educational Commission for Foreign Medical Graduates）によるいわゆる2023年問題（国際的な認証評価を受けていない医学部の出身者には，2023年以降米国で診療を行う申請資格を与えない）を契機とし，本邦の医学教育は何十年も大きな進歩をしていないのではないかという反省が国内で共有され，現在大改革が行われている．なかでも臨床実習の改革が重要視されている．いうまでもなく，臨床実習は医学教育の最終段階で行われ，卒後の前期臨床研修につながる重要なプロセスである．臨床実習は，量の増加・質の向上（診療参加型への変換）・確実な評価と，大まかには3点の改善を要求されている．

　これらの要求に従来の手法で対応することは，本邦の医学部では極めて困難である．その理由は2つある．1つは人員・スペースなど教育資源の不足である．教育期間の延長は70週を想定されており，これは1年を超える．したがって教育現場では実習学生数が2倍に増加する．また実習内容も診療参加型に転換する必要があり，教員は学生にカルテを記載させ，これをチェックして指導しなければならない．これらを従来と同じマンパワーで実行することはまず不可能である．もう1つの理由は，臨床実習では多数の指導教員が通常併存し，複数の教員の評価を集約して適切な学生実習評価を行うのが難しいことである．臨床実習では，教員は個々の学生に向かい

合い，コミュニケーション能力など臨床能力を教え評価する。学生が複数の患者を担当する場合，通常はそれぞれの主治医が指導教員となる。この場合は，複数の教員が１人の学生を指導し評価することになる。しかし，通常は各教員の実習評価は散在したままで，最終的な実習合否を決定する診療科長のもとに情報が集約されない。したがって，現在の実習合否は，学生から診療科長のもとに提出されたレポートとその評価で判断されていることが多い。これは「レポートを作成する」能力の評価にほかならず，臨床実習で見るべき臨床能力の適切な評価とはいえない。

2. 開発のコンセプトおよび機能

福井大学医学部では臨床実習改善に取り組んできたが，前述の理由により従来の方法論では効果的な実習改善は困難と判断した。そこで，臨床実習の支援に特化した新しいICT（情報通信技術）システムを開発することにした。それが，臨床教育支援システム（Clinical Education Supporting System；CESS）である。CESSは，臨床実習を効果的に支援し改善するために必要な機能を十分に吟味し，開発された。また，臨床実習は多忙な臨床現場で行われることを考慮し，ユーザーインターフェースを工夫して教員・学生とも迷わずに使えるシステムの開発を心掛けた。

2.1 電子カルテとの連携
現在の臨床実習は，医学生が診療チームの一員として参加する診療参加型実習が必須である。したがって臨床実習を支援するCESSは，電子カルテと接続しその情報を取得する必要がある。

2.2 スケジュール
CESSのホーム画面である。年間カレンダーにより，学生は今週どこの診療科で実習を行うか，教員は今週どの学生が実習に来るのかが確認可能である。教員画面では，多数の学生実習に対応できるよう名前・顔写真・PHS番号などの学生情報がパネルに表示される。また，すべての実習データはこの学生パネル表示と連動している（**図1**）。

2.3 学生担当患者割り振り
学生に担当患者を割り振る画面である。縦軸に現在の入院患者が，横軸に今週の実習学生が表示される。そのマトリックスをクリックすることで患者と学生を紐づけることが可能である（**図2**）。患者リストには，病名・主治医名・実習同意取得情報など，電子カルテから取得した情報が表示される。

2.4 カルテ・コミュニケーション
学生用画面では，自分の担当患者がリスト表示される。学生はリストからリンクした診療用カルテを参照し，学生用カルテに記載する。学生用カルテの記載内容は，CESSカルテ画面右側の，コミュニケーションボードにコピーされ，黄緑色で表示される。また，カルテに記載すべきでな

第 4 章　医療経営と新人育成

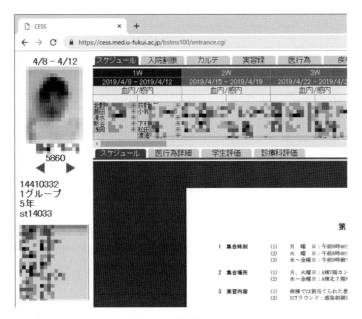

図 1　スケジュール

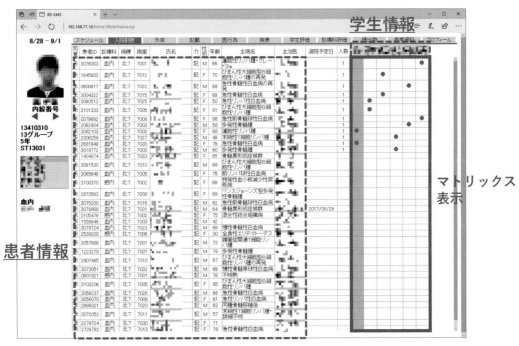

図 2　学生担当患者割り振り

い教員への質問などは，CESS カルテ画面左側下段の入力欄に記入する。記入した内容は右側のコミュニケーションボードに青色で表示される。

教員用画面（**図 3**）では，学生＋担当患者＋指導医の組み合わせリストが表示されるので，自

第2編　スマート手術室と手術デバイス開発

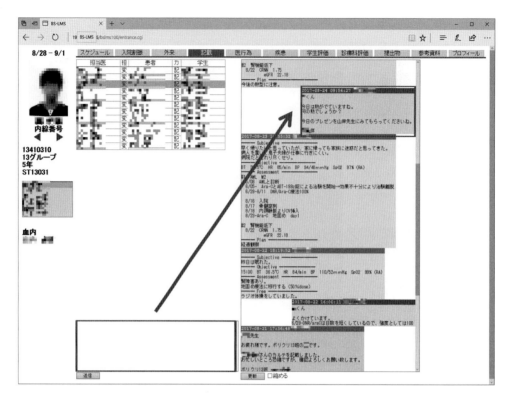

※口絵参照

図3　カルテ・コミュニケーション（教員用）

分の担当学生＋患者の組み合わせを選択する。すると，右側のコミュニケーションボードに，学生のカルテ記載が黄緑色，質問事項が青色で記録される。教員は内容を読んで，左側下段入力欄に返事を記載する。返事は，右側のコミュニケーションボードに赤く表示される。このようにして，教員は自分が担当する学生＋患者の組み合わせを選択し，短時間で学生記載を確認するのみでなく，適切なフィードバックを行うことができる。また，必要に応じて教員側から学生に質問し，理解度を確認することも可能である。

2.5　医行為・経験疾患の記録

医行為（図4），経験疾患（図5）なども，学生が実習中に経験したものを累積的に記録できる。医行為は見学のみなのか実際に患者に行うことができたのか，疾患は外来で見ただけなのか自分の患者で経験したのか，関与の深さを分けて記録が可能である。また，リスト内に赤文字で学生全体の達成率が表示されるので，自分の実習達成度の目安にすることができる。

2.6　記録累積機能付き学生評価

実習終了後，教員はコミュニケーションボードに残されたカルテ記載や質問のやり取りを参照し，学生の理解度・積極性・コミュニケーション能力などを記録に基づいて評価する（図6）。学生が複数の患者を担当する場合，通常はそれぞれの患者の主治医が指導教員となるので，その学

第4章　医療経営と新人育成

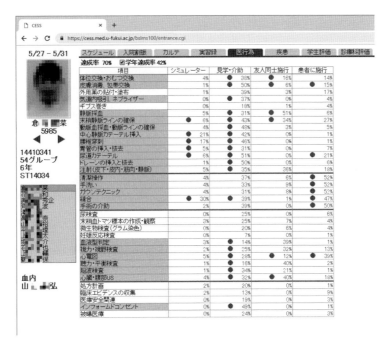

図4　医行為記録

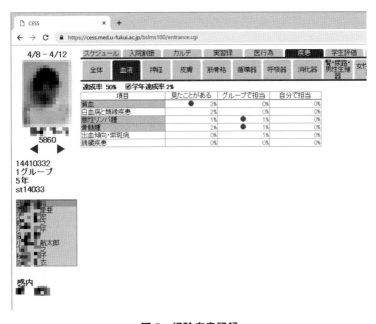

図5　経験疾患記録

生には複数の指導教員が存在することになる。その場合は，それぞれの教員が個別に評価する。評価は統一したルーブリック形式を使用するので，累積が可能である。この複数教員の累積評価をもとにして，最終評価者が合否を決定する。

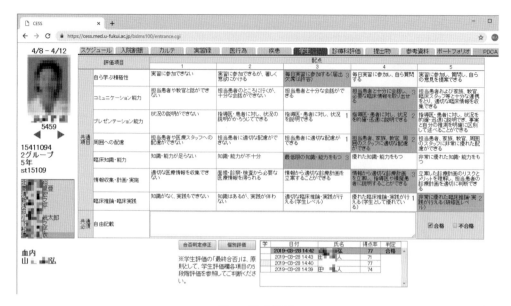

図6　学生評価

2.7　学生による診療科評価

実習終了後，学生が実習を行った診療科を評価する。学生評価同様ルーブリック形式の共通フォーマットを使用している。

2.8　レポートアップロード

CESS 上で学生レポートもアップロードが可能である。学生は CESS からレポートのひな形をダウンロードし，院内でカルテを参照しレポートを作成する。学生は院内クラウド上の個人領域に作成途中のレポートを保存する。レポートが完成したら CESS 上にアップロードする（図7）。これにより，レポートの作成から提出まで院内で完結する環境が完成し，学生が個人情報を外部に持ち出すリスクを最小化できる。

2.9　学生ポートフォリオ

通常の実習画面では，各学生の実習データは診療科ごとに区分されて表示され，教員は自分の診療科以外の情報は閲覧できない。ポートフォリオ画面では，学生個人のすべての実習データが診療科の枠を取り払い一括表示される。これにより教員は，診療科の枠を超えた医学部臨床実習全体での学生評価が可能となる。また学生にとっても，自分が各診療科で経験してきた患者や疾患を一覧し，臨床実習全体を俯瞰することが可能となる。学生は必要に応じて，自分の担当した患者がその後どのような経過をたどったかを診療カルテを閲覧して確認できる。現在は未稼働だが，2019年秋ごろリリースの予定である。

2.10　PDCA

CESS の目的は臨床実習を快適に行うばかりでなく，結果を分析し実習の改善につなげること

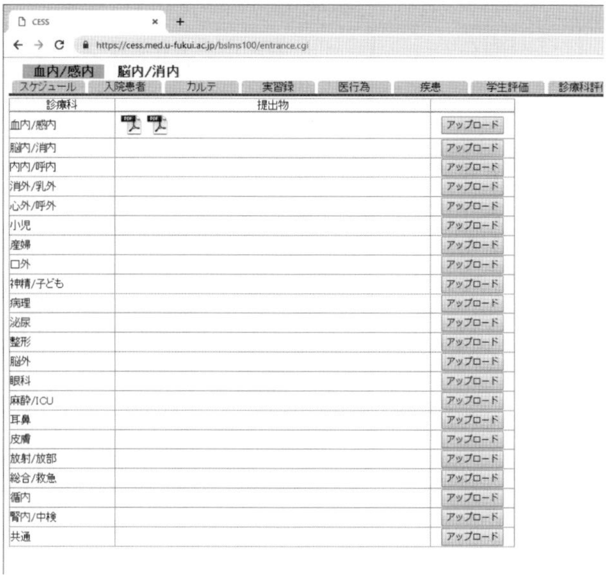

図7　レポートアップロード

にある。PDCA 画面では学生評価，診療科評価，医行為や疾患の経験率などの実習データを総括し，診療科間の比較や経年的変化が把握可能である。これにより，データに基づいた臨床実習の有効な改善策が策定可能となる。これらの情報を組織の中央のみでなく，すべての端末から解析なしでリアルタイムに参照可能とし，実習を行う教員全員で情報を共有することが大切と考えている。現在は未稼働だが，2019 年秋ごろリリースの予定である。

3. 情報基盤・セキュリティ

CESS を構築するうえでのシステム要件は，①ユーザー認証，②安全性と利便性をバランスするネットワーク構造，③電子カルテとの情報連携，④仮想化された電子カルテとの共存である。以下，それぞれの項目における情報基盤技術とセキュリティについて概要を述べる。

3.1　ユーザー認証

本学では，大学が管理するシステムの学生を含む全職員のユーザー管理は，統一認証サーバで行っており，CESS においても安全で一元化したユーザー管理を実現するため，LDAP（Lightweight Directory Access Protocol）を用いて統一認証サーバより本学職員および学生であることを保証する UID を取得する。その UID をもとに CESS 管理者マスタ，電子カルテスタッフ情報を参照し，管理者・職種・所属診療科などのユーザー付帯情報を取得し，CESS でのユーザーごとの機能制御を行う。

3.2　安全性と利便性をバランスするネットワーク構造

筆者らが実現したネットワーク構造の概念図を示す（図8）。CESS の Web サーバおよびデー

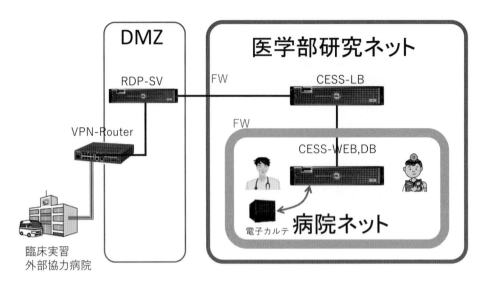

図8　ネットワーク概要

タベースサーバは，最もセキュリティの高い病院ネットワークに置かれ，電子カルテとの連携およびCESSデータへのアクセスはこのネットワーク内でのみ行う。そのうえで，医学部研究ネットワーク内に，Webアクセスポイントとなる LB（Load Balancer）を設置し，病院系 FW（Fire Wall）で，LBとCESSのwebサーバとの通信のみを許可する設定とし，研究系からの利用を可能とした。

　一方，外部臨床実習協力施設からは，VPN（Virtual Private Network）ルータを経由して，DMZ（DeMilitarized Zone：非武装地帯）に設置した RDP（Remote Desktop Protocol）サーバに一旦接続させる。医学部研究系 FW 上で RDP から，LB宛の特定ポートの通信を許可することで，CESSの利用を可能とした。この際，ポート番号を学内からのものと異なるものにしたことで，LB上で接続元の識別が容易となり，情報の提供範囲を変更する運用（個人情報が係る情報の非開示など）を可能にした。

3.3　電子カルテとの情報連携

　本学附属病院に導入しているIBM製電子カルテは，「本番・参照・学生」用のデータベースを持つ。このうち「参照・学生」データベースにデータベース View を設定することで，CESSから「スタッフ・入院・同意・学生記載・権限付与」などの情報がリアルタイムに取得可能となった。

3.4　仮想化された電子カルテとの共存

　本学電子カルテは，サーバおよびクライアントが仮想化され，1000台を超える電子カルテ端末でのアプリケーションは仮想環境（Xen-App）上で動作する。CESSはWebアプリケーションとして実装し，NII（National Information Institute：国立情報学研究所）から発行された証明書を用いて暗号化通信を実現している。電子カルテ端末へのCESSソフトウェア配信は，Xen-App

第4章 医療経営と新人育成

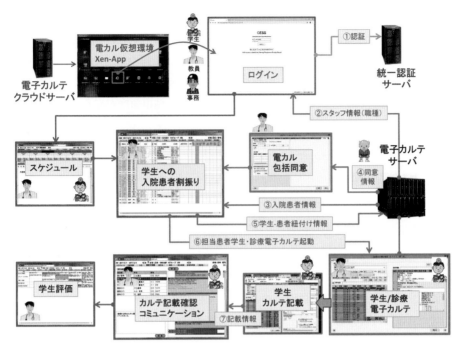

図9 システム全体動作概要

上へのCESSインターネット・ブラウザアイコンの配信で行うため，電子カルテプログラムと共存する。したがって，学生の電子カルテアクセス制限（患者・権限）付き起動や学生用カルテ起動などCESSからの電子カルテ起動制御が実現できる。

システム全体動作の概要を示す（**図9**）。電子カルテ仮想環境に登録したCESSインターネット・ブラウザアイコンは，電子カルテメニューに反映されユーザーのダブルクリックでログイン画面が開き，ログイン操作で①統一認証サーバに問い合わせ，②電子カルテスタッフ情報から職種・所属診療科を取得する。③所属診療科の入院患者情報，④患者同意情報を取得・表示し，学生への⑤患者割り振り情報を権限付与情報として電子カルテに書き込む。学生は自分に割り振られた⑥患者カルテおよび学生用カルテを開き記載を行う。学生用カルテから⑦診療記録を取得し，教員とのカルテ・コミュニケーションなど，前述した一連のCESS機能を実現する。

4. 福井大学医学部での実働経験

福井大学医学部では，2018年度より全診療科でCESSを取り入れたICT支援下診療参加型臨床実習を開始した。CESSは病院業務用電子カルテ端末で使用可能であるが，学生のCESS使用が診療業務の妨げにならないよう学生専用の部屋に学生用端末を70台準備した。実習は120名の学生が行ったが，学生から端末が足らないなどの意見は聞かれなかった。また，実習の混乱はほとんどなく，システム使用に関しての問い合わせはほぼ聞かれず，教員・学生とも簡単に使えるシステムであることが示唆された。

CESSの評価はおおむね肯定的であった。学生からは「診療に参加している実感がわく」など

非常に肯定的な意見が多かった。教員からは，「手間がかかる」という意見と，「診療の隙間時間など，好きな時間に教育できるので効率的」という意見に二分された。CESSへの書き込み回数の平均は，学生はほぼ毎日1回であったが，教員は4～5日に1回の頻度であった。教員の書き込み数が少ないが，CESSを使用していない教員の存在が原因と推測している。明確なデータではないが，オンラインコミュニケーションに慣れた若い教員は使用頻度が高く，年配の教員は使用頻度が低いようである。

5. 課題および将来像

「臨床実習を支援する」という目的に対し，CESSのシステムとしての課題は特に見当たらず，かなり完成した形と考えている。教員に対するCESSの浸透がやや不十分であることは課題であるが，時間の経過とともに改善されていくと期待している。また，2019年秋にリリース予定のポートフォリオ・PDCA機能の追加により，実習の累積記録がオープンとなり，CESSの記録が実習改善に役立つことが教員全員に明らかとなる。CESSの記録が実際の実習改善につながることが実感できれば，教員のCESS使用頻度はより高くなると期待している。

CESSに関しては，すでに日本医学教育学会などで発表した[1)-3)]。その後，いくつかの施設から導入に関する問い合わせをいただいている。現在，企業との提携を模索し，CESSの多施設への展開を検討中である。

医学教育の役割は「社会が求める十分な知識，技能，人間性を持った医師を育てる」ことにある。医学・医療の進歩や社会状況の変化に伴い「社会が求める医師」像は変化しており，「社会が求める医師」を育てる医学教育もそれに対応し変化していかなければならない。それには，どんな教育をしたかを記録し，結果と照らし合わせて改善する，いわゆるPDCAを行う必要がある。したがって，教育の記録を確実に残して分析する医学教育のICT化は必然である。今後，医学教育のICT化は，臨床実習に限らず卒前医学教育全体や，卒後臨床研修などにも拡大していくと考えられる。また，同様の手法による「教育ICT化」は，医師のみならず医療系コメディカル，介護領域，また医療系以外のその他の領域にも有効な手法と考えられる。

超高齢化社会を迎える本邦では，相対的に労働可能人口が減少する。その対策として，効率的に能力の高い人材を育てる方法論がすべての分野で求められている。教育のICT化による記録・PDCAの導入は，教育にさく労力を抑えつつ能力の高い人材を多く養成し得る方法論として，医療系に限らずさまざまな分野での応用が期待される。

文　献

1) 坂井豊彦ほか：臨床実習学修管理システム開発の試み，日本医学教育学会大会，第49回予稿集，**48**, suppl., 159 (2017).
2) 田中雅人ほか：臨床実習学修管理システム開発の試み・技術的側面，日本医学教育学会大会，第49回予稿集，**48**, suppl., 159 (2017).
3) 坂井豊彦ほか：臨床実習へのICTシステム導入効果報告，日本医学教育学会大会，第50回予稿集，**49**, suppl., 192 (2018).

索 引

英数・記号

%T1 ……………………………………… 306
3次元
　〜Euclid距離 ……………………… 263
　〜位置計測装置 …………………… 75
　〜形状 ……………………………… 260
　〜形状を再構成する技術 ………… 262
　〜心臓ナビゲーションシステム …… 243
　〜内視鏡映像化システム ………… 259
4K 3D ………………………………… 227
Adenoma ……………………………… 40
AI …………………………… 3, 15, 27, 280, 286, 310
AlexNet ………………………………… 38
AMED ………………………………… 147
AR ……………………………………… 75
area under the curve ………………… 195
Artificial Intelligence ………………… 286
Augmented Reality …………………… 75
Basic SCOT …………………………… 157
b-CAP（Binary CAP）………………… 140
Bionic-Brain …………………………… 285
BISモニタ ……………………………… 303
C3D ……………………………………… 39
CAD ……………………………………… 16
cadaver ………………………………… 296
CAO（Controller Access Object）…… 139
CAP（Controller Access Protocol）… 140
CDSS …………………………………… 10
CESS …………………………………… 333
cingulate island sign ………………… 33
CITA …………………………………… 53
Co-manipulation ……………………… 283
Concert-CL …………………………… 310
Cyber Physical System ……………… 157
Data augmentation …………………… 41
Deep neural network ………………… 37

DenseNet ……………………………… 38
DepthNet ……………………………… 42
DICOM ………………………………… 159
DNA
　〜aneuploidy ……………………… 192
　〜content …………………………… 193
　〜ploidy解析 ……………………… 192
　〜ヒストグラム …………………… 194
DP照合 ………………………………… 262
　用発見的規則 ……………………… 263
　用距離総和 ………………………… 264
　用最短路探索 ……………………… 264
EARS …………………………………… 71
EasyTIVA ……………………………… 310
EBM（Evidence Based Medicine）…… 3
EDC（Electric Data Capture）……… 13
EHR …………………………………… 15
esMIC$_{20}$ ……………………………… 306
esTEC$_{45}$ ……………………………… 304
ExTra Mapping ……………………… 243
FBG（Fiber Bragg Grating）センサー … 279
FCM-2200 ……………………………… 198
Fiducial Registration Error …………… 82
FPGA並列化 …………………………… 265
FRE ……………………………………… 82
GDPR …………………………………… 20
Haralick特徴 …………………………… 40
Head-up Display ……………………… 184
heterogeneity ………………………… 199
HIFU ………………………………… 207
　治療 ………………………………… 207
　トランデューサ …………………… 209
HIS ……………………………………… 9
Hot AXIOS System …………………… 233
Human Machine Interface …………… 184
Hyper SCOT …………………………… 157, 165
ICP ……………………………………… 78

欧文	
ICT支援下診療参加型臨床実習	341
IDH1免疫染色	201
IEEE 11073 SDC	158
IHAN	**20**
Industry 4.0	156
Integrated Clinical Environment	158
IoT	**17**
LBP	40
LeNet	38
Local Binary Pattern	40
McSleepy	310
Malignancy Index（MI）	**194**
MD PnP	158
MIP	50
MOSFET	211
MPR	50
Natural User Interface	184
NBI観察	226
NC（Numerical Control）旋盤	249
NCD（National Clinical Databese）	13
NDB	**10**
オープンデータ	11
Neoplastic	40
Non Hyperplastic	40
non-passive ratio；%NP	246
NOTES	290
OPeLiNK	**137, 156, 162, 176, 184**
Data Server	140
Eye	**141, 164, 172**
OPERADA	**161**
Arrow	161
Open	161
OR.net	157
ORBEYE	**223**
ORiN,156	137
PDCA	**338**
PHR	**15**
PID制御	308
POC	296
RCM	282
R-CNN	39
Receiver Operating Characteristic curve	195
Reduced Port Surgery	292
REiLI	45
Remote Center of Motion	282
ResNet	38
ROS	209
SCOT	156
SDT（Sono Dynamic Therapy）	6, 209
Smart Cyber Interface	183
Smart Cyber Operating Theater	156
SmartPilotView	310
Society5.0	4, 157
SOMDA	158
SQLデータベース	140
SSA/P	40
Standard SCOT	157
SYNAPSE PACS	45
～SAI viewer	**47**
～VINCENT	45
Target-Controlled Infusion	303
TaTME	296
Taylor級数展開	262
TCI	303
ポンプ	304
Tele-manipulation	283
Thickスライス	48
Thinスライス	48
TOF値	306
Virtual Reality	75
～Thin Slice	48
VPN	340
VR	50, 75
Yolo	39
μCT	250

和文

あ

アイソセンター	176
アイポイント	186
アウトカム	13

青色光観察 …………………………………… 226
悪設定問題 …………………………………… 42
圧電コンポジット …………………………… 210
アノテーション ……………………………… 16
アルゴリズム ………………………………… 78
アルツハイマー型認知症 …………………… 30

い

医学教育 ……………………………………… 333
医工連携 ……………………………………… 254
医事会計システム …………………………… 10
胃・十二指腸狭窄症例 ……………………… 239
異常・正常サンプル ………………………… 38
位相マップ …………………………………… 244
位置合わせ …………………………………… 78
　　誤差 ……………………………………… 78
位置精度 ……………………………………… 164
異物反応 ……………………………………… 249
イメージセンサー …………………………… 227
医用画像 ……………………………………… 163
医療機器 …………………………………… 5
　　開発支援ネットワーク ………………… 149
　　開発の重点化に関する検討委員会 …… 152
　　市場 ……………………………………… 292
医療システムの効率化 ……………………… 150
医療上の価値 ………………………………… 152
医療情報 …………………………… 3, 18
　　活用基本法 ……………………………… 21
　　銀行 ……………………………………… 20
医療等 ID ……………………………………… 12
医療
　　ビッグデータ …………………………… 9
　　分野研究開発推進計画 ………………… 147
色再現性 ……………………………… 226, 228
インクルーシブデザイン …………………… 183
インテグレーション ………………………… 156
インテリジェント手術台 ………………… 176

え

エキスパートパネル ………………………… 21
遠隔

　　手術 ……………………………………… 281
　　モニタリング ………………………… 17
遠方深度選択 ………………………………… 267

お

オーダエントリシステム …………………… 10
オートエンコーダ …………………………… 15
オープンイノベーション ………………… 142
凹面鏡 ………………………………………… 187
オブジェクト認識手法 ……………………… 39
オプトアウト ………………………………… 15
音響
　　化学治療 ………………………………… 209
　　整合層 …………………………………… 211
　　力学治療 ………………………………… 209
オンサイトリサーチセンター ……………… 11
音声認識 ……………………………………… 183

か

解像度 ………………………………………… 228
解剖学的リエントリー ……………………… 243
学習
　　データ …………………………………… 38
　　用画像データベース …………………… 38
覚醒下 ………………………………………… 185
拡張現実感技術 …………………………… 65
仮想環境 ……………………………………… 340
画像
　　検査システム …………………………… 10
　　左右反転 ………………………………… 266
仮想シグナル ………………………………… 244
画像診断システム …………………………… 45
仮想
　　内視鏡システム ……………………… 75
　　腹腔鏡画像 ……………………………… 81
画像誘導手術システム …………………… 175
画素間 RGB 値距離 ………………………… 263
活性酸素種 …………………………………… 209
カテーテルアブレーション ………………… 242
がんゲノムパネル …………………………… 21
　　検査 ……………………………………… 21

索引

鉗子口 …………………………………… 42
間質性肺炎 …………………………… 51
患者
    移載天板 …………………………… 177
    移動 ………………………………… 175
    〜の安全性 ………………………… 306
がん登録法 …………………………… 13
患部中心動作 ………………………… 176

き

機械
    学習 ………………………………… 37
    可読 ………………………………… 9
    由来 ………………………………… 10
偽関節 …………………………………… 255
機器情報を一元管理 …………………… 142
機器のネットワーク化 ………………… 170
基準深度 ………………………………… 266
機能的リエントリー …………………… 243
揮発性麻酔薬 …………………………… 300
逆遠近錯視を自動的に補正 ………… 261
キャビテーション ……………………… 208
    気泡 ………………………………… 208
急性
    壊死性貯留 ………………………… 233
    膵炎に伴う膵局所合併症 ………… 233
    膵周囲液体貯留 …………………… 233
    胆嚢炎 ……………………………… 234
キュレーション ………………………… 16
教育ICT化 ……………………………… 342
教師あり学習 …………………………… 27
教師なし学習 …………………………… 27
競争力ポテンシャル …………………… 152
強力集束超音波 ………………………… 207
虚像 ……………………………………… 187
筋弛緩
    モニタ ……………………………… 303
    薬 …………………………………… 301
近赤外光 ………………………………… 295
均てん性 ………………………………… 10

く

空間コード化法 ………………………… 66
空間的に凹凸を増幅して画像診断 … 261
クラスタリング ………………………… 28
クローズドループ制御 ………………… 308

け

経管腔的内視鏡手術 …………………… 290
経時サブトラクション ………………… 48
軽度認知障害 …………………………… 30
ゲノム指針 ……………………………… 23
健康・医療戦略 ………………………… 147
検査値の標準化 ………………………… 9
献体 ……………………………………… 296
検体検査システム ……………………… 10

こ

光学
    顕微鏡 ……………………………… 186
    式センサー ………………………… 163
    式の3次元位置計測装置 ………… 76
膠芽腫 …………………………………… 199
効果部位濃度を予測 …………………… 301
高感度イメージセンサー ……………… 230
公共財 …………………………………… 24
工作機械 ………………………………… 250
構造化 …………………………………… 9
構造の標準 ……………………………… 13
剛体変換 ………………………………… 78
高倍率観察 ……………………………… 225
後部帯状回 ……………………………… 33
後療法 …………………………………… 203
国民皆保険制度 ………………………… 10
個人情報 ………………………………… 20
    保護法 ……………………………… 18
骨移植 …………………………………… 251
骨折治療支援システム ……………… 253
骨ネジ ………………………………… 251
コミュニケーションボード …………… 334
コロナル像 ……………………………… 48
コンピュータ

支援画像診断 …………………………… 16
　　支援外科 ………………………………… 75
　　支援製造ソフト ………………………… 253
　　シミュレーション ……………………… 243

さ

サーフェス
　　ベースレジストレーション …………… 78
　　レンダリング法 ………………………… 79
再帰性反射マーカー ………………………… 71
サイバーフィジカルシステム ……………… 25
細胞単離キット …………………………… 197
最尤対応 …………………………………… 263
再レジストレーション ……………………… 79
先取り麻酔 ………………………………… 308
サジタル像 ………………………………… 48
サポートベクタマシン ……………………… 38
三角測量の原理 …………………………… 259
産官学連携 ………………………………… 251
産業用ロボットアーム …………………… 283
残存腫瘍 …………………………………… 162

し

時間分解能 ………………………………… 17
色域 ………………………………………… 228
磁気式の 3 次元位置計測装置 …………… 77
磁気センサー ……………………………… 77
シグモイドカーブ ………………………… 304
視差の縮尺 ………………………………… 265
次世代
　　医療機器連携拠点整備等事業 ……… 149
　　医療基盤法 ………………………… **18**
悉皆性 ……………………………………… 10
疾患別レポジトリ ……………………… **13**
実施医条件 ………………………………… 238
実施医療機関条件 ………………………… 238
実習評価 …………………………………… 334
質的診断 …………………………………… 37
自動化 ……………………………………… 286
自動衝突回避 ……………………………… 286
磁場

　　中心 ……………………………………… 165
　　発生装置 ………………………………… 77
収束超音波（HIFU） ……………………… 6
集束超音波音場 …………………………… 207
手術
　　支援画像 ………………………………… 75
　　支援ロボット ……………………… 85, 277
　　時間の短縮 ………………………… **179**
手術室
　　インテグレーションシステム ……… 180
　　プラットフォーム ……………… **142**
　　手術戦略デスク ………………… 162, 172
　　アプリケーション …………………… 169
手術ナビゲーション ……………………… 76
　　システム ……………………… **75, 161**
手術用顕微鏡 ……………………………… 223
主成分分析 ………………………………… 34
術具軌跡記録機能 ………………………… 164
術後振り返り ……………………………… 141
術者の意思決定 …………………………… 142
術前画像 …………………………………… 185
術中 MRI ……………………………… **161**
　　システム ………………………… **175**
術中
　　MR イメージング装置 OPERADA Open … 161
　　画像 ……………………………………… 85
　　光線力学診断 ………………………… 191
　　サーバ ………………………………… 140
　　迅速病理診断 ………………………… 191
術中フローサイトメトリー ………… **192**
　　システム ……………………………… 196
術野中心 …………………………………… 165
受動的興奮 ………………………………… 246
取得細胞数 ………………………………… 198
腫瘍
　　集積性 …………………………………… 6
　　性病変 ………………………………… 195
　　トラッキング ………………………… 49
照合 ………………………………………… 259
承認条件 …………………………………… 237
情報の時間軸の差異を吸収 ……………… 140

静脈麻酔薬·····················300
省力化···························180
神経
　検査·························185
　腫瘍·······················**191**
　　ネットワーク············34
　人工骨·······················249
　　材·························249
人工知能············**3, 27, 37, 256, 310**
深層学習························**28**
人体内の構造に未熟な観察者による誤認防止
································261
診断支援技術····················**45**
　深度画像···················260
　　補正フィルター········268
　深度平均···················267
心房細動······················**241**
診療
　参加型·····················333
　報酬··························10

す

膵仮性嚢胞······················233
膵臓用瘻孔形成補綴材········237
水平線上の画素列··············266
髄膜腫···························203
頭蓋低手術······················281
スキル···························287
ステレオ画像···················259
　〜から深度画像············265
ステレオ内視鏡················260
スマートアーム················282
スマート治療室······**4, 151, 155, 161, 188**
スマートパイロットビュー···305
スライス位置合わせ············46
すりガラス影····················51

せ

正規化····························12
清潔環境下······················254
精度······························285

精密形状加工···················252
精密工学························251
赤外線カメラ·····················76
赤外光観察······················226
セグメンテーション············**46**
接眼レンズ···············224, 227
切除率···························162
遷延癒合························255
全自動
　システム·················**196**
　　麻酔·······················300
先進的医療機器・システム等技術開発事業···148
全身麻酔························299
　システム···················301
　〜の機械化················307
　〜の均霑化················311
全生存期間······················202
選択的平均······················267

そ

臓器抽出·······················**47**
双極シグナル···················244
操作性···························285
操作力···························278
双方向の照合···················265
足底圧分布······················279
　計測システム··············279
測定支援··························37
遡行······························264
卒後臨床研修···················342
存在診断支援····················37

た

第3脳室底開窓術················84
第三者提供·······················22
大腸内視鏡検査··················37
体表貼付マーカー················69
畳み込み
　演算··························38
　ニューラルネットワーク···28, 37
タブレット除去···············197

単孔式内視鏡手術……………………291
単極シグナル………………………244
胆道用
　プラスチックステント……………234
　メタルステント……………………234

ち

計測鉗子……………………………**278**
　制御…………………………………283
　センサー……………………………284
知識
　処理技術……………………………37
　表現…………………………………37
知能化…………………………………286
中央値…………………………………267
超音波
　画像診断装置………………………210
　内視鏡下穿刺針……………………235
　内視鏡下瘻孔形成術………………237
超拡大大腸内視鏡………………………37
超高齢化社会…………………………180
重畳表示………………………………165
鎮静薬…………………………………301
鎮痛の指標……………………………305
鎮痛薬…………………………………301

て

データ
　サイエンス…………………………17
　増強処理……………………………41
　マート………………………………12
　抽出クライアントプロバイダ（OPeLiNK Data Client）……………………141
ディープラーニング………………15, 37, 80
低悪性度神経膠腫……………………200
低照度照明……………………………226
低侵襲
　医療…………………………………**6**
　～化…………………………………150
　手術……………………………223, 277

低遅延…………………………………231
丁寧なオプトアウト……………………24
摘出
　範囲の意思決定……………………195
　～率向上……………………………204
適正使用指針…………………………237
出来高払い………………………………10
デジタル化/データ利用………………153
デジタル手術支援ソリューション OPERADA
　………………………………………161
デバイスコントロール………………180
デモゾロマイド………………………203
電子
　カルテ……………………………9, 334
　ズーム………………………………225
　麻酔記録器…………………………302
テンプレート……………………………13

と

同意取得…………………………………23
統一認証サーバ………………………339
投影型 AR……………………………**66**
統括サーバ……………………………140
統計的パターン認識……………………38
凍結乾燥試薬…………………………197
動作倍率………………………………287
同色性判定……………………………263
頭頂連合野………………………………33
動的計画法 DP………………………262
頭部
　CG…………………………………285
　装着型ディスプレイ HMD………261
読影
　ビューワ……………………………47
　レポート……………………………46
特徴………………………………………38
　抽出…………………………………30
匿名化 ID………………………………11
匿名加工医療情報………………………18
特化型人工知能………………………243
突発性肺線維症…………………………51

ドライバー……………………………242
トリガー………………………………242

な

内視鏡
　外科手術……………………………289
　下筋層切開術………………………292
　下経鼻下垂体手術……………………84
　手術……………………………………37
　診断……………………………………37
　的壊死組織除去術…………………235
　的粘膜下層剥離術…………………292
　的粘膜切除術………………………292
　ナビゲーション………………185, 295
　　システム……………………………65
軟性内視鏡手術システム……………**294**

に

ニューラルネットワーク………………38
ニューロナビゲーション……………191
人間可読…………………………………9
認定
　看護師………………………………307
　事業者………………………………**18**
　　匿名加工医療情報作成事業者……18

の

ノイズ…………………………………308
脳血流 SPECT…………………………**31**
濃淡値の連続性………………………265
脳波モニタ……………………………303

は

バーチャル
　エンドスコピー………………………80
　リアリティシミュレータ……………65
バイオデザイン…………………………5
バイオニックヒューマノイド………282
肺静脈隔離術…………………………242
ハイブリッド
　NOTES………………………………290

手術室…………………………………178
把持力…………………………………284
半月板……………………………………50
　損傷……………………………………50
半自動麻酔……………………………300
ハンズフリー…………………………184

ひ

光音響ビーコン………………………271
微細
　骨梁…………………………………250
　手術…………………………………281
膝
　関節……………………………………**50**
　軟骨……………………………………50
非受動的興奮…………………………246
歪みセンサー…………………………279
非接触形状測定装置…………………254
被包化壊死……………………………233
ビデオ顕微鏡……………………186, 228
ヒト
　指針……………………………………23
　心房筋活動電位モデル……………244
ピペッティング………………………194
非発作性心房細動……………………242
びまん性星細胞腫……………………201
ヒューマンエラー……………………307
病院情報システム………………………9
標準
　〜化……………………………………9
　治療…………………………………203
　プログラムインターフェース……139
病理検査………………………………284
疲労軽減………………………………179

ふ

フィードバック制御………………308, 309
腹腔鏡下
　胃切除術………………………………81
　肝切除術………………………………83
　手術……………………………………80

不整脈	241
部門システム	10
プラットフォーム	137
フローサイトメトリー	185, 192
プロセッサー	227
プロトタイプ	256
プロバイダ	139, 164
プロポフォール	303

へ

僻地医療	255
変異情報	21
変形性膝関節症	50

ほ

ポートフォリオ	**338**
ポイントベースレジストレーション	78
放射線	203
感受性	203
蜂巣肺	51
発作性心房細動	242
ボリュームレンダリング法	79

ま

マイクロバブル	208
麻酔医不足	299
マスター・スレーブ制御	281
マッピング	244
マニュアル操作の訓練	309

み

未承認医療機器等の早期導入	237
ミドルウェア	157
ミニマル焼灼法	246
宮大工	250
未来医療事業	148

む

| 無増悪生存期間 | 202 |

め

| 明暗差最大化 | 268 |
| 免疫染色 | 202 |

も

網状影	51
網膜硝子体手術	281
模擬	
患者	66
聴診器	71
木組み	**250**
目標制御注入法	303

や

| 薬剤感受性 | 203 |

ゆ

| ユーザー・インターフェース | 283 |

よ

用語の標準化	9
用量反応関係	304
予後	202
改善	204
予測血中濃度	301
予防	153

ら

| 裸眼多視点ディスプレイ | 259 |
| ラベリング | 46 |

り

リアルタイム表示・操作	141
力覚	
情報	277
デバイス	283
力触覚	295
リクラリゼーションの予防	307
立体腹腔鏡	69
裏面照射	230
量子化誤差	262

索　引

臨床
　意思決定システム ………………………… 10
　教育支援システム ……………………… **333, 334**
　実習 ……………………………………… 333
リンパ節生検 …………………………………… 70
倫理審査 ……………………………………… 23

る

ルーブリック形式 …………………………… 337
累積相対度数 ………………………………… 268

れ

レギュラトリーサイエンス ………………… 245
レジストレーション ……………………… **76**
レセプト ……………………………………… 10
　情報・特定検診等情報データベース（NDB）
　　……………………………………………… 10
レビー小体型認知症 ………………………… 30
レポジトリ …………………………………… 13
レミフェンタニル …………………………… 305

ろ

ローター ……………………………………… 243
　・アブレーション ………………………… 243
瘻孔形成補綴材 ……………………………… 236
労力軽減 ……………………………………… 178
ロクロニウム ………………………………… 306
ロボットアーム ……………………………… 178
ロボット手術 ……………………………… **289**
ロボット麻酔 ………………………………… 299
　システム …………………………………… 302
ロボティック手術台 …………………… 165, 178

スマート医療テクノロジー
AI、ビッグデータの利活用による次世代手術システムと医療経営

発行日	2019年10月25日 初版第一刷発行
監修者	村垣 善浩
発行者	吉田 隆
発行所	株式会社 エヌ・ティー・エス 〒102-0091 東京都千代田区北の丸公園2-1 科学技術館2階 TEL.03-5224-5430 http://www.nts-book.co.jp
印刷・製本	美研プリンティング株式会社
表紙写真	提供：東京女子医科大学先端生命医科学研究所

ISBN978-4-86043-619-3

Ⓒ2019 村垣善浩ほか.

落丁・乱丁本はお取り替えいたします。無断複写・転写を禁じます。定価はケースに表示しております。
本書の内容に関し追加・訂正情報が生じた場合は、㈱エヌ・ティー・エスホームページにて掲載いたします。
※ホームページを閲覧する環境のない方は、当社営業部(03-5224-5430)へお問い合わせください。

NTSの本 関連図書

	書籍名	発刊日	体裁	本体価格
1	筋肉研究最前線 代謝メカニズム、栄養、老化・疾病予防、科学的トレーニング法	2019年 9月	B5 342頁	38,000円
2	次世代がん治療 ～発症・転移メカニズムからがん免疫療法・ウイルス療法、診断法まで～	2017年 6月	B5 386頁	46,000円
3	商品開発・評価のための生理計測とデータ解析ノウハウ ～生理指標の特徴、測り方、実験計画、データの解釈・評価方法～	2017年 3月	B5 324頁	30,000円
4	パラダイムシフトをもたらすエクソソーム機能研究最前線 ～シグナル伝達からがん、免疫、神経疾患との関わり、創薬利用まで～	2017年 3月	B5 314頁	45,000円
5	インプラント型電子メディカルデバイス	2016年10月	B5 178頁	35,000円
6	ゲノム情報解析　～次世代シーケンサーの最新の方法と応用～	2016年 3月	B5 508頁	36,000円
7	ヒトマイクロバイオーム研究最前線 ～常在菌の解析技術から生態、医療分野、食品への応用研究まで～	2016年 3月	B5 472頁	46,000円
8	進化するゲノム編集技術	2015年10月	B5 386頁	42,000円
9	糖鎖の新機能開発・応用ハンドブック ～創薬・医療から食品開発まで～	2015年 8月	B5 678頁	58,000円
10	三次元ティッシュエンジニアリング ～細胞の培養・操作・組織化から品質管理、脱細胞化まで～	2015年 2月	B5 400頁	42,000円
11	アンチ・エイジングシリーズ4 進化する運動科学の研究最前線	2014年12月	B5 440頁	30,000円
12	睡眠マネジメント ～産業衛生・疾病との係わりから最新改善対策まで～	2014年11月	B5 354頁	43,000円
13	パーソナル・ヘルスケア ～ユビキタス、ウェアラブル医療実現に向けたエレクトロニクス研究最前線～	2013年10月	B5 398頁	36,000円
14	アンチ・エイジングシリーズ3　骨研究最前線 ～代謝・疾病のメカニズムから再生医療・創薬・リハビリ機器・機能性食品開発まで～	2013年10月	B5 458頁	38,000円
15	応用が拡がるDDS ～人体環境から農業・家電まで～	2013年 7月	B5 578頁	44,000円
16	プレシジョン・メディシン ～ビッグデータの構築・分析から臨床応用・課題まで～	2018年10月	B5 406頁	46,000円
17	アルツハイマー病発症メカニズムと新規診断法・創薬・治療開発	2018年 8月	B5 460頁	45,000円
18	未病医学標準テキスト	2018年 8月	B5 324頁	6,800円
19	進化分子工学 ～高速分子進化によるタンパク質・核酸の開発～	2013年10月	B5 466頁	36,800円
20	アクセシブルデザイン ～高齢者・障害者の知覚・認知特性に配慮した人間中心のデザイン～	2019年 7月	B5 260頁	32,000円
21	人と共生するAI革命 ～活用事例からみる生活・産業・社会の未来展望～	2019年 6月	B5 480頁	48,000円
22	ひと見守りテクノロジー ～遠隔地の高齢者を中心とした、異変察知の機器開発から各種事例、次世代展望まで～	2017年 9月	B5 230頁	30,000円

※本体価格には消費税は含まれておりません。